CRÔNICAS DOS ANOS DA PESTE

Livros do autor publicados pela **L&PM** EDITORES:

Canibais – paixão e morte na Rua do Arvoredo (2004)
Mulheres! (2005)
Jogo de damas (2007)
Pistoleiros também mandam flores (2007)
Cris, a fera (2008)
Meu guri (2008)
A cantada infalível (2009)
A história dos Grenais – com Nico Noronha, Mário Marcos de Souza e Carlos André Moreira (2009)
Jô na estrada – com ilustrações de Gilmar Fraga (2010)
Um trem para a Suíça (2011)
Uma história do mundo (2012)
As velhinhas de Copacabana (2013)
A graça de falar do PT e outras histórias (2015)
O que você nunca deve perguntar a um americano (2017)
Hoje eu venci o câncer (2018)
Histórias bem temperadas (2020)
Crônicas dos anos da peste (2022)

DAVID COIMBRA

CRÔNICAS DOS ANOS DA PESTE

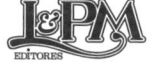

Texto de acordo com a nova ortografia.

Capa: Ivan Pinheiro Machado
Revisão: Patrícia Yurgel

CIP-Brasil. Catalogação na publicação
Sindicato Nacional dos Editores de Livros, RJ

C633c

    Coimbra, David, 1962-2022
    Crônicas dos anos da peste & outras histórias / David Coimbra. - 1. ed. - Porto Alegre [RS] : L&PM, 2022.
    400 p. ; 21 cm.

    ISBN 978-65-5666-286-2

    1. Crônicas brasileiras. I. Título.

22-79665   CDD: 869.8
                        CDU: 82-94(81)

Meri Gleice Rodrigues de Souza - Bibliotecária - CRB-7/6439

© David Coimbra, 2022

Todos os direitos desta edição reservados a L&PM Editores
Rua Comendador Coruja, 314, loja 9 – Floresta – 90.220-180
Porto Alegre – RS – Brasil / Fone: 51.3225.5777

Pedidos & Depto. Comercial: vendas@lpm.com.br
Fale conosco: info@lpm.com.br
www.lpm.com.br

Impresso no Brasil
Primavera de 2022

Sumário

Por que o Brasil não tem um Nobel................... 11
A mulher mais bonita que já vi........................... 14
Santa Dulce, socorro!.. 17
Muito amor envolvido... 20
O mundo dos homens que nunca brincaram
    com brinquedos.. 22
O Rei da Omelete.. 25
Uma segunda chance.. 27
A felicidade é uma arma quente......................... 29
O preço do pecado ao sul do Equador.............. 32
Harriet: uma das grandes heroínas americanas... 35
A professora ruim e a professora boa................ 38
O gorro perfeito... 41
O que o peru perdoado tem a ver com o Brasil... 44
Uma história de amor entre neto e avô............. 46
A neve deixa a noite cor de laranja.................... 49
Com quem eu sou parecido................................. 51
Réveillon... 54
O brasileiro tem pressa.. 57
O país das ilusões perdidas................................. 60
A cama de Churchill... 62
Amor de mãe.. 65
O segundo prato de massa.................................. 68
O que Fernando Henrique Cardoso aprendeu... 70
Descobriremos, enfim, que é o outro que importa... 72
É preciso união para que o filme de terror acabe... 74
Ninguém espirra!... 76
O que descobri a seu respeito............................. 79
O século XXI realmente não é de amenidades... 81

Quando as mulheres tiram a roupa 83
Ao bar! 86
O segundo mandamento 88
O ano em que vivemos mascarados 91
Uma história do Paulinho da Viola na Lapa 93
O confinado feliz 95
Vingança na quarentena 97
O amante no sótão 101
Como tirar um hipopótamo do pântano 104
A palavra que não se fala nos Estados Unidos 107
Uma linda quarentena 110
A bunda, que engraçada 113
A pergunta do meu filho que eu não soube responder 116
Eles andavam de mãos dadas 118
A música mais bonita do mundo 121
Como é bom se ofender! 124
O homem que se transformou no demônio 127
Um herói do mundo animal 130
O inverno está acabando: cuide com o vento encanado 133
Histórias de um carreteiro imortal ou Os bares,
   como a juventude, são efêmeros 135
Briguei com amigos por causa da política 138
Você tem a idade do seu sapato 141
O céu laranja de Porto Alegre 144
34 anos usando máscara 147
Que isso não aconteça com você! 150
Por que o verão de 2021 será a temporada da audácia 153
Por que o Brasil não muda 156
Um olhar espiando o vazio 159
Como serão as regras do novo mundo da lua 162
A pandemia para sempre 164
O que um velho comunista diria do Brasil 167
A verdadeira primeira mulher 170

Aquilo que só um homem negro pode sentir ... 172
Queria ser argentino ... 175
Falta pouco para vencermos a peste ... 177
Como acabar com as discussões nas redes ... 179
O ataque das mamangabas ... 182
O "fique em casa" hoje é impossível ... 185
A vida, quarenta anos atrás ... 187
O argentino que odeia a neve ... 189
Perdidos no espaço ... 191
Por que o show de Caetano foi tão especial ... 194
Desabafo de um homem cansado ... 196
O que Cazuza diria do coronavírus ... 198
O que está escrito no corpo das mulheres ... 200
A baleia branca e a empada ... 203
No ginásio de Santa Maria ... 206
Agora mesmo seus órgãos estão envelhecendo ... 208
Coisas antigas e simples ... 211
O que é preciso para falar de Deus ... 214
Um ano de confinamento, este mês:
   o que fizemos de bom? ... 216
Depois de dores, voltei ... 219
A vida pode ser vivida com anestesia ... 222
Por que é preciso estar bem na foto ... 224
Por que parei? Uma explicação para você ... 226
No sábado, o entardecer laranja de Porto Alegre ... 228
Um cara de sorte ... 231
Meu cachorro ... 234
Um fato que deveria ser feriado no Brasil... ... 236
Como seria viver sem vacina e com coronavírus ... 238
Isso é amor ... 240
O pequeno segredo da grande felicidade ... 242
O que fazer contra o terrível frio gaúcho ... 244
Como os brasileiros salvaram Roma ... 247

A cachaça do Papa 250
Anos dourados 252
A pandemia nos faz lavar louça 254
Um homem engolido por uma baleia 257
Medo de injeção 259
Aquelas velhas madrugadas 261
É preciso dividir a vida 264
A falta que faz o pai 266
Uma vida lidando com a mentira 268
O cafezinho perfeito 270
Um lugar proibido para brasileiros 272
Caiu a ficha 274
O imortal Catimba 276
Ratos e homens 278
Hipopótamos e homens 281
Uma confissão perigosa 284
Eu ia lhe chamar enquanto corria a barca 287
Os talibãs dos trópicos 289
A ilusão da liberdade 291
Dois banhos por dia 293
O alemão que ia ser comido pelos índios 295
O homem que era uma onça 297
As coisas importantes da vida o dinheiro não compra 300
O que é importante falar na hora da morte 302
Tudo vai melhorar 305
A teimosia da vida 307
O que queremos nós, os normais 310
Acordei rico 312
Uma história extraordinária 314
Não somos mais os mesmos 316
O Cristo Redentor de Porto Alegre 319
Cabeças esculpidas na pedra do monte 321
Cem anos de idade 324

Os mais ferozes entre os leões 326
Sérios questionamentos de feriadão 328
O que Einstein devia saber sobre Uruguaiana 330
Histórias da Feira do Livro 333
Por que os jovens são cruéis 336
Um espelho que me deixava bonito 339
Confusão em Guarulhos por causa de um coelho 341
Massagem nas mãos 344
A saia branca de Marilyn Monroe 346
O sol nas bancas de revista 348
Chega de apertar mãos 350
Foi descoberto o símbolo vivo do Brasil 352
O homem que sabia como salvar o Brasil 355
O Verão da Lata 358
Medo de cachorro louco 360
"Eu nunca tive sarampo!" Uma das tramas
   mais originais da história 362
Jesus merece ser celebrado 365
E se o mundo fosse acabar em seis meses? 367
Honra o médico 369
Uma vitória da ciência graças ao amor 372
Nunca as baratas foram tão ousadas 374
As três reações típicas do brasileiro 377
Talvez você não seja especial 379
A dor 381
Eu beijaria todos os dias a mesma mulher 383
Um maravilhoso livro de dois mil anos de idade 385
Sofrenildo nunca mais 388
Quando quis morrer 389
O que o sapato diz sobre quem você é 392
Meu celular está sem bateria – de novo 394
Cama como trono 396
Pulei fora 398

As crônicas reunidas neste livro foram publicadas no jornal Zero Hora de Porto Alegre entre outubro de 2019 e maio de 2022. Inclui textos escritos no final de sua estadia de seis anos em tratamento de saúde na cidade de Boston, nos Estados Unidos, e as crônicas escritas no retorno ao Brasil, no início de 2020 até maio de 2022. David Coimbra faleceu em 27 de maio de 2022.

Por que o Brasil não tem um Nobel

07/10/2019

Um senhor de cabelos brancos entrou no elevador em que eu estava, no Dana-Farber Hospital, aqui de Boston. Aparentemente não havia nada de especial nele, mas notei que as pessoas o tratavam com deferência incomum. Quando saiu, elas ficaram balançando a cabeça com óbvia admiração e cochichando elogios. Achei curioso. Perguntei a um médico que conhecia:
– Quem é esse que causou comoção?
Ele ergueu o queixo com certa solenidade antes de responder:
– É um Prêmio Nobel!
Fiquei encantado. Era a segunda vez que tinha estado tão perto de um Prêmio Nobel. Na primeira foi um Nobel da Paz: Nelson Mandela. Estava tentando entrevistar Brizola, quando ele era governador do Rio, e, devido a certas circunstâncias, vi-me diante dele, Brizola, e de Mandela, no Copacabana Palace. Mandela, alto, magro e simpático, olhava para mim e sorria com condescendência. Poderia estar pensando: "Esse aí não é um Prêmio Nobel".

Não sou mesmo, mas, passados 18 anos, dividi o elevador de um hospital com um Nobel de Medicina, como contei. Acho que isso deve ter alguma importância.

A verdade é que, nesse hospital, o Dana-Farber, você tem boas chances de esbarrar em um Nobel. O vencedor deste ano, inclusive, trabalha lá, sua conquista foi anunciada nesta segunda-feira e foi por isso que lembrei daquela minha subida histórica de elevador. Porque pensei: como se explica que cientistas americanos sejam tão laureados e os brasileiros não? Não temos, no Brasil, um único Nobel, em área alguma... Por quê? É porque os Estados Unidos têm um capitalismo dinâmico e o nosso é atrasado? É porque os empresários americanos são mais abertos ao investimento em pesquisas? É porque a sociedade americana é educada para valorizar a ciência?

Tudo isso pode ser verdade, mas apenas em parte, e uma pequena parte, porque o maior financiador de pesquisas científicas nos Estados Unidos é... o Estado. Quem diria? No país campeão do capitalismo democrático mundial, o Estado financia mais de 40% dos estudos científicos.

Você talvez considere isso um contrassenso. Afinal, o liberalismo acerbo prega que o Estado só atue em áreas específicas, como a segurança pública. Os liberais americanos, porém, sabem o que significa o investimento estatal em pesquisa.

Eles sabem que aquele velhinho que partilhou comigo o elevador talvez tenha passado 20 anos de sua vida pesquisando uma única molécula. E ele não estava sozinho: havia uma equipe que o auxiliava, trabalhando todos os dias em um laboratório sofisticado, e outros cientistas, em outros departamentos, com outras equipes. Isso não é barato. O cálculo é de que uma pesquisa de 15 anos de duração custe pelo menos US$ 800 milhões. Com um detalhe: muitas dessas empreitadas fracassam. Milhares de cientistas, ajudados por milhares de equipes técnicas, consumindo bilhões de dólares, não fazem descobertas geniais e não ganham o Nobel.

Uma empresa privada, com acionistas pressionando pelo lucro, hesita em fazer investimentos desse tipo. Pode fazê--los, mas, em geral, será com apoio de programas do Estado.

São esses programas que garantem o bom sucesso da ciência. Que permitem que os cientistas desenvolvam drogas novas e encontrem a cura de doenças que atormentam a humanidade. Que salvam vidas. No final, o dinheiro que foi gasto volta multiplicado: o governo ganha em arrecadação robusta, os laboratórios ganham com lucro certo, os pacientes ganham com tratamentos eficientes.

E o velhinho ganha o Nobel. Ele merece.

A mulher mais bonita que já vi

10/10/2019

"Qual foi a mulher mais bonita que tu já viu em toda a tua vida?"

A pergunta foi formulada assim, com a conjugação gaúcha ("tu já viu") e com a ênfase pleonástica no final ("em toda a tua vida").

Retesei na cadeira, tinha de retesar, porque quem me interrogava era a Marcinha. Quando a sua mulher quer saber algo a respeito de outras mulheres, penso sempre no robô de *Perdidos no espaço*: "Perigo! Perigo!".

Fiquei olhando para ela, tentando decidir o que responder, sabendo que estava perto demais das hélices. Antes que chegasse a alguma conclusão, ela acrescentou:

– Só valem mulheres que tu viu pessoalmente.

Ergui uma sobrancelha. A coisa se complicava. Tornava "a mais linda mulher" próxima de mim.

Outro problema é que gosto de fazer listas. O melhor filme, o melhor livro, o melhor jogador. Se fosse uma cilada, encontrava-me prestes a cair, porque já cogitava qual era a mulher realmente mais linda. Mas tinha que tomar cuidado. Muito cuidado...

– Foi a Gisele? – arriscou a Marcinha.

Gisele, no caso, a Bündchen. Usamos dessa intimidade porque ela e Tom são nossos vizinhos aqui em Brookline. Eu a vi em pessoa, de fato. Ela ficou parada bem na minha frente, dentro de umas botas que lhe subiam pelas pernas compridas até a fronteira dos joelhos – gosto de mulheres de botas.

O que mais chamou a minha atenção em Gisele foi a sua cabeleira brilhante e dourada e a sua pele, que também é brilhante e dourada. Uma leoa, uma mulher que impressiona, sem dúvida. Impossível não olhar para ela quando entra em um lugar. Mas não foi a mais bonita que conheci e, num ímpeto de honestidade, disse isso. Ao que a Marcinha abriu a boca:
– NÃO?!? Então, quem é? Quem é essa tão maravilhosa?

Se valessem mulheres que vi em filmes, sei quem escolheria: Jacqueline Bisset. Foi a única mulher de quem levei a foto na carteira. Ao contar esse pormenor, à mesa do jantar, foi o Bernardo quem arregalou os olhos:
– Nem a foto da mamãe tu colocou na carteira?
– Nem…

A Marcinha comentou o seguinte:
– Humpf!

Eu estava horrivelmente sincero naquela noite.
– Afinal, quem foi? – insistiu ela.

Pois é. Quem foi? Comecei a pensar em várias mulheres lindas das minhas relações, mas elas eram, todas, bem, das minhas relações. Se você disser para a sua mulher que outra, uma que ela conhece, é a mais linda que você já viu, você nunca mais poderá nem sequer perguntar as horas para a dita cuja.

Fiquei vasculhando o cérebro para encontrar uma saída, enquanto a Marcinha e o Bernardo me encaravam, curiosos. Agora me ocorre que eu podia ter gritado, exultante:
– Yelena Isinbaeva!

Porque, sim, entrevistei Yeleninha depois que ela ganhou uma medalha de ouro de salto com vara. Estive a palmo e meio de distância de seus olhos lilases e podia sentir-lhe o cheiro do hálito de chocolate branco. Mas a questão é que, naquele

jantar, não lembrei daquela bela russa e permaneci vacilante, ouvindo a Marcinha repetir:
— Quem? Quem?
Foi aí que resolvi fazer um desvio. Uma manobra diversionista, digamos assim. Falei:
— Estou em dúvida quanto à mulher, mas sei qual foi o homem mais bonito que já vi.
— Quem?
— David Beckham!
E contei das vezes em que vi Beckham, inclusive uma em que eu e o Tulio Milman jantávamos em um restaurante que havia sido feito pelo famoso arquiteto Philippe Starck, em Pequim, e lá estava o bonitão, jantando com dois amigos. Assim que terminou o cafezinho, as pessoas formaram fila para tirar foto com ele. O Tulio propôs:
— Vamos lá tirar foto com o Beckham?
Espetei o indicador para o alto:
— Eu, não! Eu sou do IAPI!
E não fomos. O Bernardo protestou:
— Devia ter ido, papai!
E esse virou o assunto do resto do jantar. Depois de duas ou três horas, já no quarto, pronto para dormir, deitei a cabeça no travesseiro e sorri, contente com a minha habilidade verbal. A Marcinha, ao lado, fincou um cotovelo no colchão, apoiou o queixo na mão e falou baixinho:
— Tu ainda não disse qual foi a mulher mais bonita que tu já viu em toda a tua vida...

Santa Dulce, socorro!

13/10/2019

Nós ainda não ganhamos um Prêmio Nobel, mas já temos uma santa. E foi mérito da iniciativa privada, o governo não teve nada a ver com isso, apesar da presença ululante de políticos no Vaticano, durante a cerimônia de canonização. Será que agora vai? Será que sairemos da crise? É possível, se contarmos com a ajuda da santa e da sociedade. Do Estado não se pode esperar muito, até porque essa é uma crise dele mesmo – do Estado. É ele que precisa de socorro. Roguemos: Santa Dulce dos Pobres, salve o Estado brasileiro! Alguns economistas chamam o nosso modelo econômico de "capitalismo de Estado". Gosto dessa definição, porque é algo que combina com nossa personalidade contraditória. No capitalismo clássico, o mercado é o grande agente, e o Estado, embora tenha suas atribuições, o que mais faz é regular e fiscalizar. No Brasil, não. No Brasil, o Estado é ubíquo e, ao mesmo tempo, falho. O Estado participa de quase tudo e não resolve quase nada.

Morando nos Estados Unidos, percebi com mais clareza essas nossas incongruências. Porque os Estados Unidos são os campeões do capitalismo, a terra dos livres, como apregoa o hino, e nunca senti tanto a presença do Estado como aqui. E não é só na segurança e na educação, não. Em toda parte, o Estado se manifesta, nem que seja para dizer como tem de ser feito.

O melhor exemplo é o Prêmio Nobel de Medicina, vencido dias atrás por um cientista que trabalha no hospital onde me consulto, o Dana-Farber. Suas pesquisas, e outras tantas, são privadas, sim, mas com o apoio inestimável do Estado, através de gordo financiamento.

O que os americanos conseguiram foi um equilíbrio delicado: o Estado serve à sociedade, e uma das maneiras de servir a ela é controlando o mercado, para que ele não se torne grande demais, forte demais e injusto demais. Mesmo assim, essa tarefa do Estado está em permanente debate – alguns querem mais controle, outros menos.

No Brasil, o Estado, ao contrário, se serve da sociedade. O contribuinte sustenta uma estrutura gigantesca e parnasiana, porque ela parece existir apenas para existir. O pior é que ninguém fica satisfeito: o consumidor reclama de que o serviço prestado é ruim e o prestador de serviços reclama de que o salário é baixo.

Não estou contando nenhuma novidade, esse mal já foi diagnosticado. A minha preocupação é com o remédio. Porque, na ânsia de acabar com a doença, o governo pode matar o doente. Algumas tarefas que são obrigação do Estado só serão cumpridas pelo Estado, e ninguém mais. A iniciativa privada busca o lucro. Em geral, lucro rápido. Longos e custosos investimentos só são realizados por um mercado estável e maduro, e este não é o caso do Brasil.

Usei o exemplo do Prêmio Nobel do cientista aqui de Boston para elogiar o Estado americano. Usarei o exemplo de cientistas paulistas para elogiar o Estado brasileiro. Pesquisadores da USP, apoiados pela Fapesp e pelo CNPq, todos órgãos públicos, desenvolveram um sofisticado tratamento de cura de alguns tipos de câncer com tecnologia 100% nacional. Não há como estabelecer o valor disso em vidas e em bem-estar para as pessoas, e em recursos e prestígio para o país. Para você ter ideia: esse tratamento é recente nos Estados Unidos, e custa algo como US$ 500 mil. Ou seja: mais de R$ 2 milhões!

O que os cientistas de São Paulo conseguiram é tão importante, que se torna imensurável. E, sem o Estado, essa façanha seria impossível. É uma lição a aprender. O Estado que opera mal é ruim. Mas o Estado que não opera é ainda pior.

Muito amor envolvido

16/10/2019

As redes, às vezes, irritam. Como quando duas ou mais mulheres postam fotos em que elas estão juntas e legendam assim: "Muito amor envolvido".

Me dá uma sensação melequenta, suspiro e tenho vontade de comentar: "Mentira! Ontem mesmo tu estavas chamando a outra de falsa e dizendo que aquele botox que ela aplicou a deixou com cara de panela!".

Mas é claro que não faço isso. Sou a favor da hipocrisia. Mas não do cinismo daqueles caras que botam coraçõezinhos vermelhos no comentário. Eu simplesmente reviro os olhos e vou para o próximo post, o da foto no elevador.

"Muito amor envolvido." Francamente.

Outra coisa irritante é a postagem que vem com a seguinte observação: "Gratidão".

E só. As pessoas não dizem por que estão agradecendo e nem a quem. Ora, o anonimato do benfeitor empana o agradecimento. Eu, aqui, poderia dizer, por exemplo: "Venho de público agradecer ao meu amigo Diogo Olivier porque, nos anos 1990, várias vezes ele me emprestou algum para que eu pudesse pagar credores inclementes ou até gastar tudo na esbórnia, como fiz naquele fevereiro histórico de 1992". Se fizesse assim, seria ótimo, porque as outras pessoas diriam "que legal isso da tua parte, Diogo", e o Diogo ficaria feliz. Agora, um "gratidão" sem destinatário não serve a ninguém.

Verdade que as pessoas podem não estar se dirigindo a um ser humano; pode ser que estejam agradecendo a Deus. Quer dizer: elas não precisam revelar pelo que estão agradecendo, pois Deus tudo sabe e tudo vê. Bem. Mas, se for assim, por que publicar? Tudo bem que o Senhor está em toda parte, inclusive no Facebook, mas duvido que ele precise de curtidas para elevar Sua autoestima. O agradecimento poderia ser silencioso, discreto, profundo, numa mera oração. Mas não! Elas postam "#Gratidão" porque querem se exibir! Olha só: acontecem tantas coisas boas comigo, que agradeço ao Senhor num post. Francamente!

É exatamente isso: nas redes, você nunca conheceu alguém que tivesse levado porrada, todos os seus conhecidos são campeões em tudo. Esses, que nunca tiveram um ato ridículo, que nunca sofreram um enxovalho, que nunca foram senão príncipes – todos eles príncipes – na vida, esses, sabe o que eles dizem?

"Eu sou movido a desafios."

Que história é essa? Você é o gatilho mais rápido do Oeste, você é o próprio Wyatt Earp, e chega um novato na cidade e o desafia. Você não o conhece, não tem como avaliar a sua destreza, mas sabe que ele pode enchê-lo de chumbo quente antes que você consiga pronunciar Cucamonga. Você gosta disso? Claro que não!

Ah, mas nas redes eles dizem "o que eu gosto é de enfrentar novos desafios", como se realmente estivessem torcendo para arrumar problemas inéditos e mais complicados. Como diria o velho Pessoa: Arre! Estou farto de semideuses! Onde é que há gente no mundo?

Eles que fiquem com seus desafios. Eu continuarei aqui, na minha mesa no canto do saloon, sorvendo meu uísque de centeio, vivo e descansado. E feliz: tenho quatro ases na mão.

O mundo dos homens que nunca brincaram com brinquedos

18/10/2019

Quando meu filho era pequeno, tinha um brinquedo que ele queria muito: a caverna do Batman, da Imaginext. Era um sistema complexo, com a caverna em si e mais o batmóvel, o batcóptero, o Robin e não sei mais o quê. Mas era um troço caro, acho que uns R$ 400. Então, demorei um pouco a comprar. Ao fazê-lo, foi em segredo, sem contar para ele. Fui à loja e voltei com a caverna. Abri o pacote e coloquei-a em cima de uma estante alta que havia lá em casa, sobre uma porta. Ele chegou e eu apontei para o presente:

— Olha ali: é teu. Mas só quando tu deixar de chupar bico!

Ele ficou num estado de excitação e de ansiedade do qual nunca esqueci. Abria a boca como se quisesse sorver todo o ar da sala, balançava os braços como se quisesse voar, não sabia se aquilo, afinal, era bom ou ruim. Claro que tirei a caverna da estante e dei para ele, sem esperar pela desistência do bico. Foi lindo ver sua emoção. Como era bom dar um brinquedo de presente para o meu filho.

Mais tarde, quando já morávamos nos Estados Unidos, fomos a uma famosa loja de brinquedos que há em Nova York. É a loja que aparece naquele filme que lançou o Tom Hanks para o sucesso, lembra? *Quero ser grande*. Entramos no lugar e fiquei encantado. Dava vontade de brincar com todas aquelas maravilhas, e era realmente o que eu fazia, experimentava um

brinquedo e outro e mais outro, me divertindo muito, até que meu filho me puxou pelo braço e pediu:
– Vamos indo?
Pisquei:
– Mas tu não vais escolher um brinquedo? Pode escolher…
– Não precisa, obrigado.
Foi aí que me dei conta: meu filho não brincava mais com brinquedos. Nenhum dos amigos dele brincava antes ou brinca agora, nenhum, nem nos Estados Unidos, nem no Brasil. Eles só querem saber de jogos eletrônicos.
Essa constatação me fez sentir certa melancolia. Lembrei--me com nostalgia do meu Forte Apache. Hoje, os guris não apenas não brincam com Forte Apache, eles nem fazem ideia do que seja, mas na minha infância havia até um prédio em Porto Alegre que chamavam por esse nome, inspirado no título de um filme do John Wayne.
O meu Forte Apache, de plástico, com caubóis, soldados e índios pequeninhos, não era inspirado no filme, era inspirado no Rin-Tin-Tin.
Os guris também não conhecem o Rin-Tin-Tin. Era o pastor alemão do cabo Rusty, um menino que havia sido adotado pelo batalhão do exército americano que ficava sediado no?... no?... Forte Apache!
O cabo Rusty, quando estava em apuros, como em um ataque de índios ou de bandidos, gritava:
– Aiôôôô, Rintin!
E o Rin-Tin-Tin saltava sobre o agressor, feroz e cheio de dentes, e salvava o menino.
Rin-Tin-Tin, o cachorro, existiu mesmo. E era um pastor alemão MESMO. Um soldado americano trouxe-o da Alemanha para os Estados Unidos depois da Primeira Guerra Mundial. É por causa dele, Rin-Tin-Tin, que pretendo dar um

pastor alemão para o meu filho. Ele vai ser grande e feroz e vai se chamar Murder.

O Forte Apache era o meu brinquedo preferido na primeira infância. Mais tarde, na idade do meu filho hoje, 12 anos, eu jogava botão TODOS os dias. Tinha mais de 10 times e ninguém me batia no campo de parquê da casa da minha mãe. Sim, eu era "David Coimbra, o invencível".

Meu time tinha dois zagueiros com três camadas, altos e fortes, e um puxador de duas camadas na meia-esquerda, o Rivellino, que era azul-escuro em cima e branco embaixo, que, nossa!, como fazia gol, o Rivellino. Ninguém me ganhava.

"O invencível".

Mas uma vez perdi um campeonato para o Diana e ainda não me perdoo por isso. Talvez eu tenha tremido na decisão, sei lá, foi um revés inexplicável. Ele hoje mora em Santa Catarina e ainda guarda a tacinha que ganhou de mim, o desgranido.

Era bom jogar botão, brincar de Forte Apache, de bolinha de gude, era bom puxar carrinho...

E agora as crianças não querem saber mais de brinquedos...

Será que isso produzirá algum efeito nesses meninos, quando eles se tornarem adultos? Como será o mundo dos homens que nunca brincaram com brinquedos? Terão mais imaginação do que nós? Menos? Ou não faz diferença?

Não sei qual é a resposta a essas perguntas, só sei que, às vezes, chego a sonhar que estou manejando o meu time de botão. Tenho a ficha de plástico na mão direita e a bolinha está no ataque. Aviso para o adversário:

– A gol!

Ele ajeita o goleiro. Eu me concentro. Olho para a goleira. Olho para o meu puxador. Apoio a ficha no botão. E:

– Gooooool do Rivelliiiiiiiino!

David Coimbra. O invencível.

O Rei da Omelete
04/11/2019

Peguei um carro e rodei a 65 milhas por hora para Rhode Island, o menor Estado do país, com uma população inferior à de Porto Alegre. Eis a vantagem de morar nessa região: os seis Estados que compõem a Nova Inglaterra são bem pequenos, você pode ir a cada um deles em, no máximo, duas horas. Já cheguei a percorrer quatro Estados em um único dia.

Desta vez, queria ir a Newport, cidadezinha litorânea de 25 mil habitantes. É um lugar belíssimo, preciso voltar lá qualquer dia desses. Muita gente visita Newport, sobretudo para conhecer as mansões de verão que os magnatas americanos construíram na cidade nos séculos XIX e XX. São mais de 60 mansões nas quais você pode entrar pagando um preço módico, evidentemente: US$ 25 por pessoa. A mais famosa delas é uma casa com nome próprio. Chama-se The Breakers e foi erguida a mando do bilionário Cornelius Vanderbilt II.

Nome bem de rico esse, Cornelius. Mas é inviável no Brasil – um Cornélio brasileiro seria vítima de bullying sem apelação.

Essa família Vanderbilt foi a mais rica dos Estados Unidos, em certa época. O patriarca, o primeiro Cornelius, foi um dos famosos "barões ladrões", magnatas inescrupulosos que não respeitavam limites éticos para ganhar dinheiro. E como eles ganhavam dinheiro!

The Breakers não é uma mansão; é um palácio. Está encarapitada numa falésia, com vista para as ondas crespas e geladas do Atlântico Norte. Uma das lareiras foi trazida inteira da Europa, de navio. Na banheira da madame, a mulher de Cornelius, há quatro torneiras. Uma traz água salgada do mar, porque eles acreditavam que fazia bem para a saúde. É tanto luxo por toda parte, que, confesso, cheguei a me sentir um pouco oprimido. É riqueza demais para um cara humilde como eu...

Há duas cozinhas na casa, a das comidas frias e a das comidas quentes. São cozinhas enormes, um fogão tem sete metros de comprimento. Os chefs, obviamente, eram franceses. Um dos cozinheiros tornou-se célebre nos Estados Unidos como o "Rei da Omelete". Ele só usava ovos em temperatura ambiente nas suas omeletes, e essa informação produziu certo impacto em mim. Porque sou um adepto das omeletes, faço-as durante toda a vida, e isso significa que sempre fiz errado, pois os ovos das minhas omeletes em geral vêm do frio vulgar da geladeira.

Mas houve outra informação que foi mais grave e que abalou meu dia. É que o "Rei" preparava uma omelete em 20 segundos.

Vinte segundos!

Desde que soube disso, passei a contar o tempo de preparação das minhas omeletes. No primeiro dia, três minutos. No segundo, depois de alguma revisão de meus erros e profunda autocrítica, dois e meio. No terceiro, com treino e meditação, dois minutos e 10. Ainda chegarei nos 20 segundos. Se não posso emular um Vanderbilt, emularei seu cozinheiro. Meu único problema tem sido a objeção da Marcinha e do Bernardo, que não aguentam mais comer omelete. Que falta de solidariedade com os sonhos alheios. Revoltante.

Uma segunda chance
05/11/2019

Segunda chance é o livro que o doutor Lucchese lançou nesta terça-feira (5), na Feira. Gosto do título, e é do que quero falar. Tenho uma modesta e involuntária participação nessa obra.

É que, tempos atrás, o doutor Lucchese ligou, contando que estava em Boston e que queria falar comigo. Fiquei curioso, parecia haver urgência em sua voz. Marquei de nos encontrarmos em um café perto da minha casa. Horas depois, estava diante dele e de um double expresso com canela. O doutor Lucchese, então, contou que, havia anos, debatia-se com a ideia de escrever um livro sobre as pessoas que tinham sobrevivido a doenças graves e retomado suas vidas. Pessoas que aproveitaram sua segunda chance. Por algum motivo, ele desistira do projeto, mas, ao ler o meu livro, *Hoje eu venci o câncer*, entusiasmou-se de novo e tocou-o adiante.

Fiquei embevecido ao saber que o doutor Lucchese gostara do meu livro e mais ainda com a deferência da visita dele. Achei aquilo importante. E, desde aquele dia, volta e meia pensava no nosso encontro e no que conversamos.

Pensava na segunda chance.

Pois tive eu também a minha segunda chance e, como todos os que sabem usufruir dela, mudei. Sei que sou diferente do que era. Não que meus eventuais erros tivessem me levado à situação de quase morte que enfrentei. Não foi isso. Às vezes, não temos culpa do mal que nos acomete nem mérito no bem que nos bafeja.

Eu, depois da tal situação de quase morte, apenas desbastei minha vida, removi certos penduricalhos e puxadinhos que só atrapalhavam. De certa forma, foi um refinamento, porque, como dizia Leonardo da Vinci, a máxima simplicidade é a máxima sofisticação.

A segunda chance propiciou-me essa evolução. E é esse ponto que me inquieta: por que precisamos da segunda chance para fazer o que, ao fim e ao cabo, é melhor para nós mesmos?

Não deixa de ser uma derrota da racionalidade. Porque nós temos consciência do que é certo e do que é errado, do que faz bem e do que faz mal, nós muitas vezes recebemos advertências da vida, que grita: cuidado!

Por que não prestamos atenção a esses sinais? Por que não seguimos o caminho que nos aponta a inteligência?

O Eclesiastes já dizia que temos de nos submeter ao jugo suave da sabedoria, e é exatamente assim que funciona: é a Razão, com erre maiúsculo, que tem de domar os sentidos e domesticar as vontades. O que, de certa maneira, é uma prisão. Mas dentro dela, em paz, você será feliz.

A felicidade é uma arma quente
11/11/2019

Dos artistas brasileiros, o que mais me toca é Belchior. E é precisamente essa a função da arte, ela tem de fazer vibrar uma corda na alma de quem a usufrui. Belchior, com sua rebeldia e sua fragilidade, com sua bondade silenciosa e sua gritante ânsia por liberdade, Belchior fala comigo. Em vários momentos da vida, frases das músicas dele me são de bom valor.

Isso se deu há pouco, neste fim de semana, quando nasceu João, filho dos meus amigos Cris e Rodrigo. A Cris, além de arquiteta e instagrammer, é prima-irmã da Marcinha e morou aqui, conosco, por algum tempo. Nos demos muito bem, foram meses de alegre convivência. Por isso, estávamos felizes com a chegada do primeiro filho dela. Portanto, é claro que lembrei de uma das grandes composições de Belchior e é claro que mandei para ela e é claro que ela chorou de emoção. Que mãe não choraria?

Nessa composição, "Comentários a respeito de John", Belchior assentou um verso tão belo quanto enigmático: "A felicidade é uma arma quente".

Ora, uma arma quente é uma arma que acabou de disparar. Por que algo do gênero seria sinônimo de felicidade? Afinal, uma arma, intrinsecamente, é uma coisa ruim, porque serve para ferir outros seres vivos. Assim, alguém sentir-se feliz porque atirou é, no mínimo, um contrassenso.

Quando ouvi este som pela primeira vez, há tempo, muito tempo, fiquei intrigado e tentei compreender o que

Belchior queria dizer. Descobri que o John sobre quem ele tecia comentários era o Lennon e procurei a música de que falava Belchior. Encontrei: "Happiness is a Warm Gun". Não é das melhores dos Beatles. Para falar a verdade, é fraca. Mas dá uma pista acerca da arma a que se referia John Lennon, no momento em que ele diz estar com o corpo da amada nas mãos e com o dedo "no gatilho" dela. Lennon, seu safado.

A música de Belchior é mais bonita do que a dos Beatles, e a maneira como ele usa a imagem da arma é mais poética e mais profunda do que a de Lennon. Belchior nos arrasta para outras camadas e nos faz tecer outras interpretações.

Vou contar qual é a minha.

Sempre ouvia essa música no carro, quando estava em Porto Alegre. Um dia, rodava pelas imediações do Iguatemi com meu filho no banco de trás, empoleirado na cadeirinha. Ele era pequeno, tinha menos de dois anos de idade. Belchior cantava pelo alto-falante:

"João, o tempo andou mexendo com a gente, sim!

John, eu não esqueço:"

Aí o meu filho completou, com aquela sua vozinha de nenê:

– A felicidade é uma arma queeeeenteeeee!

Ri muito ao ouvi-lo e aproveitei a oportunidade. Desde aquele dia, repito para ele que a felicidade é uma arma quente porque ela nos protege das vicissitudes da vida. Quando você ri, quando você está alegre, quando você encara os dias de uma forma positiva, as pessoas sentem a sua felicidade, se abrem para você e tudo se torna mais fácil. Uma pessoa feliz é gentil com as outras, que, assim, são gentis com ela, o que lhe aumenta a felicidade.

É o que me fala a canção de Belchior. É o que falo para meu filho. E é o que queria falar para todos, inclusive para os bem pequenos, como João, que veio ao mundo ainda agora, dias atrás. Então, lhes digo, Joões e Marias, Benjamins e Rafaelas, gostaria que vocês soubessem que, se vocês usarem a felicidade como arma, o mundo será bem melhor.

O preço do pecado ao sul do Equador

13/11/2019

Uma vez, uma amiga minha, que estava amando e em retribuição era amada, me disse algo que jamais esqueci:

– Tenho medo de que alguma coisa muito ruim me aconteça por estar tão feliz.

Parece um raciocínio tortuoso. Não é. Porque é essa a lógica da civilização. As pessoas pensam que a felicidade tem de ser merecida e que o merecimento só se obtém com sacrifício.

Eis a palavra-chave para compreender a alma atormentada do ser humano: sacrifício. Se você está feliz agora, é porque se sacrificou antes. Mas, se está feliz sem ter se sacrificado, talvez tenha de pagar por isso depois. Era o que temia a minha amiga. "*No pain no gain*", como pregam as academias de ginástica. Sem dor, não há ganho.

É por essa razão que o sacrifício está no centro de todas as religiões. Do patriarca das três grandes religiões monoteístas, Abraão, Jeová teria exigido o maior de todos os sacrifícios: a imolação de seu filho, Isaac.

Essa história mostra como eram comuns os sacrifícios humanos na Antiguidade. Afinal, o que pode ser mais valioso do que a vida de uma pessoa?

O judaísmo aboliu os sacrifícios humanos. Foi uma evolução. Mas animais continuaram sendo imolados até 70 d.C., quando os romanos destruíram Jerusalém e os hebreus se espalharam pelo mundo.

O cristianismo representou outra evolução: os animais não eram mais abatidos, porque o próprio Jesus se sacrificou pela salvação do homem. Ele era "o cordeiro de Deus", que morreu para lavar os nossos pecados.

Em vida, Jesus também teria condenado a execução dos animais. Os vendilhões do templo, que ele expulsou a chicotadas, sabe o que eles vendiam? Bois, ovelhas e pombas para o sacrifício. Tratava-se de um grande negócio. Os mais pobres compravam uma pequena pomba. Os remediados, uma ovelha. Os muito ricos e muito pecadores às vezes patrocinavam uma hecatombe: matavam cem bois. Havia muito dinheiro envolvido em toda essa devoção. Não foi por outro motivo que os sacerdotes se irritaram tanto com aquela pregação pacifista de Jesus.

Apesar desses progressos civilizatórios, a ideia de que a felicidade tem preço está gravada na nossa mente e infiltrada no nosso espírito. Se alguém é feliz, certamente limpou seus pecados por meio do sacrifício.

É um tema extenso, mas hoje quero me deter na América Latina, que passa por imensos sacrifícios.

Chico Buarque diz que "não existe pecado do lado de baixo do Equador". A frase não é dele. Foi tirada de *Raízes do Brasil*, livro escrito por seu pai, o grande Sérgio Buarque de Holanda, que, por sua vez, a tomou de outro autor, ainda mais antigo.

Pai e filho tinham interpretações opostas a respeito da frase. Para o filho, o fato de não haver pecado ao sul do Equador é positivo, a vida é uma festa, urru!, ninguém é de ninguém. Para o pai, era algo negativo, porque assim se comportavam os europeus, quando desciam para o Sul: como se não existisse pecado. Tudo valia, para se ganhar o que se queria: o assassinato, o estupro, o roubo, o logro. A América Latina, então, teria sido construída sobre o pecado.

    Tudo indica que o pai estava certo. Porque toda essa dor, todo esse sacrifício latino-americano tem uma fonte: o pecado que foi cometido. A cobiça dos homens, sua ganância irrefreável e, principalmente, sua sede por dinheiro e poder forjaram este pedaço tão belo e triste do planeta. Existe, portanto, pecado ao sul do Equador. E estamos pagando por ele.

Harriet: uma das grandes heroínas americanas

19/11/2019

Ia levar meu filho para ver o filme sobre Harriet Tubman, mas chovia e fazia frio, e me deu preguiça. Preferi ficar em casa lendo e jogando xadrez online – já estou com 1,7 mil pontos no ranking.

"Chovia e fazia frio."

É lindo começar uma história assim. É clássico. Sempre quis iniciar um texto desse jeito, e agora perdi a oportunidade, abri contando que ia levar o Bernardo para assistir a Harriet. Triste. Mas um dia conseguirei.

Porque nesta quarta-feira, que é Dia da Consciência Negra, preciso ressaltar que Harriet Tubman foi uma das personagens mais extraordinárias da história dos Estados Unidos. Ela tinha só metro e meio de altura, mas era determinada, cheia de personalidade e muito corajosa.

Harriet nasceu no século XIX em Maryland, no sul escravagista dos Estados Unidos. Seus pais eram escravos, e ela foi submetida a trabalhos forçados desde a primeira infância. Lembro daquela música do Edu Lobo, interpretada de forma radiante por Elis Regina: Upa, Neguinho:

"Upa, neguinho
Começando a andar
E já começa a apanhar…".

Foi assim com Harriet. Era ainda bem pequena e apanhava com brutalidade se o feitor não se contentasse com o trabalho que havia feito. Um dia, quando tinha 12 anos de idade, estava em um armazém, buscando mantimentos para o patrão, quando um escravo saiu correndo. O guarda que o custodiava apanhou um peso de um quilo que estava sobre o balcão e jogou em direção ao fugitivo. Errou. Atingiu a cabeça de Harriet, que caiu desacordada e sangrando. Levada de volta para a senzala, a menina ficou dois dias deitada em um banco, sem qualquer tratamento. Mesmo assim, sobreviveu. Mas ficou com sequelas durante toda a vida. Às vezes, Harriet simplesmente apagava, caía em um sono profundo do qual ninguém conseguia despertá-la. Noutras, era acometida por visões. Religiosa, achava que as coisas estranhas que via eram manifestações de Deus.

Depois de peripécias incontáveis, Harriet acabou fugindo para a Filadélfia, onde a escravidão era proibida. Então, iniciou-se um tempo glorioso de sua vida. Porque ela não se contentou em permanecer quieta na segurança do Norte. Ao contrário, ia para o Sul, tirava escravos das plantações e os levava para os Estados onde poderiam viver em liberdade. Nessa tarefa, Harriet valia-se da chamada Ferrovia Subterrânea, um sistema criado por abolicionistas para permitir a fuga de escravos. Milhares de americanos participavam do esquema, oferecendo esconderijo, comida e transporte para os fugitivos. Harriet fez mais de 10 incursões ao Sul para resgatar seus irmãos negros. Uma de suas estratégias era levar uma galinha debaixo do braço. Se aparecesse algum policial ou feitor, Harriet soltava a galinha e saía correndo atrás dela, como se estivesse tentando recuperar a ave para seu proprietário. O policial, assim, não olhava diretamente para seu rosto e não a reconhecia. Harriet salvou tantas pessoas da escravidão, que é chamada de Moisés americana.

Na Guerra Civil, Harriet foi espiã da União e chegou a comandar pelotões em luta contra os sulistas. Foi uma mulher especial. Aqui, em Boston, há um belo monumento homenageando-a. Há uns quatro ou cinco anos, o governo federal anunciou que a imagem de Harriet estamparia as notas de US$ 20, substituindo a do presidente Andrew Jackson. Festejei essa decisão, porque nutro certa antipatia por esse Jackson – foi ele o responsável pela remoção dos índios de suas terras sagradas. Dezenas de milhares de índios foram forçados a marchar para o lado oeste do Mississippi num episódio triste chamado "Trilha de Lágrimas". Mas contaria isso tudo, e também sobre Harriet Tubman, se tivesse visto o filme. Não vi ainda. Quando vir, contarei. E já sei como abrirei o texto. Assim:
"Chovia e fazia frio".

A professora ruim e a professora boa

22/11/2019

Houve, nos meus primeiros anos de colégio, uma professora que não foi boa e uma que foi ótima.

Ironicamente e, sobretudo, injustamente, lembro só do nome da que não foi boa e esqueci o da ótima.

Mas é claro que não irei denunciar a não boa, só contarei que ela errou comigo. Porque já gostava de escrever, escrevia bastante e a professora, em vez de me estimular, vivia repetindo:

— Tu tens que escrever menos. Menos, menos! Que texto comprido!

Falava tanto isso, que quase enjoei de escrever. Mas fui teimoso, e até hoje ganho a vida escrevendo. Toma, professora-que-não-foi-boa!

Já a outra, a ótima, da qual não recordo o nome, ela dava aulas encantadoras. Trazia textos para a classe e os interpretava junto conosco. Até hoje recordo do dia em que ela destrinchou o Hino Nacional frase a frase, mostrando como as orações às vezes eram invertidas e o sentido que havia em cada uma delas. Então, quer dizer que as margens plácidas do Ipiranga é que ouviram o brado retumbante de um povo heroico? Era isso? Que coisa maravilhosa!

Noutra vez, ela nos apresentou "O navio negreiro", de Castro Alves, e conseguiu nos fazer compreender que o poema balançava como se estivesse sobre as ondas procelosas de alto-mar. E ela contava o que significava cada verso e descrevia o padecimento daquelas pessoas que tinham sido arrancadas de suas famílias e agora eram levadas sob ferros para um lugar desconhecido, onde seriam tratadas feito bichos.

Saí da aula impressionado com o navio negreiro, imaginando as cenas descritas com tanto vigor por Castro Alves:

"*Era um sonho dantesco... o tombadilho*
Que das luzernas avermelha o brilho.
Em sangue a se banhar.
Tinir de ferros... estalar de açoite...
Legiões de homens negros como a noite,
Horrendos a dançar...".

A partir daquele dia, passei a me interessar pela história da escravidão no Brasil. O problema é que não conhecia muitos livros acerca do tema e, bem, não contávamos com as bênçãos da internet, esse poço sem fundo de conhecimentos e ressentimentos. Então, ia aprendendo devagar.

Uns cinco ou seis anos depois dessa aula da professora ótima, ouvi "O mestre-sala dos mares", de Aldir Blanc e João Bosco. Essa música é um clássico da MPB, é muito bonita. Foi gravada por Elis Regina. Teve a letra mutilada pela censura do regime militar, mas o que sobrou dava pistas do tema tratado. Já na época não foi difícil descobrir que o mestre-sala dos mares era o gaúcho João Cândido, que, entre 22 e 26 de novembro de 1910, liderou a Revolta da Chibata, no Rio de Janeiro.

Estamos diante de uma efeméride, portanto, e por isso escrevo hoje a respeito. Tenho muito a dizer sobre João Cândido, um herói do Brasil, mas, neste momento, queria fisgar um naco da música de João Bosco. É o comecinho, que diz assim:

"Há muito tempo, nas águas da Guanabara,
O Dragão do Mar reapareceu
Na figura de um bravo marinheiro
A quem a História não esqueceu".

Ao ouvir esse verso, voltaram-me à mente as aulas da professora ótima e quis desenlear a letra. Quem era o Dragão do Mar que havia reaparecido na pele de João Cândido nas águas da Guanabara?

Pesquisei. E deparei com uma figura luminosa da história brasileira, um cearense chamado Chico da Matilde, mulato, descendente de escravos, que comandava os jangadeiros de Fortaleza. Pois em meados do século XIX, quando a escravidão ainda ardia na pele do Brasil, Chico da Matilde recusou-se a levar escravos em suas jangadas e jurou:

– Ninguém mais vai transportar carne humana no Ceará!

Graças a ele, e a outros abolicionistas, evidentemente, o Ceará foi o primeiro Estado brasileiro a abolir a escravidão. Por conta dessa façanha, Chico da Matilde tornou-se famoso, seu nome era respeitado até na capital, o Rio de Janeiro, e foi assim que passaram a chamá-lo de "Dragão do Mar".

Que belo título, "Dragão do Mar"!

É um radiante pedaço da história do Brasil, algo para nos orgulhar. Sim, sim, também temos do que nos orgulhar!

O gorro perfeito
29/11/2019

Comprei o chapéu de Shackleton. Um gorro, na verdade, mas não um qualquer. Estou falando do gorro perfeito.

Acontece que sinto muito frio nas orelhas. Será normal isso? A investigar. De qualquer forma, o fato é que, ao dormir, tenho de tapar as orelhas mesmo no verão, e aqui, no inverno feroz do Norte, não posso sair sem que a cabeça esteja coberta.

Dia desses, porém, saí desprevenido. Culpa da Marcinha. Ainda estava em casa, quando ela chegou da rua, livrando-se do casaco com alguma urgência e anunciando:

– Está quente! Se estiver saindo, vai sem touca!

Eu estava saindo, e já empunhava a minha brava touca de lã, mas, como a Marcinha se punha a repetir que estava quente para fins de novembro, que fazia 11 graus e luzia o sol, saí a descoberto.

Que arrependimento.

Em poucos minutos, a temperatura despencou e um vento gelado veio uivando do Canadá.

Foi aí que pensei em Shackleton.

Ernest Shackleton foi um explorador irlandês que liderou uma das maiores aventuras da história da humanidade. Só é possível acreditar no que ele fez porque existem documentos e testemunhos a respeito.

Foi o seguinte: quando a Primeira Guerra Mundial estava ainda no seu início, Shackleton decidiu que atravessaria a

Antártica a pé. Conseguiu patrocinadores generosos, um navio robusto e até o apoio de Churchill para o empreendimento. Em seguida, passou para a fase de contratação da tripulação.

Essa parte deveria ser estudada por diretores de empresas mundo afora (Alô, Andiara! Alô, Toigo! Alô, Zuckerberg!), porque foi fundamental para o sucesso de Shackleton. E foi surpreendente. Porque Shackleton dava menos importância aos conhecimentos técnicos de seus contratados e muito mais à personalidade de cada um. Ele dispensava currículos bem fornidos, se o candidato demonstrasse possuir bom humor e bom caráter.

Finalmente, partiu com seu navio, o *Endurance*, que significa resistência, palavra bastante apropriada para aquela expedição. Porque, depois de alguns meses, o navio acabou preso por grandes banquisas de gelo que foram pressionando o casco até afundá-lo. Os tripulantes conseguiram escapar no último momento e, com três pequenos botes, rumaram para uma ilhota congelada. Estavam em uma situação desesperadora, no meio do gelo infinito da Antártica, com alimento escasso, a cerca de 1,5 mil quilômetros de distância de quaisquer outros seres humanos. O horror, o horror. O tempo ia passando, passou-se mais de um ano, e não havia sinal de salvação.

Enquanto isso, Shackleton esforçava-se para manter os ânimos do grupo elevados. Inventava jogos e celebrações, conversava com os homens, alentava-os. Finalmente, resolveu sair com um grupo e arriscar a travessia até a ilha da Geórgia do Sul, onde sabia que poderia encontrar socorro. Depois de quase um mês enfrentando tempestades e inclusive um furacão, ele chegou à ilha. Mas, no lado em que bateu, não havia ninguém. Teria de atravessá-la, percorrendo 50 quilômetros de terreno montanhoso, sem trilhas, sem referências, sem nada que o guiasse. E conseguiu!

Por fim, Shackleton tentou por três vezes buscar os companheiros que havia deixado para trás, mas o gelo o impedia de navegar. Na última tentativa, teve sorte. Todos foram salvos. Com sua liderança e inteligência, Shackleton os manteve unidos e confiantes por DOIS ANOS no frio extremo da Antártica. Sua façanha é uma das grandes realizações da vontade humana.

Eu, no lugar deles, só resistiria se tivesse densa proteção para as minhas orelhas. Era no que pensava naquele dia de frio, em Boston. Sentia-me um Shackleton, avançando contra os ventos gelados sem touca ou chapéu.

Então, vi algo que, para mim, pareceu aquela pequena ilha onde os marinheiros se homiziaram: uma Target, que é uma loja que tem de tudo, de hortifrútis a TV de plasma. Entrei e, logo no primeiro andar, vi um chapéu exatamente como o de Shackleton, com abas compridas, próprias para proteger orelhas sensíveis como as minhas.

– É muita coincidência! É um sinal! – exclamei, chamando a atenção dos outros clientes.

Comprei o chapéu por US$ 19 e o acoplei à cabeça. Era quente e aconchegante. Olhei-me no espelho: parecia um aventureiro. Sim, senhor! Satisfeito, segui o meu caminho, como os marinheiros ingleses rumo à Geórgia do Sul. Estava contente, debaixo do meu gorro perfeito. Depois de horas, cheguei feliz em casa. A Marcinha estava na sala. Ao me ver, gritou:

– Mas que coisa horrorosa é essa na tua cabeça?!?

Aquilo doeu. Mas toquei para o quarto, de queixo erguido, pisando firme, enquanto ela gargalhava no sofá. Que se ria. Viver uma vida de aventuras não é para qualquer um.

O que o peru perdoado tem a ver com o Brasil

02/12/2019

Nem sabia que existia peru branco. Existe. Vi fotos de dois deles, com as penas inteira e imaculadamente brancas, instalados em uma luxuosa suíte do The Willard, famoso hotel cinco estrelas de Washington. Eram dois perus grandes, do tamanho de um fogão de quatro bocas, bonitos até o ponto em que um peru pode ser bonito. Cada um estava refestelado em uma cama king size do hotel, eles se olhavam com interesse e pareciam conversar algo na língua dos perus.

Mas, afinal, o que é que dois perus estavam fazendo numa caríssima suíte de um hotel da capital dos Estados Unidos?

É que essa foi uma cena da semana passada, a semana do Thanksgiving, o Dia de Ação de Graças, maior feriado americano, mais importante até do que o Natal e o Dia da Independência. Esse é o único dia do ano em que o comércio fecha. Nos demais, inclusive sábados, domingos e feriados, o comércio está sempre aberto, movimentando as cidades, levando gente às ruas, fazendo a roda do desenvolvimento girar. Para os americanos, é incompreensível a ideia de o Estado regular o horário em que uma loja fica aberta.

No Thanksgiving, como se sabe, come-se peru. Milhões de perus são executados, depenados, temperados e levados ao forno. Todo mundo por aqui come peru, nesse dia. Menos eu. Se puder escolher, como outra coisa, porque não sou um apreciador de aves na culinária. Gosto das aves voando, livres, no céu. Ou ciscando no chão e botando ovos, como fazem as galinhas.

Mas, voltando aos perus no hotel, eles estavam lá porque eram bichos, digamos, alegóricos. Um dos dois receberia o perdão presidencial no dia do Thanksgiving. Ou seja: o peru perdoado não iria para a panela. Continuaria vivo e bem cuidado até a velhice. Trata-se de uma curiosa tradição americana que vem desde os anos 40, quando o presidente Truman anistiou o primeiro peru.

É surpreendente a forma devotada como os americanos cultivam suas tradições. Esse é o país da tecnologia e da ciência, é o campeão do capitalismo e da inovação, um país formado por imigrantes, que recebe todos os dias milhares de pessoas vindas de outras culturas. Mas é, também, um país que preserva seus hábitos como se fosse uma cidadezinha interiorana, isolada do mundo. As cerimônias de datas como o Thanksgiving, o Dia da Independência e o Halloween são repetidas todos os anos da mesma maneira e com o mesmo entusiasmo. Até o presidente da República se submete a ritos esquisitos, como o do perdão público ao peru.

Nós, no Brasil, temos datas regionais, mas o único evento típico que mobiliza a nação inteira é o Carnaval, e ainda assim a comemoração é diferente em cada parte do país.

De onde vem o nosso desprezo pelas liturgias e a nossa iconoclastia?

Do nosso cinismo.

Para nós, o que não possui valor prático, direto e material não tem sentido. O que é simbólico é menor, porque não pode ser auferido, nem depositado no banco. É mais difícil construir uma sociedade justa assim, porque uma nação não se faz com posses; se faz com ideias.

UMA HISTÓRIA DE AMOR ENTRE NETO E AVÔ

03/12/2019

Lucas é nome de adolescente. Há muitos jovens Lucas por aí e é de um deles que quero falar. Mas Lucas é também nome antigo, vindo do mais famoso de todos, o evangelista, o chamado médico de homens e de almas.

Aquele Lucas não conheceu seu biografado, Jesus, mas foi amigo de Paulo e de alguns apóstolos. Escreveu sua história depois do ano 70 e o fez com competência: o texto tem graça literária e coerência histórica.

Uma das preciosidades do Evangelho de Lucas é que dele foi extraída a mais bela das orações, um verdadeiro poema colhido da prosa. Assim: segundo Lucas, o arcanjo Gabriel entrou na casa de Maria e a saudou:

– Ave, Maria! Alegra-te, cheia de graça, porque o Senhor está convosco.

Foi então que o anjo anunciou a Maria que ela conceberia um filho.

Mais tarde, ela foi visitar sua prima Isabel, que também estava grávida. Ao ouvir o cumprimento de Maria, Isabel sentiu que o menino que carregava pulou de alegria e exclamou:

– Bendita és tu entre as mulheres e bendito é o fruto do teu ventre!

Maria respondeu com outra grande oração do catolicismo, o Magnificat.

Tudo isso é obra de Lucas.

O outro Lucas, aquele de quem quero falar, é, como indica o nome, um rapaz mal saído da adolescência – está com 20 anos de idade. Segunda-feira, ele entrou no estúdio do Timeline, da rádio Gaúcha, como entraria qualquer jovem da sua geração: debaixo de um boné, dentro de uma camiseta, atrás de um sorriso. Ele não havia feito nada de realmente importante para ser entrevistado na rádio. Não estava lá para defender causa alguma, não portava nenhuma bandeira, ele nem sequer ocupa um cargo público. Mas Lucas fez algo interessante – o jornalismo é assim, lida com coisas importantes e também com as interessantes.

Isso que Lucas fez tem a ver com a história contada pelo outro Lucas, o evangelista, que escreveu, afinal de contas, sobre relações familiares, casos de mães e seus filhos e primas e pais.

O Lucas atual tem um avô que está sofrendo de Alzheimer. Como ele gosta de tocar violão, compôs uma música para o avô, declarando o seu amor e pedindo:

"Vê se não me esquece mais…"

Lucas cantou a canção algumas vezes em seu quarto. Uma tarde, quando ia ao banheiro, caminhava pelo corredor e ouviu que o avô, da sala, a cantava também. Ficou encantado. Como é que, com Alzheimer, ele havia decorado a letra?

– Temos que registrar isso, vô! – disse, entusiasmado.

Ligou o celular, gravou um videozinho e postou na internet. Viralizou. A cena dos dois cantando lado a lado, sorrindo, é linda, porque se nota a felicidade de ambos.

No Timeline, Lucas repetiu o quanto gosta do avô e o fez com tanta emoção que quase foi às lágrimas. Foi bom ouvi-lo. Um guri de 20 anos. Poderia se deixar levar pelo cinismo juvenil, mas não, ali estava um coração puro.

Entrevistamos tanta gente que se acha importante num programa de rádio… Ministros, deputados, especialistas em sabe-se lá o que, pessoas cheias de certezas e cheias de si mesmas, tanta gente grave, e, numa segunda-feira qualquer, o que de fato nos toca é saber que um neto se importa com seu avô. Uma história de amor. Pode parecer singelo, pode parecer apenas interessante, mas será que existe mesmo algo que seja mais importante?

A neve deixa a noite cor de laranja

18/12/2019

A neve torna a noite cor de laranja. Não sabia disso. Fui aprender ao morar aqui, no Setentrião. Tem coisas que a gente só entende, de fato, vivendo. A neve é um bom exemplo. Estando longe ou experimentando por somente alguns dias, a passeio, você vê que a neve é linda e deduz que dá trabalho lidar com ela, mas certas peculiaridades só são compreendidas na rotina, com os afazeres do dia a dia.

Eu, que moro em prédio de apartamentos, não fico afanado por causa da neve. Quem mora em casa, sim. Os moradores das casas precisam remover uma faixa de neve de 60 centímetros de largura ao longo de suas calçadas. É o caminho pelo qual passam as pessoas. Se a remoção não é feita e se alguém escorrega e cai, o dono da casa pode ser responsabilizado judicialmente, o que, nos Estados Unidos, talvez seja bem desagradável. Essa é uma República judicial, sempre digo. A Justiça rápida, eficiente e severa regula as relações da sociedade.

No leito das ruas, quem cuida de tirar a neve é a prefeitura, que contrata camionetes e tratores equipados com uma espécie de grande pá na parte dianteira. Outro dia, conversei com um brasileiro que comprou uma dessas camionetes exatamente para prestar serviço para a prefeitura no inverno. Ele contou que, num período de tempestade, trabalhava o dia inteiro e chegava a ganhar mil dólares por jornada.

Nesta semana nevou bastante por aqui. Na terça-feira, todo o dia. Tudo bem, calcei minhas botas Ugly, minha japona de esquiador, meu chapéu de Shackleton e saí por aí. Fui ao supermercado e comprei os ingredientes para preparar o meu famoso puchero, que fica denso como a filosofia de Kant. Vou te contar: nada melhor, para enfrentar uma noite de nevasca, do que um puchero, um Malbec e um sistema de aquecimento central.

Assim, fui dormir satisfeito, e nevava sem cessar. Às três da madrugada, acordei e permaneci alguns minutos na cama, de olhos abertos, escutando o silêncio. A neve abafa os sons – isso foi algo que também aprendi aqui. Então, a noite, usualmente quieta, estava ainda mais quieta. Passei algum tempo deitado, sem sono, até que, por fim, decidi levantar e olhar a rua da minha janela. Caminhei até a sala, onde há uma porta dupla envidraçada. Por ali, espiei. Não nevava mais. Uma grande Lua amarela boiava no céu limpo, sem uma única nuvem. É essa luz da Lua e das estrelas, refletida pelo cobertor branco de neve que cobre a cidade, que dá à noite uma tonalidade dourada. Era madrugada, mas parecia o entardecer. Fiquei olhando para aquela paisagem. Nada se movia, nada emitia som, tudo tinha a cor de caramelo da pele da morena. Era bonito, muito bonito, e foi isso que murmurei para mim mesmo, parado ali, sozinho, de pé:

– Que bonito...

E aí sorri e voltei para a cama e fui dormir. Em paz.

Com quem eu sou parecido
23/12/2019

Fui cortar o cabelo e quem me atendeu foi uma moça vietnamita. Moça, maneira de dizer. Ela tinha algo entre os 40 e os 50 anos, talvez mais, é sabido que é muito difícil de precisar a idade das vietnamitas. Chamava-se Bao, que, em vietnamita, significa "tesouro". Se você, lúbrico leitor, já estiver imaginando malícias por conta da minha descrição, desimagine: ela não era atraente. Pelo menos não para mim.

No momento em que me acomodei na cadeira, ela tomou uma mecha de meus cabelos nas mãos e exclamou:

– Que cabelo bonito!

Agradeci, contente. Ela me perguntou de onde eu vinha. Respondi. Ela acrescentou:

– Não me surpreende. Os brasileiros têm cabelos muito bonitos, são pessoas muito bonitas.

Agradeci de novo.

Sei que ela não estava dizendo só por dizer. Nós, brasileiros, somos mais "faceiros", como diria a minha avó, no que concerne à beleza física. Os americanos raiz, que vivem nas cidades do interior, são capazes de sair à rua de pijama e pantufas.

Bao me levou a outra sala, a fim de lavar meus cabelos antes do corte. Enquanto fazia isso, repetia:

– Que cabelo bonito! Que bonito!

– Obrigado, obrigado.

Depois, quando começou a cortar, ela teceu várias considerações sobre a beleza prateada dos meus cabelos. Eu já nem agradecia mais. Finalmente, acrescentou:

– Você é bonito como os seus cabelos. Você parece um ator.

Ergui uma sobrancelha.

– Que ator? – perguntei, temendo que ela respondesse Woody Allen.

– Aquele do filme *Doutor Jivago*.

Entesei na cadeira. Exclamei:

– Omar Sharif!

– Esse!

Cara, quer dizer que sou parecido com o Omar Sharif? Fiquei feliz. Você viu *Doutor Jivago*, cinéfilo leitor? É um clássico. Foi baseado em um romance de Boris Pasternak, poeta russo que era o preferido de Stalin. O ditador gostava tanto de Pasternak, que ordenou aos seus esbirros:

– Não toquem nesse anjo!

O filme, belíssimo, se ambienta nos primeiros tempos da revolução russa. Omar Sharif contracena com uma linda e meiga Julie Christie e a música, mesmo que você não tenha assistido ao filme, você já ouviu: é o "Tema de Lara". É assim, você vai se lembrar: "Tan-tan tantan! Tantantantan... Tantan!".

Mas o mais importante é que ele, o Doutor Jivago-Omar Sharif, é um galã. Um rosto másculo, entende? Viril. Omar Sharif era egípcio, mais moreno do que eu, mas, bem, acredito que Bao se referia aos traços fortes do seu semblante. Certamente. Traços fortes. Gostei.

Despedi-me efusivamente de Bao, depois que ela terminou o serviço, e saí de peito estufado pelas ruas geladas do inverno no norte do mundo. Passei por uma vitrine, fitei meu reflexo no vidro e sorri. "Omar Sharif", disse para mim mesmo. E especulei: será que devia deixar o bigode crescer?

Foi assim, de moral elevada, que cheguei em casa. A Marcinha lia uma revista no sofá. Contei para ela que a moça do salão me achara parecido com o Omar Sharif. Já sabia que a Marcinha não faria a menor ideia de quem se tratava. Ela não conhece atores e atrizes e nunca viu *Doutor Jivago*. Mesmo assim, eu repetia:

– Omar Sharif! Omar Sharif!

Sem tirar os olhos da revista, ela comentou, quase que casualmente:

– Ficou bom o corte do cabelo…

Fui ao banheiro. Olhei-me no espelho. Decidi: vou deixar o bigode crescer. Voltei marchando para a sala. A Marcinha ainda lia a revista. Parei na frente dela. Ergui o queixo. Indaguei:

– Fala a verdade! Com que ator eu sou parecido? Hein? Hein?

E ela, sem parar de folhear a revista:

– Com o Omar Sharif. É claro.

Respirei fundo. Deixei os ombros caírem. Sarcasmo. Se tem algo que odeio é o sarcasmo.

Réveillon

02/01/2020

Sabe quanto os restaurantes de Nova York queriam cobrar por um jantar de Réveillon? Duzentos e cinquenta dólares POR PESSOA! Ou seja: teria de desembolsar 750 dólares para eu, a Marcinha e o Bernardo jantarmos no dia 31 de dezembro. Mais de três mil reais!

O Ivan Pinheiro Machado vive repetindo uma frase do Millôr a respeito de refeições caras:

– Ninguém quebra com um jantar.

Já ouvi o Ivan proclamar essa sentença várias vezes, depois de uma sobremesa e antes de sacar o cartão de crédito. Concordo com ele. Mas tudo tem limite. Aqui, ó, que eu ia deixar 750 dólares num único jantar! Assim, propus que fôssemos a uma cantina do Little Italy. Essa é uma regra de ouro a seguir em viagens internacionais: se você tiver dúvidas gastronômicas, procure um restaurante italiano. Comida italiana sempre é boa e, em geral, não muito cara.

Então, lá estávamos nós, numa cantina da Mulberry Street, vendo as últimas horas de 2019 escorrerem por entre fios de espaguete com molho vermelho, quando pensei: tenho que melhorar essa comemoração. Tracei um plano. Ao sairmos, ainda faltava hora e meia para a virada. Não chamei o Uber. Aproveitamos que fazia uma temperatura amena para o inverno em Nova York, coisa de 4°C, e seguimos caminhando até o SoHo, em direção a um pequeno restaurante que conheço e sobre o qual já escrevi, o Piccola Cucina. É um lugar animado, tocado e frequentado por jovens italianos, tem música boa e é mezzo bar, mezzo restaurante. Tínhamos tentado reservar lá, mas estava lotado. Agora, porém, avancei confiante no meu poder de persuasão.

Marchamos, pois, até a ponta da Prince Street e, ao chegarmos, constatei, com alegria, que ninguém mais jantava. As luzes do restaurante piscavam como as de uma boate, os garçons levavam nas cabeças chapéus brilhantes, alguns clientes dançavam e outros bebiam em suas mesas. Não precisei de muita conversa para convencer o gerente. Ele nos deixou entrar e nos conduziu a uma mesa no centro da ação. Ação mesmo: havia ali um punhado de garotas italianas. Elas dançavam e cantavam e às vezes rebolavam até o chão. É estimulante entrar em um local em que garotas italianas dançam e cantam e às vezes rebolam até o chão.

Logo, nós nos deixamos contagiar por aquela empolgação latina. Também passamos a dançar e cantar, apesar de não rebolarmos até o chão.

Havia uma TV pendurada no teto, transmitindo a tradicional cerimônia da bola gigante que desce de um arranha-céu da Times Square, anunciando o Ano Novo. Um minuto antes da meia-noite, o gerente do bar encheu taças de champanhe e começou a distribuí-las. Empunhamos as nossas taças e ficamos aguardando a contagem regressiva, olhando para a TV. Faltando 10 segundos, contamos em coro, misturando italiano, português e inglês:

– DEZ! NOVE! OITO…

No zero, explodimos em abraços, como se fôssemos amigos de infância. E, em seguida, sem termos combinado, começamos a cantar "New York, New York", a canção imortalizada por Frank Sinatra. Ali estávamos entre italianos e brasileiros, talvez houvesse algum americano entre nós, não sei, mas o certo é que a imensa maioria era de estrangeiros, e nós cantávamos uma música em homenagem àquela grande cidade que não era nossa, e, ao mesmo tempo, era.

Em meio à festa e aos abraços tantos, percebi que aquele hino que entoávamos não era só de reconhecimento às maravilhas de Nova York, era por algo maior que a cidade representa: por sua capacidade de aceitar todos os seres humanos, sejam de onde forem, como iguais. É esse o espírito da cidade, e é esse o espírito que se espera de uma data simbólica, como a virada do ano, uma data de renovação, de paz e de tolerância. Foi bonito aquilo. Foi surpreendente e emocionante.

Depois de cantarmos, o gerente deu a cada um de nós um pratinho de lentilhas.

— Pra termos bastante dinheiro em 2020! – ele explicou.

O que é também uma boa ideia. Mas, ainda que eu disponha de muito mais dinheiro no próximo dezembro, não vou pagar 250 dólares na festa da virada para 2021.

O brasileiro tem pressa

15/01/2020

As pessoas sempre perguntam quais são as diferenças entre o Brasil e os Estados Unidos. Há algumas, uma em especial, que me surpreendeu mais do que todas quando mudei para cá. É algo de que talvez não me desse conta se viesse só a passeio. Morando no lugar e convivendo com as pessoas percebi como isso é decisivo para a boa convivência em sociedade. Como é, mais do que importante, fundamental para a qualidade de vida.

É a pressa.

O brasileiro tem pressa.

Identifiquei essa característica em mim mesmo semanas depois de chegar. Ia atravessar uma avenida e vi que um grupo de pessoas estava imóvel na calçada, esperando o sinal abrir. Era um grupo grande, 15 ou 20 pessoas paradas de pé, a uma distância de pelo menos um metro uma da outra. Fui me metendo no meio delas, avançando em zigue-zague, até alcançar o meio-fio. Queria ser o primeiro assim que o semáforo ficasse verde.

Notei que ninguém se incomodou em ser "ultrapassado". Ao contrário, as pessoas se surpreendiam um pouco com a minha passagem e abriam espaço, como se dissessem: "Se você está com pressa, vá, siga adiante!". Era uma manifestação de solidariedade: eu devia estar atrasado para chegar a algum compromisso, por isso podia pular na frente de todos. Só que eu não estava atrasado. Enquanto atravessava a rua, pensei: por quê? O que eu ganhava com aquilo? Não ganhava nada. Passei na frente apenas por questão de hábito. Era assim que eu fazia.

É assim que fazemos, nós brasileiros.

Há uma razão para adotarmos esse comportamento. O brasileiro corre para frente porque tem medo de ser passado para trás. No Brasil, o cidadão enfrenta o risco diário de ser enganado, de perder o seu lugar, de não receber o que lhe é de direito.

Trata-se de defeito histórico. Os pioneiros do *Mayflower* chegaram aos Estados Unidos acompanhados de suas famílias com a intenção de construir uma nova nação, onde pudessem viver em liberdade. Os portugueses entraram no Brasil para sair: queriam extrair da terra todas as riquezas que pudessem carregar e voltar para gozar a boa vida em Portugal.

Assim, nos Estados Unidos o Estado foi realmente fundado pelo povo e para o povo. No Brasil, o Estado foi fundado para estar acima do povo, com a ideia de submetê-lo e controlá-lo.

Nos Estados Unidos, o povo se sente parte do Estado; no Brasil, o povo se sente à parte dele. No Brasil, o indivíduo espera que o Estado seja um pai protetor e teme que ele se transforme em um ogro opressor. Nos Estados Unidos, o indivíduo se sente do tamanho do Estado.

Foi sempre assim, e muito mais durante nossas experiências ditatoriais. Na ditadura, você precisa dos favores do governo. Se o governante não gostar de você, não há lei que o proteja. Então, você tem de conquistar simpatias, você tem de convencer o outro a lhe ajudar, você tem de correr, ou alguém, com mais influência, vai pegar o que é seu.

Entenda: não é a lei que garante ao brasileiro a concessão de seus direitos; é a boa vontade alheia. O porteiro talvez não deixe entrar, a balconista talvez não troque a mercadoria estragada, o funcionário da repartição talvez não despache aquele documento. É importante ter influência e chegar antes dos outros. Donde, a pressa.

    Essa pressa nos causa terrível mal. É a pressa que nos faz sentir ansiedades e produzir imperfeições. É a pressa que nos faz tratar os outros como concorrentes. Foi a pressa de um motorista que matou aquela menina atropelada em Porto Alegre, dias atrás. A pressa parece um defeito banal. Não é. Como se vê, é capaz até de matar.

O país das ilusões perdidas
18/01/2020

Balzac era bom de título. Um predicado importante, pode ser decisivo para a carreira de um livro. *A mulher de 30 anos* é um título genial, melhor do que o romance que lhe segue, tão sugestivo que gerou o adjetivo "balzaquiana". A gente lê o título e fica pensando no que Balzac vai dizer a respeito da mulher de 30 anos, que, no século XIX, era considerada uma loba. Hoje, não. Hoje é considerada uma gatinha.

A propósito, li dias atrás uma notícia acerca de um mexicano da cidade de Vera Cruz que teve uma ereção de três dias de duração por tomar Viagra para touro a fim de ser bem-sucedido numa relação sexual que teria com uma mulher, justamente, de 30 anos. A reportagem não deu muitos detalhes sobre o homem, informou apenas que ele é "de meia-idade". Quanto seria isso? Quarenta anos? Cinquenta? De qualquer modo, ele passou mal devido ao priapismo e precisou ser submetido a cirurgia no hospital local.

Repare que, na notícia, a juventude da mulher é tratada como a motivação da ingestão do tal Viagra para touro. Ele queria impressioná-la com uma atuação histórica. Terá conseguido? Espero que sim, esse mexicano é um devoto do amor.

Outro título perfeito de Balzac é *Ilusões perdidas*. Este romance é melhor do que *A mulher de 30 anos*, talvez seja o melhor da imensa produção de Balzac. Faz jus ao título que tanto toca o coração do leitor. Porque, afinal, quem não teve suas ilusões e terminou por perdê-las melancolicamente neste Vale de Lágrimas?

Esse é um processo que todos enfrentamos na vida e que pode ser positivo, por levar ao amadurecimento, ou péssimo, por levar ao cinismo. É o que me preocupa em relação ao Brasil. Porque, mais do que todas as outras nações, o Brasil é o país das ilusões perdidas.

Quantas esperanças se esboroaram nesses anos todos? É que talvez nós brasileiros sejamos como o personagem de Balzac. Talvez nós sejamos ingênuos. Acreditamos demais na capacidade dos líderes de resolver os nossos problemas.

É uma frase que ouço sempre: "Precisamos de um líder!". Na verdade, não precisamos. Diria até que nada seria melhor, para o Brasil, do que um não líder como próximo presidente. Um homem sem carisma nenhum, sem ideias originais, sem planos grandiosos, um homem sem imaginação, que apenas fizesse as coisas do jeito que se espera que sejam feitas. Um homem… normal. Seria perfeito. Sua presença amorfa na Presidência apaziguaria os ânimos, acomodaria os radicais, faria o Brasil ter um pouco de paz. Como precisamos de um pouco de paz.

Um homem comum como próximo presidente. Nem feio nem bonito, nem inteligente nem burro. Um homem que não chamaria a atenção em lugar algum em que entrasse. Um homem sem graça. Que fizesse tudo sempre igual. É pedir demais?

A cama de Churchill

20/01/2020

No domingo passado, nós tomamos um trem e viajamos hora e meia até New Hampshire, para passar o dia em uma casa que foi construída há mais de três séculos e que já acolheu Winston Churchill. Toquei na cama em que Churchill dormiu. Achei isso importante. Sei que hoje tem gente que não gosta mais do Churchill, mas eu gosto. Fiquei imaginando a velha raposa britânica passeando por aqueles corredores atrás de sua barriga veneranda, fumando seu charuto, quem sabe repetindo:

– Nós nunca nos renderemos!

Nesta casa moram meus amigos Aloísio Laviola Fernandes e Michael Mathes. Os Mathes estão entre os pioneiros dos Estados Unidos. São ianques raiz. O Aloísio é um brasileiro que se transformou em anjo da guarda dos brasileiros que procuram o Hospital Dana-Farber para tratamento. Ele é chefe de um dos setores do departamento de intérpretes do hospital, mas sua atuação não se limita a traduzir consultas. Com seu conhecimento e sua atenção, o Aloísio é fundamental para quem chega a Boston sem saber nada da cidade e, pior, ainda desnorteado por ter que enfrentar uma doença como o câncer. O Aloísio me ajudou muito quando cheguei aqui, e assim nos tornamos amigos.

Agora, quando eu, a Marcinha e o Bernardo o visitávamos em New Hampshire, ele me deu um presente especial, e é disso que quero falar. O presente foi um livro, mas não um livro qualquer, e sim uma edição de 1877 de *Poets Homes*, que conta a história de poetas americanos do século XIX e das casas onde viveram.

O primeiro poeta abordado é Henry Longfellow, autor importante para os Estados Unidos exatamente por representar o espírito do que defini acima como "ianque raiz". Esse espírito moldou a Nova Inglaterra. Longfellow é o poeta da simplicidade. "Muitas pessoas triunfariam em coisas modestas se não estivessem obcecadas pelas grandes coisas", dizia ele, com o que concordo de todo.

Outra dele que assino e reconheço em cartório: "Um objetivo tentado, um objetivo cumprido: eis a conquista do repouso da noite".

Velho e bom Longfellow. Ele foi um dos chamados Boston Brahmin, a elite da cidade, que era regida por códigos de singeleza e austeridade. Um Boston Brahmin, ou "brâmane de Boston", tinha de ser, sobretudo, discreto. Seu nome só podia sair no jornal em três ocasiões: no nascimento, no casamento e na morte. Foram esses princípios que fizeram o Brookline Country Club hesitar em aceitar os coruscantes nomes de Gisele Bündchen e Tom Brady como sócios. A proposta deles estava sendo criteriosamente analisada, tempos atrás. Não sei se foram aceitos.

Esses brâmanes de Boston são definitivamente aristocratas, mas se vestem com roupas sem grife nem lustro e andam de trem. Sua preocupação é com a educação e a cultura. Foram eles que fundaram o primeiro colégio público das Américas, o MIT e a Universidade de Harvard, foram eles que ergueram as maiores bibliotecas, os mais belos museus e as mais faustosas galerias de arte. Muitos os consideram esnobes, mas foram eles que transformaram essa cidade num centro da ciência mundial capaz de erigir hospitais como o Dana-Farber, onde até uns caras do IAPI, como eu, podem encontrar ajuda.

Nisso tudo pensei ao abrir aquele precioso livro, domingo passado. Folheei algumas de suas páginas, parei na ilustração que mostrava a figura de bastas barbas de Longfellow e lembrei de outra das suas frases:

"Nós nos julgamos pelo que pensamos fazer, os outros nos julgam pelo que fazemos".

Amor de mãe

23/01/2020

Tem uma expressão que os americanos usam muito no inverno, é algo que gosto de ouvir. Eles dizem, ao se despedir:
– *Keep warm*.
Seria algo como "mantenha-se quente". Ou, talvez, aquecido. É um misto de conselho e desejo. Eles sabem que, na rua, está fazendo 12° Celsius negativos, como fez outro dia. Então, é importante que você não passe frio, que se agasalhe bem, que vá para lugares com aquecimento central, que não fique muito tempo ao ar livre.

Sempre que um americano diz que devo me manter aquecido, lembro da minha mãe.

– Leva um casaquinho! – recomendava ela quando eu ia sair de casa, mesmo depois de adulto, repetindo um bordão histórico de todas as boas mães brasileiras.

Leva um casaquinho.

Isso é de uma doçura, de um carinho, de um amor comoventes. Você vive no Brasil, não está fazendo 12° Celsius negativos, essa temperatura é impossível no Patropi. Ao contrário, o tempo está ameno, possivelmente uns 22°C, que, dizem, é a condição atmosférica ideal para o corpo humano. Mesmo assim, sua mãe, com a previdência característica das mães, calcula que, mais tarde, depois que o sol se esconder atrás daquele morro, vai esfriar um pouco, uns cinco ou seis graus a menos. Aí, você sentirá um leve desconforto. Não frio extremo como a gente sente aqui; um desconforto. Mas ela não quer que você enfrente nem essa mínima contingência. Assim, ela pede:

– Leva um casaquinho!

Agora me diga: alguém, neste mundo, vasto mundo, alguma vez já se importou desta forma com você? A mulher mais apaixonada, o amor da sua vida, aquela com quem você pretende gerar um filho, essa mulher JAMAIS alcançou tal nível de preocupação. Ela está pouco se lixando se você sentiu friozinho no fim da tarde.

Só uma mãe tem tanto cuidado. Só a sua mãe. Só a minha. Por isso sinto-me reconfortado quando os americanos sugerem que me mantenha aquecido. Lembro-me da dona Diva.

Freud dizia que não existe relação humana igual à que tem a mãe com o filho homem. E é verdade. O amor de mãe está no centro da construção da personalidade de cada homem. O nível desse amor é responsável pela segurança ou pela insegurança do indivíduo. Mas é responsável, também, pelo número de pessoas desagradáveis no planeta.

Agora mesmo, no instante em que escrevo esta crônica, estou vendo uma mãe com sua criança, bem aqui em casa, na sala. A criança está correndo por toda parte, mexendo em tudo e, por algum motivo, não quer ir embora. A atividade intensa dessa criança me deixa tenso. Prevejo que, a qualquer momento, ela vai quebrar algo ou se machucar ou cair da sacada e virar patê lá embaixo. A mãe já se despediu seis vezes e a criança se atira no chão e protesta e a mãe decide ficar mais um pouco. Oh, Deus.

Essa criança crescerá e se transformará em um adulto cheio de confiança. Ele se achará mais importante, mais sábio e mais belo do que os outros seres humanos. Ele criticará tudo e todos nas redes sociais. Ele terá certezas. Ele julgará e, em geral, condenará. Ele será um chato. Por quê? Por causa do incondicional e profundo e demasiado amor de mãe que a ele tudo perdoava.

Mas ele está enganado. Era só a mãe dele que achava bonita qualquer coisa que ele fizesse. E, agora, talvez nem ela ache legal que ele sempre fale mal de tudo e de todos e se comporte como um sabichão.

Não seja você também um chato. Entenda que só a sua mãe recomendará que você leve um casaquinho. E que os americanos só recomendam que você se mantenha aquecido por educação.

O segundo prato de massa

24/01/2020

Eu não devia ter comido aquele segundo prato de massa. Estávamos jantando no Eataly, eu, a Marcinha e o Bernardo, mais os amigos Grace e Edward, e pedi um *tagliatelle al ragu*. Oh, como gosto de *tagliatelle al ragu*! Não diria que é meu prato preferido porque comida é como livros ou música: há muitas possibilidades sublimes, não se pode distinguir apenas uma em detrimento de todas as outras.

No entanto, devo admitir que o *tagliatelle al ragu* ocupa espaço especial no meu estômago e também no meu coração, como os romances de Truman Capote e as canções de Belchior.

Dizem que o *tagliatelle* foi inventado por um cozinheiro italiano para o casamento de Lucrécia Borgia com o duque de Ferrara. O cozinheiro teria se inspirado nos lindíssimos cabelos loiros de Lucrécia para criar essa massa deliciosa. O que me faz deduzir que os fios de cabelo de Lucrécia eram grossos, porque, segundo as severas normas gastronômicas italianas, o *tagliatelle* tem de ter uma espessura de 8 milímetros, não mais, não menos.

Por causa dessa história, cada vez que peço um *tagliatelle* penso em Lucrécia, e isso torna o prato ainda mais saboroso.

Lucrécia foi uma protagonista de seu tempo. Era filha de ninguém menos do que... o papa! Sim, o papa tinha filhos e amantes. Uma delas, contava-se na Roma de então, a própria Lucrécia.

O papa de que falo foi Alexandre VI, um espanhol que antes se chamava Rodrigo Borgia. Outro de seus filhos, César, também cometia incesto com Lucrécia e era desesperadamente apaixonado por ela. Maquiavel escreveu sua grande obra, O Príncipe, baseado em César Borgia, a quem considerava um ladino governante.

Os Borgias não hesitavam em eliminar incautos que ousassem se atravessar em seu caminho. Para isso se valiam de diversos meios. Um deles, o famoso veneno *cantarella*, pó branco que Lucrécia guardava dentro da pedra oca de seu anel. Quando o desafeto não estava olhando, ela abria o anel, despejava *cantarella* em sua taça de vinho e esperava que ele bebesse. O coitado tomava um gole e, antes que pudesse dizer cucamonga, caía se contorcendo em dores excruciantes, vomitando, excretando sangue pelos olhos.

Lucrécia sabia ser má.

O que Fernando Henrique Cardoso aprendeu

04/03/2020

Algumas pessoas, quando atingem certa idade, não conseguem mais entender o mundo, porque não aceitam que tudo, inclusive elas, esteja sempre mudando. Mas a regra da transformação inexorável é universal, e Heráclito já a ensinou 25 séculos atrás. Nós mudamos, a vida muda, e nenhuma nostalgia trará de volta o que já foi.

Por isso, fiquei surpreso, ontem, quando entrevistamos o ex-presidente da República Fernando Henrique Cardoso, no Timeline na rádio Gaúcha. Porque, às vésperas de completar 90 anos de idade, ele analisou o mundo atual com uma coerência e uma agudeza raras. Para falar a verdade, ainda não tinha visto alguém apresentar compreensão tão sutil do que está acontecendo e do que pode acontecer.

Fernando Henrique, que mantém conta razoavelmente ativa no Twitter, chegou a se entusiasmar quando foi perguntado acerca das redes sociais. E observou, com lógica impecável: a internet permitiu a conexão de micropartículas da sociedade que antes não se comunicavam. Essas micropartículas, depois de coesas, tornam-se poderosas. Só que elas não têm rumo certo, elas podem mudar de forma e de posição, e estão constantemente fazendo isso, o que tem resultado em súbitas detonações de insatisfação sem lideranças ou reivindicações claras, como se deu há pouco no Chile. Essas ondas são muito fluidas, voláteis e velozes, um problema para as instituições, porque os governos precisam de estabilidade para funcionar.

É isso.

A intensa, maciça e incessante troca de opiniões entre essas micropartículas das sociedades produziu um fenômeno inédito na História: a geração de gigantescas ondas de descontentamento sem causas definidas. É o que vem acontecendo no Brasil há sete anos e ainda acontece no Chile, na França, em Hong Kong e em muitos outros lugares do planeta. As pessoas saem às ruas e expressam publicamente sua infelicidade sem que haja um líder para negociar por elas ou uma exigência para ser atendida. Que bandeira elas carregam? Não há uma, são várias, nenhuma em especial. Elas simplesmente não estão mais contentes com a vida que levam e querem que alguém faça algo a respeito.

Esses motins em massa podem explodir a qualquer momento, por qualquer motivo, em qualquer país, com qualquer regime político, porque a contrariedade está no ar, unindo os espíritos na mesma angústia, que talvez seja apenas a angústia de viver num mundo tão cheio de ofertas, apelos, ameaças e opções, um mundo que muda com velocidade tão insuportavelmente alta, que nem um Heráclito poderia prever, talvez um Fernando Henrique entronado à distância segura de quem já fez o que achava que deveria fazer e que já viveu tudo o que poderia viver.

Ele mesmo, Fernando Henrique, abordou isso na entrevista. Disse que tentou experimentar com plenitude cada fase da sua trajetória, sem reclamar, sorvendo o momento. Fez isso como professor, como presidente da República e, agora, como um nonagenário que observa o mundo ao redor, que pensa e que se esforça para entender. Sem nostalgia.

E, sobretudo, sem amargura. Porque nenhuma manifestação de amargura vai tornar a vida mais fácil de se viver.

Descobriremos, enfim, que é o outro que importa

16/03/2020

Toda filosofia, toda religião e toda psicologia só existem para responder a uma única pergunta. A seguinte:
"Qual é o sentido da vida?".
Pois eu aqui, nesta coluna, darei a resposta em meia linha e pouparei você, felizardo leitor, de angústias existenciais, de gasto com analista e de desperdício de tempo ouvindo as litanias do Karnal e do Cortella. Aí vai:
"O sentido da vida são as outras pessoas".
É isso, e nada mais do que isso. As pessoas não se realizam por grandes obras, grandes façanhas, grande sucesso, grandes prazeres ou grande popularidade. As pessoas se realizam na relação com as pessoas que lhes são próximas. É o que faz com que suas vidas tenham significado.
Essa verdade explica a surpreendente e ilógica sobrevivência da instituição do casamento. Por que alguém se submeteria à pachorra da monogamia num mundo tão vasto de ofertas e possibilidades? É porque esse contrato, o do casamento, dá ao cônjuge a certeza de que existe outro ser humano que se importa com a sua vida. O casamento garante, em tese, a relação íntima com pelo menos UMA pessoa. Assim, o que importa no casamento não é o sexo ou o amor. O que importa é a mera presença de uma pessoa na vida de outra. Ao se casar, o cônjuge não contrata um amante; contrata uma testemunha.

Pessoas, portanto, necessitam de outras pessoas. Por essa razão, o coronavírus está tirando dos seres humanos o que lhes é mais caro: o contato com outros seres humanos. Potencialmente, somos todos, hoje, o que eram os antigos leprosos. E não é por acaso que emprego este termo, "leproso", em vez de "portador de hanseníase".

Porque, ao escrever "leproso", digo exatamente o que quero dizer. O leproso era um pária, ele era apartado da sociedade. Quando caminhava pela rua e via outras pessoas a distância, era obrigado a gritar:

– Impuro! Impuro!

Assim, anunciava a sua própria desgraça contagiosa e avisava às pessoas para se afastarem dele. Se não gritasse e fosse descoberto como leproso, poderia ser apedrejado até a morte.

Em Porto Alegre havia um leprosário, o Hospital Colônia de Itapuã. As pessoas eram levadas para lá muitas vezes à força e de lá não podiam mais sair, porque a sociedade saudável não podia correr o risco de ser contaminada. Nos anos 1940, depois de milênios de sofrimento, a ciência descobriu a cura da lepra, então já chamada de hanseníase por conta do nome do descobridor do bacilo que causa a doença, o norueguês Gerhard Hansen.

Nós, agora, estamos como os leprosos de antes da descoberta da cura. Estamos esperando pela ciência, que nos devolverá a tranquilidade e permitirá que nossa humanidade seja exercida. Isso vai acabar acontecendo, tenha certeza. Enquanto não acontece, talvez esse tempo de isolamento seja até bom. Talvez ele nos torne mais tolerantes, mais leves, menos preocupados com o que não importa. Porque descobriremos, enfim, o que importa: apenas, e simplesmente, o outro.

É PRECISO UNIÃO PARA QUE O FILME DE TERROR ACABE

17/03/2020

Nos duros invernos da Nova Inglaterra, quando as tempestades de neve obrigam as pessoas ao confinamento em suas casas e apartamentos, ocorre um fenômeno assustador. É a *cabin fever*. Na tradução literal, febre da cabana. Irritadas com o longo tempo que passam sem sair à rua, as pessoas sofrem uma espécie de ataque de claustrofobia, às vezes tornam-se paranoicas, quase sempre ficam agressivas, e quem mais padece são os que estão por perto, sob o mesmo teto, que parece, a cada dia, mais baixo.

Você pode achar que isso não passa de frescura de americanos, mas eles levam a *cabin fever* a sério. Para se ter ideia, durante os períodos mais severos de frio, a prefeitura de Boston oferece serviços gratuitos de psicólogos a fim de atenuar a aflição de quem está retido em casa.

Será que vamos chegar a tanto, devido às restrições impostas pelo combate ao coronavírus?

Talvez.

Temos de nos preparar.

Um dos três maiores filmes de terror de todos os tempos, *O iluminado*, é sobre *cabin fever*. Os outros dois maiores, você já sabe, são *O exorcista* e *O bebê de Rosemary*.

O autor do romance no qual *O iluminado* foi baseado, Stephen King, teve a inspiração para conceber a história quando estava hospedado justamente no hotel em que o protagonista, vivido por Jack Nicholson, enlouquece. É um enorme prédio situado nas montanhas do Colorado, que realmente fecha no inverno, como acontece no filme. King contou que se hospedou lá com a família pouco antes do fechamento. Assim, eles eram os únicos hóspedes, caminhavam sozinhos por aqueles corredores compridos e mórbidos e ouviam o silêncio dos dias gelados. Uma noite, King acordou sobressaltado por um sonho terrível: seu filho corria gritando de horror pelos corredores do hotel. Ele, então, sentou-se na cama e começou a pensar no enredo. Antes que o primeiro cigarro que acendeu terminasse, já tinha o esqueleto do romance completo em sua mente.

Nas montanhas nevadas dos Estados Unidos há outros hotéis semelhantes a esse que inspirou Stephen King. Conheci um, chamado Mount Washington, em Bretton Woods, no Estado de New Hampshire. Esse Monte Washington, ao pé do qual fica o hotel, é considerado um dos lugares com pior tempo do mundo, devido ao frio intenso, à velocidade estonteante dos ventos e às bruscas mudanças de condições climáticas. Muitos incautos já morreram desafiando o Monte Washington.

O hotel, porém, é imponente, magnífico. Quando o vi pela primeira vez, soltei uma exclamação de espanto ante sua beleza. E me lembrei, de imediato, de *O iluminado*. Lembrei também que foi ali, naquele hotel, que se deu a famosa Conferência de Bretton Woods, que reuniu representantes de todos os países aliados em 1944.

Era um momento de crise, a Segunda Guerra ainda atormentava o mundo, e era preciso união. Aquele acordo reorganizou o Ocidente e redesenhou o capitalismo.

Hoje, nesta que pode ser a maior crise planetária desde a Segunda Guerra, urge um novo Bretton Woods, novas ações coordenadas dos Estados, nova movimentação das lideranças. Para que esse filme de terror termine de uma vez, e que possamos todos voltar às ruas.

Ninguém espirra!
20/03/2020

A Marcinha foi ao supermercado na sexta-feira e um cara espirrou nas costas dela. Sério.
 O sujeito ESPIRROU! Quem é mau-caráter a ponto de espirrar numa hora dessas? Hoje em dia, ninguém que tem bom senso espirra. Ninguém espirra, ninguém espirra!
 Ela ficou lá, dura na fila do caixa, sentindo o úmido das gotículas venenosas do bandido escorrendo-lhe ombros abaixo, sem saber o que fazer, se saía correndo, se chamava a gerência, se ligava para os bombeiros, se gritava pela polícia. Chegou em casa em pânico:
 – O que que eu faço? O QUE QUE EU FAÇO???
 Meti-a em um banho de 35 minutos.
 Li que a água a 56°C mata o desgranido do vírus. O problema é que a água a 56°C queima a pele humana. Em todo caso, ela usou bastante sabão e tudo mais, talvez até detergente. Saiu imaculada feito uma freira, vermelha de tanto ter se esfregado.
 Depois, fiquei pensando na roupa. Qual é mesmo o tempo de sobrevivência do bicho no tecido de pano? Sei que a superfície em que ele se sente melhor é o aço inoxidável. Para mim, essa informação foi uma surpresa e, para dizer a verdade, produziu-me certa decepção com o aço inoxidável, que achava tão asséptico, tão lisinho.
 Deveríamos queimar a roupa, como os medievos faziam no tempo da peste negra?

A Marcinha não aprovou essa ideia radical, ela gosta daquela roupa. Assim, deixamos tudo ao ar livre, ventilando, à espera de que o maldito morra de uma vez, intoxicado de puro oxigênio.

Que tempos.

Eu, após todos esses percalços, decidi que nunca mais vou pôr a mão no rosto. Nunca mais. Juro. As últimas 24 horas têm sido um tormento, devido a essa minha deliberação. Meus olhos coçam, minha testa coça, os cantos da boca coçam, não fazia ideia de como o rosto pode coçar. Mas o pior é o nariz. Por que o nariz coça tanto?

Minha irmã Silvia, a simples menção da palavra "barata" faz com que ela sinta violenta coceira no nariz. Quando éramos pequenos, eu ficava repetindo para ela:

– Barata, barata, barata!

E ela coçava o nariz em desespero, implorando:

– Para! Para!

Hoje, não lhe diria "barata", porque ela coçaria o nariz e assim poderia contrair o nefando.

Será que conseguirei atravessar a existência sem colocar a mão no rosto? Não poderei mais tirar aquelas fotos de escritores. Você sabe como são as fotos de escritores. Estão sempre nas orelhas dos livros: o escritor apoia o queixo na mão e olha para a câmera com olhar de fastio.

O olhar blasé é muito importante para a carreira de um escritor, porque lhe confere superioridade intelectual. O escritor é um sábio, ele conhece as verdades do mundo e se aborrece com a platitude da massa ignara. Sonhava em publicar uma foto dessas em um livro, mas agora não posso mais, agora não encosto a mão no rosto nem que me deem um barril de álcool gel. Pelo menos sei levantar a sobrancelha esquerda. Uma sobrancelha erguida também é sinal de inteligência. A propósito, acabo de levantar a sobrancelha esquerda para treinar para a foto do meu próximo livro e adivinha o que aconteceu: ela está coçando! Oh, como uma sobrancelha esquerda pode coçar tanto? Até quando esse vírus vai nos escravizar?

O QUE DESCOBRI A SEU RESPEITO
24/03/2020

Eu não fazia ideia de que vocês eram tão... assim... infecciosos. Estou chocado. Foi a crise do coronavírus que me levou a questionar quantos outros minúsculos animaizinhos vocês carregam por aí. Então, descobri que há 10 vezes mais micróbios no SEU corpo, leitor, do que a quantidade de suas células. Ou seja: você hospeda nada menos do que 100 mil trilhões de micróbios. Já pensou? Cem mil trilhões de bichos vão com você para a cama todas as noites. Sabe que número é esse? O seguinte: 1.000.000.000.000.000.000.

Se todos esses SEUS micróbios forem reunidos e postos num prato de balança, você descobrirá que eles pesam UM QUILO! Para ver como você nem está tão gordo.

Imagino que você deva estar correndo para o banho agora mesmo, diante dessas informações. Faça isso. É uma boa ideia. Mas sei que, ainda assim, você continuará infestado de microrganismos e os transmitirá com apertos de mão e espirros e com as milhares de gotículas que expele ao falar.

Sendo assim, tomei uma decisão: não apertarei mais mãos. Mesmo depois de terminada a quarentena, cumprimentarei a todos com reverências de cabeça, ao estilo japonês.

A propósito, dê uma olhada no Japão: lá não há confinamento rigoroso, como em outros lugares. E a epidemia está razoavelmente controlada. Por quê? Porque eles não apertam mãos! Os japoneses não se tocam. Se um japonês está atrás de você e quer lhe chamar a atenção por algum motivo, para avisar que você deixou sua carteira cair no chão, por exemplo, esse japonês jamais lhe dará um tapinha no ombro. Não. Ele apressará o passo, se postará diante dos seus olhos redondos de ocidental e dirá, educadamente, pedindo desculpas pelo incômodo, que sua carteira, com todos aqueles dólares dentro, caiu.

O japonês é o povo mais civilizado do mundo.

Há duas formas inequívocas de avaliar o nível de civilização de um povo: observe a qualidade das suas calçadas e dos seus banheiros. Calçadas retas, onde se pode caminhar com segurança, e banheiros amplos e limpos mostram muito a respeito de um país. O Japão, e também a Coreia do Sul, são ótimos em banheiros. Visitei, na Coreia do Sul, aquele que leva o coruscante título de "O Banheiro Público Mais Limpo do Mundo". Há flores naquele banheiro, e os passarinhos gorjeiam por lá.

Quanto ao Japão, já contei várias vezes a história do vaso sanitário japonês. Ou, como diria o repórter Carlos Wagner, a patente japonesa. Pois essa patente, imaculadamente alva, tem um painel de controles acoplado. Neste painel há vários botões, um deles que aciona um jato de água quente com pontaria extremamente precisa, que promove a higiene íntima do usuário e até certo contentamento envergonhado. Experimentei a patente japonesa, aprovei-a com entusiasmo e desde então sonho em instalar uma aqui em casa, mas ainda não chegamos ao nível de refinamento cultural do japonês.

Mesmo assim, dentro das minhas limitações ocidentais procurarei imitar os japoneses e, a partir de agora, não aperto mais a mão de ninguém, não insista. Fiquem vocês com seus microrganismos e me deixem com os meus. Certas trocas, melhor evitar.

O SÉCULO XXI REALMENTE NÃO É DE AMENIDADES

31/03/2020

Estou decepcionado com este século. Francamente. Tudo bem, no século passado houve duas guerras mundiais, o Holocausto, o Holomodor, a AIDS e as calças saruel, mas, até por isso, as coisas tinham de ter melhorado.

Mas, não. Ah, não. Já no primeiro ano, o Bin Laden derrubou as Torres Gêmeas e o mundo mudou para sempre. Viajar de avião se tornou um empreendimento custoso. A gente tem de chegar horas antes ao aeroporto e passar no raio X. Às vezes, precisa tirar o sapato. Detesto ter de tirar o sapato.

Depois disso, começaram a pipocar todos aqueles grupos terroristas. O Estado Islâmico. Como é que alguém poderia conceber algo selvagem como o Estado Islâmico nas alturas do século XXI? Perto do Estado Islâmico, "Os Assassinos" eram um grupo de escoteiros.

A história desses "assassinos" é ótima. Eles eram chamados, originalmente, *hashishin*, porque consumiam haxixe. Seu líder era um homem conhecido como "O Velho da Montanha", porque, bem, vivia numa montanha. Ele recrutava jovens muçulmanos para a seita. Escolhia os mais fortes e inteligentes e, como iniciação, metia-os em uma caverna onde mulheres belíssimas, comidas deliciosas e muito haxixe os esperavam. Depois de algum tempo de sexo, drogas e música árabe, os noviços passavam para a segunda etapa: recebiam treinamento marcial e ficavam à espera das ordens do Velho da Montanha. As ordens, em geral, se resumiam a uma só: matar alguém. Por isso, *hashishin* virou sinônimo de matador. Donde surgiu a mui sonora palavra "assassino".

Se os soldados do Velho da Montanha fossem bem-sucedidos na sua tarefa, recebiam glórias e recompensas carnais. Se falhassem, recebiam a morte. Se morressem tentando, subiam ao Sétimo Céu, onde tudo o que haviam experimentado na caverna do prazer era lhes dado em muito maior quantidade e qualidade. Com esse sistema, o Velho da Montanha se transformou em um homem rico e poderoso. E eficiente. Ninguém sobreviveu, quando ele decidiu por sua morte.

Esse Velho da Montanha viveu por volta dos anos 1000 e morreu pelos 1100, mas a história não termina aí. Outros Velhos da Montanha o sucederam, como na história do Fantasma Que Anda. Dizem que ainda existe um Velho da Montanha hoje em dia, mas, se houver, ele estará escandalizado com a crueldade do Estado Islâmico, do Boko Haram e do Talibã.

É que o século XXI realmente não é de amenidades. Ao contrário, tudo é muito grave nesta época. Tudo o que se diz é perigoso e cumprimentar as pessoas faz mal, abraçá-las faz mal, ir ao bar beber faz mal. O século passado teve suas mazelas, teve a Guerra Fria, teve Stalin e Mao, Hitler e Mussolini, mas não tinha funk e nós podíamos ir ao bar beber. Eu quero ir ao bar beber. Eu quero ir ao bar beber!

Quando as mulheres tiram a roupa
29/04/2020

Tinha um cara com binóculo na janela, em um prédio aqui perto. Ficou um tempão perscrutando a vizinhança. E eu, da minha própria janela, parei para observá-lo.

Suponho que esse deve ser um esporte muito praticado nos tempos de confinamento, isso de olhar a vida pela janela. Mas, como grande parte da cidade está trancada em casa, meu vizinho fez o certo: aparelhou-se. Municiado com lentes de boa capacidade, ele pode invadir outros apartamentos e se imiscuir na rotina alheia como se estivesse sentado na sala de estar do seu, digamos, "objeto de estudo".

Vi que ele girava o pescoço para um lado, para outro e, de repente, estacou. Fixou-se num ponto. Chegou a projetar o corpo para frente, tamanha a concentração. Havia descoberto algo que o interessava mais do que tudo. Ficou ali, naquela posição, imóvel como o leão que espreita a vítima na savana do Serengeti.

Garanto que era uma pelada. Só podia ser uma pelada.

Eu já tive uma vizinha que tirava a roupa com a janela aberta, já contei essa história. Foi um grande privilégio, um momento elevado da minha existência. Ela dançava diante do espelho e ia tirando a roupa peça por peça. Eu, da minha janela, sentia vontade de aplaudir, mas me mantinha recolhido feito um tatu-bola.

Não são todos que têm a mesma sorte que tive, mas, olha, vou dar uma notícia alvissareira: as mulheres estão se desnudando nessa quarentena. Sério. Vá ao mundo real: as redes sociais. Lá você verá chusmas, enxames, cardumes de mulheres nuas ou parcialmente nuas, a maioria em poses sensuais, a boca entreaberta, o olhar de Capitu.

Por que isso?

Tenho uma tese: é o instinto de sobrevivência que titila.

Quando ocorrem tragédias coletivas, que põem nossa vida em risco, as mulheres, que são muito mais sensíveis ao chamado da natureza do que nós, homens embrutecidos, as mulheres são tomadas por sensações primevas de preservação da espécie *Homo sapiens* sobre a face da Terra. Esses desejos ancestrais exigem que elas cumpram a primeira ordem de todas as ordens, de todos os seres vivos: a de reprodução. Então, as mulheres se esforçam para estimular o bronco macho da espécie a sair da frente da TV e fazer o que deveria: filhos.

É o que ora acontece.

Além disso, há o prazer que uma jovem mulher sente ao mostrar a beleza de seu corpo para os outros seres humanos. Ela passa horas de seu dia levantando peso, fazendo agachamentos, bufando em abdominais. Ela olha para a barriga definida, para o umbigo sem funflas, e o que ela pensa é: não posso guardar isso só para mim. E se filma e se fotografa e posta nas redes, para gáudio dos mortais comuns, como você e eu.

Uma amiga minha, amiga bela, longilínea e dourada como uma Gisele, certa feita ela estava na praia e foi tomar banho. Debaixo do chuveiro, cantarolando "olha, você tem todas as coisas que um dia eu sonhei pra mim", de repente ela olhou com o rabo do olho pela basculante e percebeu que, do outro lado da rua, o filho do vizinho a observava, também ele de seu banheiro. Minha amiga estava nua e molhada, nunca uma mulher esteve tão nua e tão molhada. E assim, exposta, sabe o que ela fez?

Nada.

Continuou tomando o seu banho, só que mais devagar, com movimentos mais lentos, mais longos, pressentindo que o rapazote, do outro lado da rua, se regozijava com sua sorte. Ofereceu o espetáculo do próprio corpo por mais dois dias. Dois dias de banho demorado, tomado no mesmo horário, deixando que o outro a visse sem pejo. No terceiro dia, fechou a janela. E não abriu mais. Havia se cansado de dar show. Conta ela que, nos dias seguintes, às vezes podia ouvir os gemidos distantes e doloridos do vizinho enquanto ela tomava banho com a basculante hermeticamente cerrada. As mulheres, quando querem, sabem ser más.

Ao bar!
06/05/2020

Vários amigos me mandaram o texto daquele cara que diz que não quer viver em um mundo sem bar. Sabiam que ia me identificar e, de fato, me identifiquei. Porque um mundo sem bar seria um lugar triste de se viver. No bar, exercemos o melhor predicado da nossa humanidade – o do congraçamento com outros integrantes da espécie. E o mais importante: tendo por objetivo, tão somente, a busca do prazer de estarmos juntos e não qualquer tipo de ganho material, como no trabalho, ou mesmo espiritual, como num templo religioso. Nós não vamos ao bar em busca de prestígio, fama ou fortuna. Nós vamos ao bar para ver outras pessoas e ouvi-las, e isso é lindo, não há nada mais humano do que isso.

Quando eu trabalhava no *Diário Catarinense*, nos anos 80, o meu colega e amigo Nei Manique colou na parede da Redação uma tirinha do Hagar, o Horrível, que era assim: Hagar, Eddie Sortudo e seu bando de vikings desciam correndo por uma praia nórdica, espadas erguidas bem alto, gritando:

– Ao mar! Ao mar! Ao mar!

Mas, ao chegar ao fim da faixa de areia, botavam, cada um, uma ponta de pé na espuma das ondas, experimentando a temperatura da água e, devido ao frio, estremeciam:

– Brrrrr...

O último quadrinho era o bando todo correndo na direção contrária, gritando:

– Ao bar! Ao bar! Ao bar!

É assim que é: quando o frio da existência nos alcança, é no bar que encontramos calor e conforto.

Em alguns países europeus os bares já começam a retomar certa atividade. Rastejando feito vermes, rotos feito guerreiros vencidos, humilhados feito amantes desprezados, mas começam. O problema é que, como ainda não há vacina, não há 100% de segurança sanitária. Aí, houve bares que encontraram uma saída que me produziu arrepios de pavor: eles instalaram paredes de vidro não apenas entre as mesas, mas também no meio de cada mesa, separando os comensais como se eles estivessem no parlatório do presídio.

Fiquei horrorizado.

Ah, não! Isso eu não quero! Eu quero sentir o hálito de chocolate branco da morena sinuosa sentada ao lado, quero ver os perdigotos que o amigo lança enquanto defende o seu clube de futebol ou o seu maldito candidato político, quero poder capturar a batatinha frita do prato do outro e, mais do que tudo, quero poder chocar os copos de chope cremoso e dourado e gelado num brinde à vida! Quero brindar à vida, e quero já! Ao bar! Ao bar! Ao bar!

O SEGUNDO MANDAMENTO

10/05/2020

No alto do Horeb, em meio ao fogo sagrado que ardia e não queimava, Moisés deve ter contraído todos os músculos de apreensão ao ouvir a voz trovejante de Jeová anunciar:

– Eu sou o Senhor teu Deus, um Deus ciumento. Castigo a culpa dos pais nos filhos até a terceira e a quarta geração dos que me odeiam, mas uso de misericórdia por mil gerações para com os que me amam!

E, em seguida, proferiu Seu segundo mandamento:

– Não pronunciarás o nome do Senhor teu Deus em vão!

Alguém poderá relacionar a definição que o Senhor fez Dele mesmo, "eu sou um Deus ciumento", com o teor deste mandamento, de não citar Seu nome em vão. Mas não é isso. Ao contrário, trata-se de um mandamento de grande utilidade mundana e, lamentavelmente, pouco obedecido. Porque, pela poeira dos séculos, o nome de Deus tem sido usado de forma vã e vil como justificativa para um incontável número de maldades humanas.

Só depois do século XVIII, redimidos pelo iluminismo, os seres humanos começaram a fundamentar seus atos e pensamentos na própria inteligência. Ou, melhor dizendo, na ciência. Muitos, inclusive, acreditam que Deus e ciência se contrapõem e são excludentes. Ou é um, ou é outra. Já eu, aqui, penso como Einstein, que eles podem coexistir. E mais: que o segundo mandamento Dele deveria ser aplicado também a ela:

"Não pronunciarás o nome da ciência em vão!".

Pois é esse o pecado que mais tem sido cometido nestes tempos pandêmicos. A todo momento, ouço gente falar em nome da ciência. "Usamos a ciência para tomar essa decisão." "A ciência nos diz que temos de agir desta maneira." Como assim, "a ciência diz"? Pelo que conhecemos da ciência, ela demora bastante a dizer qualquer coisa. A ciência não é como Deus, que sabe tudo. Ela é cheia de dúvidas. Tem mais perguntas do que respostas. Ela precisa conhecer bem o assunto, antes de se manifestar. Precisa fazer experimentos, tentar e errar, tentar e errar, até acertar. E, mesmo assim, tenta de novo.

No caso do coronavírus, a ciência ainda não teve tempo para aprender sobre ele. Ela sabe que, lavando as mãos, não tocando no rosto e isoladas, as pessoas provavelmente não contrairão a doença. Além disso, não sabe muito mais. A imensa maioria do que tem sido propalado como conclusão da ciência não é conclusão da ciência; é o que acham alguns cientistas ou governantes. É opinião, não fato.

Por exemplo, um fato: a peste é mais forte em algumas regiões do que em outras. Foi mais forte no norte da Itália do que no sul. Foi mais forte em Nova York do que na Flórida. Por quê? A ciência ainda não chegou a uma conclusão, embora alguns cientistas possam dar opinião a respeito.

Então, se nos basearmos apenas neste fato, de que algumas regiões não são tão afetadas pelo mal, temos toda a autoridade de supor que a nossa, o Sul do Brasil, pode ser uma delas. Não é uma questão de fé. Há indícios sólidos que apontam nessa direção. Porque, até agora, está tudo bem, se nos compararmos com outras partes do Brasil.

Nossa boa sorte pode ser devido à ação do governo do Estado e ao nosso comportamento. Ou pode ser por um conjunto de vários fatores, incluindo aí a ação do governo do

Estado e o nosso comportamento. Ou por outras razões que a ciência ainda desconhece.

Não se pode ter certeza. Mas se pode ter esperança. Aqui, talvez, nós venhamos a atravessar esse vale das sombras sem sofrer tanto. Com as bênçãos da ciência, com a graça de Deus.

O ano em que vivemos mascarados
12/05/2020

Sempre penso em dois caras quando uso máscara: Peter Parker e Tony Stark. Como é que eles conseguem? As máscaras do Homem-Aranha e do Homem de Ferro não têm nem abertura para o nariz, tapam o rosto inteiro. Eu, nessas condições, não poderia ser super-herói, porque basta a máscara de papel para me dar aflição. Sinto dificuldades para respirar, suo em abundância e logo o rosto começa a pinicar.

Lembro dos filmes de faroeste. Quando eu era guri, havia muitos filmes de faroeste. A gente assistia ali no Cine Rey, na Volta do Guerino. Aliás, sei a data exata, dia, mês e ano, de um filme que vi no Cine Rey: 7 de setembro de 1972. Foi *Independência ou morte*, com Tarcísio Meira interpretando Dom Pedro I. Eu tinha 10 anos de idade e levei minha irmã Silvia, com sete, e meu irmão Régis, com três, para assistirem ao filme comigo. Dez, sete e três anos de idade, flanando pela Assis Brasil com os cruzeirinhos dos ingressos no bolso. Ao andar com meus irmãos pela avenida, eu me sentia importante e livre. Longe dos adultos, podíamos fazer o que quiséssemos, mas essa decisão era minha, eu era responsável por eles. Achei que fui muito maduro naquele dia.

Já aos filmes de faroeste nós íamos em alegre bando, mais de 10 guris por vez, para desespero dos lanterninhas, pois fazíamos muita bagunça.

Sempre havia bandidos nesses filmes, obviamente, não dá para filmar faroeste sem bandido. E, na hora de atacar a diligência, o que os bandidos faziam? Cobriam-se com máscaras! Puxavam um lenço que usavam amarrado no pescoço e com ele tapavam meio rosto, ficando iguaizinhos a nós nesses tempos pandêmicos.

Concluí que não seria um bom assaltante de diligências, se vivesse no Velho Oeste. A máscara me deixa realmente agoniado. Vou ter que comprar uma daquelas de soldador, porque, sim, sei, temos de sair por aí protegidos. Nos recordaremos deste 2020 como o ano em que vivemos mascarados.

Meu filho, que hoje tem pouco mais idade do que eu tinha em 1972, cultivará, daqui a meio século, recordações precisas sobre esse ano mascarado da peste. Eu aqui tenho lembranças claras de 72 porque houve incessante propaganda estatal a propósito dos 150 anos da independência do Brasil. O filme de Tarcísio Meira foi feito por isso. Funcionou. Tarcísio Meira foi um Dom Pedro I mais perfeito do que o próprio Dom Pedro I.

Foi tão forte a campanha publicitária que a sesquipedal palavra sesquicentenário tornou-se popular. Lançaram um Hino do Sesquicentenário, cantado pela Ângela Maria, e a Seleção Brasileira disputou a Taça da Independência com outras 19 seleções. Pelé já havia se aposentado da canarinho, mas o Brasil tinha Rivellino, e foi campeão.

Tudo isso ficou impresso na minha memória, porque aquele foi um ano marcante. Imagine pois o que será 2020. Estamos passando por um ano que não passará: estará conosco para sempre. Fará parte das nossas vidas. Repare na nossa sorte: sabemos de antemão que há um pedaço de tempo que nos acompanhará pelo futuro afora. Isso nos dá a oportunidade coruscante de montar nossas próprias lembranças. Elas podem ser boas ou más, alegres ou tristes. Depende de você. Que tipo de lembranças de 2020 você construirá hoje?

Uma história do Paulinho da Viola na Lapa

19/05/2020

Paulinho da Viola caminhava à noite pela Lapa e ouviu um som familiar. Isso aconteceu há menos de um ano, quando os tempos ainda não eram pandêmicos e as noites cariocas esfervilhavam de alegre aglomeração de seres humanos.

Sei dessa história porque o próprio Paulinho da Viola postou no Facebook, embora ele não seja muito afeito às redes. O vídeo mostra Paulinho, debaixo de seus cabelos brancos, avançando em meio à multidão, enquanto a melodia de "Choro negro", que ele compôs há mais de 40 anos, evolava-se pelo ar, feito o aroma de uma comida boa.

Paulinho foi em frente devagar, seguindo a música, como os ratos seguiam o flautista de Hamelin. De onde viria? Quem estava tocando?

Tenho admiração pelo Paulinho da Viola. Não só por suas músicas, mas pela pessoa que parece ser. Posso estar enganado, Caetano já disse que de perto ninguém é normal, mas Paulinho da Viola passa a impressão de que a bondade e a humildade lhe estão atarraxadas no peito. Ele fala baixo, ele está sempre sorrindo e, nas horas vagas, ele é carpinteiro. Que lindo alguém ser carpinteiro por gosto. Deve ser agradável tomar uns chopes com ele.

A Marcinha uma vez valeu-se dessa minha estima pelo Paulinho da Viola para me preparar uma armadilha. É que o meu apartamento tinha um bar e ela não gostava daquele bar, ela queria de todo jeito retirar o meu bar da sala. Aí, um dia, ela fez. Desmontou o bar. À noite, ao chegar do trabalho, abri a porta do apartamento e não havia mais bar. Mas havia a mesa posta e um tinto aberto e, no momento em que ia perguntar o que afinal tinha acontecido com meu bar, ela apontou para a TV. Olhei. Rodava um filme com o Paulinho da Viola. Ela botara o CD do Paulinho para me amaciar. Deu certo. Sentei, servi-me de vinho e fiquei apreciando as histórias e as músicas do Paulinho da Viola, sem reclamar da ausência do bar.

Ainda sinto falta do meu bar, para dizer a verdade, mas o que interessa agora é o Paulinho na Lapa. Pois ele foi zigueza-gueando entre as pessoas, até encontrar a fonte da música. Era um grupo que tocava na calçada, e tocava bem, o "Choro negro" era executado com precisão profissional. Paulinho parou, sorrindo, os braços cruzados no peito. As pessoas no entorno o reconhece-ram e começaram a aplaudir. Ele ficou ouvindo, quieto. Um dos músicos era um senhor de cabelos tão brancos quanto os dele, só que mais velho, encurvado pela idade, uns 80 anos, talvez. Muito concentrado, debruçado ao violão, nem percebeu que o autor da música que tocava o observava. Paulinho continuou olhando e ouvindo até o fim. Então, foi cumprimentar os músicos. Foi de um a um e deteve-se no senhorzinho de cabeça branca. Conver-sou com ele por algum tempo, com respeito, com atenção. Por fim, cumprimentou-o mais uma vez, e depois se foi.

Bonito aquilo, o autor de uma música encontrando-a ao acaso pela rua. Bonita também a reverência do Paulinho da Viola com o velho músico da calçada. Fiquei pensando que, hoje, os dois, o Paulinho e o músico, estão recolhidos em casa, protegendo-se da peste. A Lapa deve estar silenciosa, os bares devem estar vazios, tudo à espera de um tempo mais seguro, quando de novo poderemos viver esses momentos simples, momentos que são até banais, mas que são tão maravilhosos.

O CONFINADO FELIZ
21/05/2020

A minha ideia com isso de ficar vivo é continuar envelhecendo. Esse é o objetivo. Sei que, tecnicamente, ainda não posso ser considerado um idoso, mas quero sê-lo. Portanto, não concordo com as críticas à velhice. Velhice é coisa boa e desejável.

Claro, há contingências físicas. Com certa idade, você não pode mais marcar por pressão. Também há alguma perda de flexibilidade, o que pode tornar os agachamentos movimentos perigosos. Você agacha e depois não sobe mais.

Mas, em geral, ficar velho é bom, porque o livrará de coisas que teria de fazer se fosse jovem. Dançar, por exemplo. O jovem dança. Nunca gostei de dançar, principalmente em casamentos. É uma depressão ver aqueles caras dançando de paletó e gravata, e as mulheres de longuinho.

Há exceções, é evidente, com destaque para os momentos em que já bebi um ou dois chopes e aí resolvo exercitar toda a minha manemolência – não é à toa que era chamado de "O John Travolta do IAPI".

Infelizmente, mulheres adoram dançar e vivem reivindicando isso. A Marcinha quando nos conhecemos fez a pergunta que todas as mulheres fazem ao conhecer alguém por quem se interessam:

– Tu gosta de dançar?

Eu:

– Claaaaaro...

Tempos depois, nós já casados, ela cobrou:

– Quando te conheci, tu disse que gostava de dançar!
Fiquei espantado:
– Que falta de sensibilidade! Não percebe que eu estava tentando te conquistar? Se um homem diz a uma mulher que não gosta de dançar, ele é desclassificado! Não sabia disso? Onde está o teu romantismo?
Francamente.
Bem. Depois de determinada idade, você não precisa mais dançar. Ninguém espera que você saia por aí rebolando, os bracinhos para cima, fazendo urru. Um alívio.

Outra coisa: ir a show. É muito aborrecido ir a show, sobretudo em estádios de futebol. Você consome horas do seu dia para ouvir música de pé e beber cerveja morna em copo de plástico. O que não significa, óbvio, que não apreciei alguns shows na vida. O do Paul McCartney, por exemplo, foi tão bom que nós saímos do estádio meio que flutuando pela noite porto-alegrense. E, em Boston, vi o Billy Joel no Fenway Park, o estádio do Red Sox, o mais antigo das Américas, e gostei muito. Mas foram exceções. Em geral, shows, como quaisquer outros ajuntamentos de seres humanos, são um incômodo suarento.

Então, se alguém me convida para um show de estádio, quase sempre alego:
– Não tenho mais idade pra isso...
Gosto de ficar em casa, essa é a verdade. O que, por fim, me leva a fazer a confissão que motivou essa crônica: é que não estou passando tão mal assim no confinamento. Sei que, por solidariedade com os amigos que estão angustiados, devia mentir, devia dizer que sofro. Mas não sofro. Às vezes até faço uma queixa, dou uma reclamada. Mas é fake. Reclamação fake. Sinto falta do bar: certo. Sinto falta dos amigos: certo também. Mas não me desespero. Ao contrário, sou um confinado feliz. Uma vergonha. Deve ser por causa da idade.

Vingança na quarentena
22/05/2020

— Te prepara – ela avisou, os olhos chamejando de ódio vermelho. E, depois de abaixar a voz, como se falasse consigo mesma, anunciou, entre dentes: – Eu vou me vingar.

Ele estremeceu. Sentiu que ela falava sério. Não era uma ameaça vã: ela ia se vingar.

– C-como assim? – gaguejou.

– Te prepara! – ela repetiu. E trancou-se no quarto.

Maldito coronavírus! Maldito chinês comedor de morcego! Se não fosse a quarentena, ela não descobriria seu pequeno deslize. Havia sido pequeno mesmo, minúsculo, uma única vez com uma colega, uma noite antes do confinamento. Uma aventurinha, pra que fazer caso com isso?

Até então, a colega havia sido discreta. Mandava algumas mensagens por Whats, nada mais. Só que, um dia, eles tiveram de fazer uma reunião online, e ela comentou, quando a imagem dele apareceu na tela do computador:

– Que bom te ver. Estava com saudade...

Só isso. Mas foi o que bastou. A mulher dele ouviu lá da cozinha, desconfiou e, na primeira oportunidade, vasculhou seu celular. Encontrou uma ou duas mensagens comprometedoras, pressionou-o e ele, como se estivesse sentado na saleta de interrogatórios da Polícia Federal, confessou:

– Foi só uma vez. Juro. E não tem importância nenhuma...

Mas não adiantou. Ela jurou:

— Eu vou me vingar.

E agora estava lá, trancada no quarto, enquanto ele batia na porta e implorava:

— Abre, amor... Abre... Vamos conversar...

Ela não abria nem respondia. Ficou em silêncio por mais de uma hora. Quando finalmente abriu a porta, ele levou um susto: ela estava toda arrumada, equilibrada sobre saltos altíssimos, dentro de uma minissaia curtíssima, os cabelos soltos, toda pintada, a boca carmim, os olhos faiscando. Estava linda, ele tinha de admitir. Linda.

— O que é isso? — ele perguntou, aflito.

— Vou sair.

— Sair? Como assim? Na quarentena? Vai aonde?

Ela não respondeu. Marchou em direção à garagem, ondulando feito a serpente do Jardim do Éden. Ele a seguia e gritava:

— Espera! Espera! Vamos conversar! Eu te amo! Vamos conversar!

Ela continuou muda, muda entrou no carro e muda se foi, desaparecendo no escuro da rua, enquanto ele corria atrás, aos berros:

— Não! Não! Eu te amo!

Voltou para dentro de casa com o coração batendo na garganta. Para onde ela teria ido, vestida daquele jeito? À casa de um amante? Será que ela tinha amante? Não... claro que não... Ela era uma mulher fiel. Mas agora... Depois de saber que havia sido traída... Agora... Ela ia se vingar! Ia arrumar outro! Mas quem? Quem estaria disponível na quarentena?

Ele começou a pensar nos amigos e nos conhecidos. Estremeceu ao lembrar de um colega de trabalho dela, um fortão, um maldito rato de academia. Eles o encontraram na praia, no verão. O cara estava sem camisa, tinha grandes bíceps e pequena barriga. Ele viu que ela olhava para o peitoral do desgranido enquanto conversavam. Ela o procuraria, óbvio. O cara era solteiro, não a rechaçaria de jeito nenhum. Além disso, ela estava sedutora naquela minissaia, qualquer homem a desejaria. Oh, não! NÃO!

Ele ligou para o celular dela. Em vão – estava fora do ar. Começou a mandar mensagens: "Te amo. Volta pra casa, por favor. Vamos conversar". Enviou mais de 20 mensagens. Ela nem sequer leu. Ele caminhava de um lado para outro da casa feito um tigre na jaula, sem saber o que fazer. Finalmente, correu para a garagem, pegou o carro, saiu, cantando pneu. Não tinha ideia de onde ela podia ter ido. Não havia bares abertos, a cidade estava sob isolamento. Ela devia ter ido à casa de alguém. Mas quem? Decidiu rodar a esmo pela cidade, para ver se encontrava o carro dela. Foi o que fez. Percorreu praticamente todos os bairros, rondou motéis, foi ao Centro, e nada. Nada. Se ao menos soubesse onde morava o rato de academia...

Depois de horas, voltou para casa com a tênue esperança de que ela tivesse retornado. Entrou correndo, chamando por seu nome, foi ao quarto. Nada... Ela estava se vingando naquela hora. Bem naquela hora. Imaginou-a nos braços do fortão, imaginou-a sendo possuída, gemendo:

– Meu marido não faz assim...

CRISTO! Atirou-se na cama de bruços. E chorou. Chorou feito uma adolescente rejeitada.

– Eu sou um corno! – uivava. – Um corno!

Ele não dormiu naquela noite. Ela, sim. Dormiu um sono sereno, acordou bem-disposta, tomou um banho e sentou-se à mesa do café. Olhou para os pais, que a encaravam com certo estranhamento:

– Não contem pra ele que dormi aqui, certo?

– Certo – concordou a mãe.

– Certo – concordou o pai.

Então, ela voltou para casa. Chegou perto das 10 horas. Abriu a porta e o viu de pé, no meio da sala, descabelado, com olheiras, roto como um mendigo. Ele caiu de joelhos a seus pés.

– O que você fez? – berrou. – O que você fez?

– Me vinguei – ela disse e, antes de rumar para dentro da casa, acrescentou: – e não me pergunta nada, se quiser que eu fique. Nunca mais quero falar nisso.

Ele obedeceu. Nunca mais perguntou nada sobre aquela noite. Mas a vingança ainda dói. Como dói.

O amante no sótão

25/05/2020

Dolly era uma mulher cheia de ardores. Isso ela mesma dizia, para justificar seus atos.

Nascida na Alemanha, Dolly morava junto com seu marido americano Fred em uma espaçosa casa em Milwaukee, nos Estados Unidos. Fred tinha uma fábrica de aventais. Naquela época, segunda década do século XX, avental vendia muito. Assim, Fred trabalhava muito. E deixava sua impetuosa mulher "precisada", como diriam os antigos.

Um dia em que se sentia mais abrasada, Dolly traçou um plano: ligou para o marido queixando-se de que sua máquina de costura havia quebrado. Ele reagiu como ela calculara: mandou um jovem funcionário de sua fábrica para fazer o conserto. O rapagão chamava-se Otto e experimentava o vigor de seus 17 anos. Dolly o recebeu vestindo tão somente meia-calça e um roupão transparente. Otto deve ter pensado: "Me dei bem". Deu-se. Ele e Dolly passaram a tarde espadanando no pecado e chafurdando na luxúria.

A partir dali, tornaram-se amantes. Primeiro, encontravam-se em motéis baratos de beira de estrada, depois ele passou a ir à casa dela, mas os vizinhos começaram a desconfiar. Então, Dolly fez uma proposta inusitada ao rapaz: ele podia morar no sótão da casa dela, que era grande e arejado. Otto gostou da ideia, pediu demissão e mudou-se para lá.

Durante os cinco anos seguintes, a rotina de Otto foi imutável: à luz do dia, ele atendia às exigências carnais de Dolly;

à noite, permanecia trancado no sótão, iluminado apenas por uma vela, escrevendo histórias eróticas baseadas na sua experiência com a alemã. Neste tempo todo, Otto jamais saiu da casa da amante.

Mas um dia Fred chegou em casa todo faceiro, anunciando que, para expandir os negócios, eles se mudariam para Los Angeles. Dolly, a princípio, ficou desesperada, mas recuperou-se rápido: propôs que ela mesma escolhesse a nova casa em que iam morar. Fred topou, a mulher foi para Los Angeles e encontrou uma casa dotada de um enorme sótão. Em seguida, mandou Otto para lá. Ele foi. E, pelos cinco anos seguintes, não saiu mais.

Talvez Otto tivesse ficado escondido no sótão pelo resto da vida, mas, uma noite, Fred e Dolly se desentenderam e brigaram aos gritos, ele ouviu, se assustou e desceu correndo para salvar a amada. Fred sacou de um revólver e Otto caiu em cima dele. Os dois lutaram, o revólver disparou e, na cena seguinte, o corpo do marido jazia ensanguentado no chão, morto, mortinho. E agora? Como sair da enrascada? Otto improvisou: sabia que os vizinhos, ao ouvir o tiro, chamariam a polícia. Então, trancou Dolly em um armário, pegou a arma do crime, arranjou a cena como se fosse um assalto e voltou para o sótão. Os policiais chegaram, desconfiaram de Dolly, mas não tinham como explicar de que maneira ela se trancara no armário, se a chave ficou do lado de fora. Então, funcionou. Eles acreditaram que Fred fora vítima de um latrocínio.

Dolly agora estava livre, podia viver seu romance com Otto sem medo. Foi o que eles tentaram fazer por um tempo, só que aí perdeu a graça. Otto descobriu que era a clandestinidade que o excitava. Por isso, incentivou Dolly a arranjar outro homem, com quem ela se mudou para uma nova casa com um bom sótão, onde Otto se acomodou. E no sótão ele prosseguiu por mais algum tempo, até que Dolly se cansou de tudo aquilo e o mandou embora. A polícia acabou descobrindo a trama mais tarde, graças à denúncia de um dos amantes de Dolly. O crime, porém, prescrevera, eles não foram presos e Otto passou o resto da vida vendendo suas histórias eróticas.

    Hoje, com quase dois meses e meio de isolamento social, pensei em Otto. Imaginei-o fechado em seu sótão, feliz da vida, por anos a fio. Veja como, em determinadas circunstâncias, tudo o que quer um homem da vida é um bom confinamento.

Como tirar um hipopótamo do pântano

29/05/2020

Uma vez, o Mago de Riga viu-se metido em uma séria dificuldade. Então, ele pensou no hipopótamo.

Engraçado alguém pensar em um hipopótamo quando está com problemas, mas foi o que aconteceu.

O Mago de Riga era Mikhail Tal, Grande Mestre de xadrez da Letônia, na época da União Soviética. Um gênio. Coisa assim de Michelangelo, de Leonardo. Aprendeu a ler sozinho aos três anos de idade. Aos oito, já humilhava marmanjões nos tabuleiros. E o melhor: ao contrário de outro gigante do xadrez, Bobby Fischer, era afável e gentil com as pessoas.

Mas não quando mexia os peões.

Ao contrário, Mikhail Tal tinha um estilo de jogo surpreendente e agressivo. Fazia sacrifícios de peças importantes, que desorientavam seus adversários e levavam as partidas para finais inesperados, em que ele sempre vencia.

Se você já jogou xadrez sabe como esse jogo pode ser violento. Nos tempos do IAPI, isso já contei, mas conto de novo, pois, naquele tempo, a Biblioteca Romano Reif trouxe para jogar na vila um guri que era campeão de xadrez de algum lugar. Inscrevi-me para enfrentá-lo. Era um gordinho de aparência inofensiva, daqueles que pegam no gol na peladinha e levam cascudo no recreio. Isso até avançar o peão do rei para a casa quatro. A partir daí, ele se transformou. Silencioso, concentrado, olhar assassino, começou a movimentar aqueles cavalos, aqueles bispos, aquelas torres de um jeito feroz, que me deixou aturdido e acuado. Derrotou-me com a naturalidade de um Tyson surrando o Batatinha.

Tal fazia isso também, só que com Grandes Mestres. Foi invencível durante uma temporada e só não continuou amassando todos porque sua saúde era frágil. Tal sofria de problemas renais crônicos. E, na mão direita, faltavam-lhe dois dedos.

Muitos não sabem, mas é preciso condição física para jogar um bom xadrez. A concentração, o foco e o esforço mental são tão intensos que, às vezes, um jogador chega a perder cinco quilos durante um *match* decisivo. Tal, enfraquecido fisicamente, viu seu jogo enfraquecer também, e só por isso foi superado.

Mas, no dia em que pensou no hipopótamo, desfrutava o auge da carreira. O que se deu foi que, em meio a uma partida, o adversário colocou o Mago de Riga em uma posição complicada. Se fizesse o movimento errado, Tal perderia o jogo. Aí, sem motivo aparente, veio-lhe à memória uma antiga canção infantil soviética que dizia algo do tipo "como é difícil tirar um hipopótamo do pântano". Assim, em vez de pensar em adiantar a dama ou recuar o bispo, Tal começou a pensar em maneiras de tirar um hipopótamo de um pântano. Com um sistema de apoios? Com cordas? Com um helicóptero? O adversário esperando, a plateia esperando, todos achando que ele estava calculando os próximos lances, e Tal obcecado com o hipopótamo.

Até que ele chegou a uma conclusão. "Quer saber?", disse para si mesmo. "Deixa o hipopótamo se afogar. Se não há como salvá-lo, paciência. Que a natureza siga seu curso!"

Encontrada a resposta, o hipopótamo, puf, desapareceu da mente de Mikhail Tal e ele tomou uma decisão: "Vou sacrificar o cavalo". Foi o que fez. E ganhou o jogo.

Gosto dessa história, porque mostra que, às vezes, temos de fazer o que os chineses recomendam: seguir a favor da maré. Se um problema não tem solução, deixou de ser um problema. Já foi resolvido, não é preciso mais pensar nele. Isso, de certa forma, é um alívio. Libera o cérebro para se ocupar com outras pendências.

Agora, por exemplo, não adianta se afligir com um governo negacionista, que acredita que a pandemia é uma trama do comunismo internacional. Melhor esquecer as bizarrices que saem do Palácio do Planalto e se empenhar no combate ao vírus em cada Estado, em cada cidade, em cada casa. Melhor lidar com o corona como se fosse o cavalo de Mikhail Tal. E deixar que o hipopótamo de Brasília se afogue no pântano.

A palavra que não se fala nos Estados Unidos

02/06/2020

Tem uma palavra que branco não pode falar, nos Estados Unidos. É *nigger*. Pronuncia-se "nigah". A tradução literal seria "negro", mas não é bem isso. *Nigger*, ou *nigga*, é um termo pejorativo, altamente preconceituoso. Era usado, sobretudo, pelos sulistas para se referir aos escravos de origem africana e seus descendentes.

Então, é algo ofensivo e, sendo assim, só negros podem falar essa palavra por lá. Se um branco quer se referir a nigger por algum motivo, tem de dizer *N word*. Ou: "a palavra que começa com ene".

O meu filho, latino que é, gozava de popularidade entre os grupos de negros na escola em que estudava. E seus amigos negros brincavam que, por isso, ele tinha o *N pass*. Isto é: a permissão concedida pelos negros a um branco para falar a palavra *nigger*.

"E tu fala?", perguntei a ele.

"Eu, não, papai! Capaz que eu ia falar uma palavra dessas!"

Veja como desde pequenos os negros americanos lidam conceitualmente com a discriminação. Porque o formato da sociedade americana é bem diferente do da brasileira. A começar pela geografia das cidades. Como os Estados Unidos estão sempre recebendo imigrantes, os guetos de nacionalidades se mantêm. Em Boston e em Nova York, por exemplo, há Chinatowns e Little Italys. E bairros coreanos, bairros judeus, bairros russos, bairros brasileiros. Há "towns" de Boston em que você entra e pensa ter voltado ao Brasil – por toda parte você vê lojas com letreiros em português e bandeiras da Seleção nas janelas, enquanto o som da música sertaneja empesteia o ar. Alguns estrangeiros vivem de tal maneira isolados que passam 20 anos morando nos Estados Unidos sem aprender a falar inglês.

Em cada uma dessas grandes cidades há também bairros negros. Em Boston há o Roxbury, onde Malcolm X viveu, tornou-se assaltante de casas e foi preso. Em Nova York há o Harlem, onde Malcolm X pregou o islamismo e foi assassinado por islâmicos.

Essa divisão acentua as diferenças. Proporcionalmente, há muito mais negros no Brasil (50% da população) do que nos Estados Unidos (13% da população). Mas os negros americanos são mais incisivos na afirmação da sua africanidade, digamos assim. Se isso é bom ou ruim, não sei. Sei que é.

Pegue Porto Alegre em comparação com Boston e Nova York. Porto Alegre tinha seus guetos – a Ilhota era um bairro negro, o Moinhos de Vento era um bairro alemão, o Bom Fim, judeu. Mas, como a cidade parou de receber imigrantes, os filhos de negros, alemães e judeus foram se mesclando, foram ganhando brasilidade e perdendo a identificação com a origem dos pais.

Agora, nos Estados Unidos, uma revolta espetacular explodiu no país por causa daquele crime brutal cometido por policiais de Minneapolis. A cena do policial com o joelho no pescoço do homem negro foi tão chocante, que mobilizou negros e brancos, homens e mulheres, uniu o país e certamente representará um avanço. Os Estados Unidos vão melhorar, depois dessa rebelião. Haverá menos ações violentas da polícia, menos discriminação e, provavelmente, mais paz.

Enquanto isso, no Brasil, um grupo sai marchando por Brasília com máscaras brancas cobrindo o rosto e com tochas na mão, numa óbvia referência à Ku Klux Klan, a odienta organização racista americana. Como podemos tolerar uma afronta dessas? Por que não nos indignamos? Tenho a impressão de que, ao contrário dos Estados Unidos, estamos andando para trás. Em direção às sombras. Cada vez mais para trás.

Uma linda quarentena
04/06/2020

Nunca mais vou ver filme de amor. Nem de terror. Tomei essa decisão durante a quarentena. Mas, entenda, não sou contra o amor, embora seja contra o terror. De filme de terror, já contei, tenho medo. Vejo e, depois, sonho de noite. Mesmo assim, reconheço alguns clássicos do gênero. *O exorcista*. *O iluminado*. *O bebê de Rosemary*. *O sexto sentido* e *O advogado do diabo* também são ótimos. Filmes que é preciso assistir, enfim, mas que não assistirei mais, para não me impressionar.

Tempos atrás, vi uma sequência de *O exorcista*, o terceiro filme da série. Tinha uma cena filmada do fundo de um corredor de hospital. A ação se passa em silêncio, ao longe, a enfermeira atravessa de um quarto para outro e... No desfecho, dei um pulo da cadeira do cinema, mas um PULO! Todo mundo riu, na fileira de trás. Não esqueci mais daquela cena. Não vou descrevê-la para não dar spoiler.

Já os filmes de amor, desses não gosto mesmo, é muito mel, ainda que reconheça a beleza do amor e tal. Aliás, tenho bem aqui, sobre minha mesa, uma coleção de livros que gosto muito, seis tomos encadernados em couro marrom, *Curso prático da língua portuguesa e sua literatura*, de autoria de ninguém menos que Jânio Quadros. Sim, perplexo leitor, já tivemos presidentes letrados. Jânio prezava a última flor do Lácio, inculta e bela. É famosa aquela resposta que deu a um repórter que lhe perguntou por que bebia:

– Bebo porque é líquido. Se fosse sólido, comê-lo-ia.

Pois Jânio, nessa sua obra, explica a teoria poética tradicional, os versos dísticos, o terceto, a sextilha e por aí vai. E cita como exemplos doces poemas de amor, como esse no qual esbarrei ontem, de Garret:

"Este inferno de amar – como eu amo!
Quem mo pôs aqui n'alma... quem foi?
Esta chama que alenta e consome,
Que é a vida – e que a vida destrói
Como é que se veio a atear,
Quando, ai, quando há ela de se apagar?"

Sei distinguir a beleza desses versos de amor, posso recitar poesias que tais, mas filmes, não. Não verei filmes de amor! Porque eles me aborrecem e não tenho tempo a perder. Eis o que é importante: há muito para ver e ler, há muito para avançar. Há quem esteja aproveitando a quarentena para aprender. Como os americanos. Eles descobriram ninguém menos que Machado de Assis durante seus dias de isolamento. *Memórias póstumas de Brás Cubas* foi traduzido para o inglês, lançado no último dia 2 e esgotado no dia 3. "Um dos mais espirituosos livros jamais escritos", festejou o crítico do *New York Times*. Fiquei orgulhoso. Peguei meu *Memórias póstumas* da estante. Abri:

"Que Stendhal confessasse haver escrito um de seus livros para cem leitores, coisa é que admira e consterna. O que não admira, nem provavelmente consternará é se este outro livro não tiver os cem leitores de Stendhal, nem 50, nem 20 e, quando muito, 10", escreveu Machado, por meio de seu personagem Brás Cubas.

Como estava equivocado o Bruxo do Cosme Velho. Agora, esse mulato gago e epiléptico, que foi vendedor de balas e sacristão, que era filho de um pintor de paredes com uma lavadeira, esse símbolo do povo brasileiro está conquistando o outro lado da América. E eu, em sua homenagem, vou tomar minha coleção de Machados, que tenho todos, e vou reler os que li e ler os que não li. Será uma linda quarentena.

A bunda, que engraçada
03/07/2020

Houve tempo em que era proibido escrever a palavra bunda no jornal. Pelo menos em jornal, digamos, respeitável, como a *Zero Hora*. Esse interdito, para mim, era revoltante, porque bunda não é calão; bunda é a designação popular para essa tão apreciada parte da anatomia humana. Seu sinônimo mais sisudo, "nádegas", não diz tudo o que a bunda quer dizer.

Para contestar o veto abjeto, escrevi, um dia, uma crônica narrando a história da palavra bunda. Que é desbundante. Ocorre que milhares dos escravos trazidos para o Brasil eram os "bundos", que falavam a língua "quimbundo". Uma das características dessa etnia era a beleza empinada das nádegas de suas mulheres, que os portugueses muito admiravam. E, como os portugueses sabiam que se tratava do povo bundo, passaram a se referir àquelas mulheres como bundas, e como as bundas das bundas eram belas como as de nenhuma europeia podia ser, bunda virou sinônimo para qualquer bunda.

O título da minha crônica era, e só podia ser, "A bunda", palavra que repeti dezenas de vezes no texto. Assim, julgo que contribuí um pouco para a liberdade da bunda na imprensa brasileira.

Conto isso porque li, nesta semana, uma matéria sobre uma bunda ilustre: a da Paolla Oliveira. Ela, Paolla, disse ter ficado decepcionada com a repercussão da série *Felizes para sempre?*, que estrelou há cinco anos, porque toda gente só falava em sua bunda, e não em sua atuação.

A cena a que Paolla se refere, de fato, ficou famosíssima: a câmera a filma de costas, caminhando só de calcinhas em direção a uma janela. Sem se virar, ela abre as cortinas de par em par e observa a paisagem lá fora, com a sinuosa silhueta iluminada pelo sol.

"A gente pensa em tantas outras camadas que aquela personagem tem e aí vira uma cena de bunda...", desabafou a triste atriz.

É uma reação clássica de pessoas que são muito elogiadas pela beleza física. E um melancólico preconceito. Porque a beleza física não é apenas presente da natureza. Ela também é conquistada. Uma pessoa que nasce bonita tem de se manter bonita. Tem de trabalhar para isso.

Mais: diariamente, o caráter da pessoa vai-se imprimindo em seu rosto e em seu corpo. Você olha para alguém e, por suas expressões e por sua postura, adivinha se essa pessoa é boa ou maliciosa ou segura ou ingênua. É uma primeira impressão que, às vezes, pode até se desfazer, mas que em geral se confirma.

Uma bonita bunda também confere personalidade a quem a possui. Pessoas retas, sem bunda, parecem amargas. Não é por acaso que a bunda é uma preferência estética do brasileiro, esse povo tão irreverente.

Paolla deveria ter se sentido orgulhosa da celebridade de sua bunda, principalmente numa época como a nossa, em que todos se levam tão a sério e em que o noticiário só da conta de coisas sombrias, como coronas, gafanhotos, discos voadores e ciclones-bomba.

Não, Paolla, não rejeite sua bunda. Festeje-a. E deixe que todos nós a festejemos também, como espectadores agradecidos que somos. Desta forma, em sua homenagem, reproduzirei aqui o poema imortal do imortal Carlos Drummond de Andrade, que leva o título de "A bunda, que engraçada":

> A bunda, que engraçada.
> Está sempre sorrindo, nunca é trágica.
> Não lhe importa o que vai
> pela frente do corpo. A bunda basta-se.
> Existe algo mais? Talvez os seios.
> Ora – murmura a bunda – esses garotos
> ainda lhes falta muito estudar.
> A bunda são duas luas gêmeas
> em rotundo meneio. Anda por si
> na cadência mimosa, no milagre
> de ser duas em uma, plenamente.
> A bunda se diverte
> por conta própria. E ama.
> Na cama agita-se. Montanhas
> avolumam-se, descem. Ondas batendo
> numa praia infinita.
> Lá vai sorrindo a bunda. Vai feliz
> na carícia de ser e balançar.
> Esferas harmoniosas sobre o caos.
> A bunda é a bunda,
> redunda.

A pergunta do meu filho que eu não soube responder

02/08/2020

"Da mão para a boca", eu dizia para o meu filho. É assim que vem esse troço, o corona: da mão para a boca. Não acredito muito nisso de que o vírus fica flutuando um tempão no ar, como um colibri da morte. Não. Isso não tem lógica. Ele é leve, mas não é um vírus voador. Ele é como qualquer um dos grandes clubes brasileiros: uma hora cai.

Então, o importante, Bernardo, é saber como é que você pega essa porcaria: se ficar durante muito tempo em um ambiente fechado com um contaminado, ou se algum encoronado desgranido tossir ou espirrar bem na sua cara. Fora isso, da mão para a boca. Ou seja: é preciso lavar sempre a mão ou lambuzá-la toda com álcool gel.

Ele ouvia, quieto, e eu insistia: o contágio se dá pelas vias respiratórias, entende? Pelos cinco buracos do rosto.

"Mas os olhos não são vias respiratórias", ele argumentou.

Pensei um pouco. Não são, de fato. Mas se pega pelo olho também, por algum motivo. Então, nada de esfregar o olho.

"E os ouvidos?"

Fiquei em dúvida. Acho que pelo ouvido o corona não entra. Mas, sei lá, também é um buraco do corpo. Assim, melhor não meter o dedo no ouvido.

Enquanto eu falava, percebi que meu filho estava refletindo. Senti que viria uma pergunta incômoda. Veio:

"E se alguém sentar pelado em uma cadeira que tenha corona, o vírus não pode entrar pelo... por ali?"

Maldição. E agora? Será que o corona seria tão solerte e traiçoeiro a ponto de invadir o corpo de um ser humano pelo ânus? O ânus, definitivamente, não participa do sistema respiratório. Embora possa soltar ventos, ele não os engole. Além disso, ele está a boa distância dos pulmões e tudo mais. Agora, vamos supor que você esteja num vestiário e vá tirar a roupa e, para tanto, se senta, completamente pelado, em um banco cheio de coronas frementes. Será que eles podem escalar por suas nádegas adentro e se infiltrar pelo, digamos, seu âmago e marchar pelo intestino e se espalhar pelo corpo? Tenho que perguntar isso para um infectologista. Olhei para o meu filho. Fui taxativo: "Melhor não se sentar quanto estiver sem roupa."

O problema é que a todo momento surge uma exceção nova, nessa história do coronavírus. Sei de casos de pessoas que estavam cercadas de gente contaminada e que não contraíram a doença. Sei de casos de pessoas que contraíram a doença sem nunca sair de casa. Em alguns casos, a pessoa pega e não sente nada. Em outros, sente bem pouquinho. Mas há os que sentem muito, os que são hospitalizados e os que morrem. Uns perdem o olfato e o paladar, outros ficam com feridas nos pés e nas mãos, outros sentem dores no corpo, outros tossem e espirram, outros têm dor de cabeça, outros ficam com falta de ar, qualquer coisa que você sentir pode ser sintoma da covid. Que desgraça de doença sem regras é essa? É preciso ter um parâmetro. É preciso um pouco de ordem. Muito irritante.

Seja como for, não ponho mais a mão no rosto. Está tudo me coçando agora mesmo: os olhos, a orelha, o nariz. Tudo. Não coço. Sofro, mas me contenho. A Bíblia diz: "Se te mostraste insensato, depois de exaltado, e te arrependeste, põe a mão à boca". Hoje, um mau conselho. Hoje, o maior mal vai da mão para a boca.

Eles andavam de mãos dadas
14/08/2020

Vi um casal de velhos andando de mãos dadas na rua. Cada vez que deparo com uma cena dessas, a Humanidade ganha um ponto comigo. O que é positivo, ainda que a Humanidade provavelmente não ligue muito para a minha opinião a seu respeito.

Esses dois velhos, eles... Ah, sei que não é correto chamar velhos de velhos, mas me recuso a usar termos repugnantes como "melhor idade". Também não gosto de "terceira idade", porque aí teria de falar na primeira e na segunda idades, algo que é bastante confuso, sobretudo por causa da segunda. A primeira é a dos nenês, óbvio. Mas, depois dessa etapa, há um grande espaço para ser ocupado pela segunda idade. Eu mesmo, suponho que esteja na segunda idade. Mas meu filho também deve estar. Afinal, ele tem 12 anos, não é mais nenê. Ou seja: a segunda idade vai dos cinco aos 60 anos. É isso? Alguém precisa explicar melhor esse negócio.

Mas, voltando aos velhos que vi, eles sorriam, enquanto caminhavam. Um deles deve ter dito algo engraçado. Eram bem velhinhos, moviam-se com alguma dificuldade, o passo pequeno e vacilante, ela um pouco melhor do que ele, como sói acontecer em casais antigos.

Quantos anos teriam? E o mais importante: há quantos anos estariam juntos? Cinquenta, talvez? Sessenta? Decerto que sim, entre eles pairava uma harmonia de décadas.

Mas é claro que nem sempre foi tudo tão leve e fácil. Houve problemas, como há em qualquer casal. Não duvido que, nos anos cálidos da juventude, ele tenha se encantado com uma morena de pele dourada e olhos de guepardo. Era uma morena sinuosa e passava gingando e lhe lançava olhares de promessa e ele cedeu à tentação.

Eis o que mais interessa saber, acerca das tentações: você só cede a elas se elas existirem.

Se ninguém oferecer um milhão para que você se corrompa, você será incorruptível. Se nenhuma morena sinuosa lhe lançar olhares de promessa, você será um marido fiel. O velhinho, se não foi, é porque era um jovem guapo, e a morena o cobiçou. Quando a velhinha descobriu, sentiu o coração trincar. Mas, ao ver que ele realmente se abalava com a separação, compreendeu que havia sido apenas um caso. Apenas sexo. E o aceitou de volta. E a vida foi em frente.

E ela? Será que ela também não sofreu com tentações? Examinei-a bem. Havia resquícios de uma beleza gloriosa no seu jeito de andar, mesmo que claudicante, e, principalmente, no seu jeito de olhar. Sim, uma luz de malícia triste coruscava em seus olhos. Tenho de dizer que as mulheres que mais me comovem são as de olhar triste. Irina Shayk, por exemplo. A mulher mais linda do mundo, a russa Irina.

Aquela velhinha pode ter sido assim. Olhos de uma tristeza misteriosa. Cabelos de ouro. Pernas longas de corça. Não me espantaria se, nos anos mornos do casamento, algum rapagão tenha lhe feito propostas de aventuras. Oh, ela teve vontade de se deixar seduzir, de viver uma vida nova e louca. Chegou até a pintar o cabelo de vermelho. O que a impediu de se separar? Os filhos? Ou, em certa noite, o seu marido, que parecia tão cansado e indiferente, apareceu em casa com um botão de rosa na mão e levou-a para jantar em um restaurante caro e, na madrugada, eles fizeram amor como nos tempos do namoro? Pode ser. Mas há chances de ela ter se entregado ao outro uma noite, uma única noite, e essa noite de desejo cru e proibido volta e meia ainda lhe vem à lembrança, arrancando-lhe do peito um suspiro um pouco doce e um pouco doído...

Quantas dores em 60 anos de convivência, quantos dias de incerteza. Já houve grosseria, já houve desacato. Já trocaram palavras duras, já se insultaram, mas se arrependeram. E voltaram atrás.

Os dois velhinhos iam longe, enquanto eu pensava essas coisas. Continuavam de mãos dadas. Continuavam bem. Fiquei feliz por vê-los. Por ter certeza de que entre eles havia não apenas amor. Havia também tolerância, compreensão e perdão.

A música mais bonita do mundo
28/08/2020

Decidi fazer minha playlist. Você sabe o que é playlist? É uma lista de músicas. Você baixa por um aplicativo e bota para tocar no jantar com os amigos ou numa viagem de carro. Aliás, se você for fazer playlist de viagem de carro, tem de começar com uma chamada "Don't Dream it's Over", de uma banda da Austrália, a Crowded House. Tem versão em italiano e em espanhol. Você ouve essa música e se imagina rodando por uma estrada vazia ao pôr do sol. Eu, aqui, me imagino dirigindo com uma única mão, levando o cigarro aceso na outra, fitando o horizonte com o olhar do caubói que teve de partir, apesar das súplicas da amada.

Mas, como a minha playlist não é de viagem, resolvi começar com outra música. Lembrei de algo que me aconteceu quando cobria a Olimpíada de Londres. Nós tínhamos terminado o trabalho e marcamos de nos encontrar, eu, o Piangers e o Tulio Milman, em um pub. Cheguei antes, finquei os cotovelos no balcão e pedi uma pint. Estava ali, meio desligado, nem sentia os meus pés no chão, quando os músicos do bar começaram a tocar uma melodia que reconheci nos primeiros acordes. Era "Waiting on a Friend", dos Stones. Quer dizer: Mick Jagger esperando por um amigo. No caso, Keith Richards. Em Londres. Os caras estavam cantando para mim! Quando o Piangers e o Tulio chegaram, eu me sentia um espírito livre, uma pedra rolante. Desde aquele dia, tenho apreço especial por essa música. Coloquei na minha playlist.

Aí o aplicativo, esperto que é, sugeriu outras músicas correlatas, entre elas "My Love", do Paul McCartney. Ah, ouvi essa da boca do próprio McCartney em seu primeiro show em Porto Alegre, no Beira-Rio. Ele anunciou, em português britânico: "Essa canção eu fiz para a minha gatchinha".

Falava de Linda McCartney, que morreu no fim dos anos 1990. Concluí que Paul a amava muito mesmo, porque, afinal, ele já tinha outra mulher, e não hesitava em ressaltar que aquele clássico do pop internacional era em homenagem a Linda. O jeito que ele cantou foi de fato emocionante. Vi pessoas chorando ao meu redor e eu mesmo, romântico que sou, senti uma melancolia doce me tirar um oh do peito.

Foi um show histórico. O melhor que vi. Era uma noite amena, o ar estava perfumado e fino. Saímos do estádio felizes, flutuando, olhando com benevolência uns para os outros, como se a trilha sonora do mundo fosse sempre uma balada dos Beatles.

Minha playlist, porém, não poderia se restringir aos britânicos. Quem sabe "Como vai você?", do Antônio Marcos, só que cantada pelo Rei, que, segundo o meu amigo Nelson Guahnon, é a música mais bonita do mundo? Por que não? Acrescentei.

Qual será, a propósito, a música mais bonita do mundo? Uma que parece ter sido composta no Olimpo é "Ária na corda sol", de Bach. Se bem que a "Sonata ao luar", de Beethoven é igualmente divina. Essas duas não tinham nada a ver com as anteriores, mas as relacionei.

Talvez as músicas mais bonitas do mundo só possam ser escolhidas por categoria. Cada uma das que escolhi, assim, seria a mais linda de seu nicho. Tango, por exemplo. O mais belo tango que existe é "Por una Cabeza", de Carlos Gardel e Alfredo Le Pera. Cada vez que vejo Al Pacino bailando este tango com a jovem Gabrielle Anwar, em *Perfume de mulher*, meu Deus, chega a me vir uma bola de emoção na garganta. Não me debulho todo porque sou do IAPI.

Essa Gabrielle Anwar é inglesa, como Paul e Mick, e tem uma beleza ingênua e dourada que faz a gente ficar pensando e pensando... Ela foi a irmã do rei Henrique VIII na ótima série *The Tudors*.

Mas, voltando aos tangos, fico cogitando se "El Día que me Quieras", outro de Gardel e Le Pera, não ombreia com "Por una Cabeza". Em todo caso, listei ambos. Com um detalhe, que, sei, vai arrepiar os puristas: preferi "El Día que me Quieras" interpretado por Roberto Carlos. Sério. Você acha um escândalo? Ouça o Rei cantando Gardel e depois venha me falar.

Tenho de colocar uma gaúcha. "Pra te lembrar", do Nei, é tão linda... E "Desgarrados", do Mário Barbará? Cristo! Está me dando uma aflição. Não escolherei apenas uma, e sim as cem músicas mais bonitas do mundo. Será a minha playlist, uma playlist invencível, a melhor playlist. O próximo jantar com os amigos será inesquecível.

Como é bom se ofender!
30/08/2020

Certa vez, um grupo de vegetarianas fez uma manifestação durante a sessão de autógrafos de um livro que eu estava lançando. Verdade! Já contei esse episódio, mas sempre que lembro parece tão irreal que quase duvido que aconteceu.

Mas aconteceu.

É que, em algumas crônicas, eu gozava da devoção das vegetarianas ao, digamos, "movimento". Um dia, citei um trecho de um texto de Alexandre Dumas Pai, que escreveu o seguinte:

"Não posso deixar de dizer que a salada não é absolutamente uma alimentação natural para o homem, por mais onívoro que seja este. Só os ruminantes nasceram para pastar folhas. A prova é que nosso estômago não digere a salada, uma vez que secreta apenas ácidos e que as folhas só se diluem por meio de alcalinos…".

Dumas Pai era um gourmet, escreveu um livro sobre gastronomia, por isso discorria com tanta ênfase sobre a salada. Eu, pessoalmente, nada tenho contra quem se entrega à dieta vegana, ou qualquer outra semelhante. Pouco se me dá o que as pessoas comem. Mas me divertia brincando com as vegetarianas.

Algumas reclamavam das crônicas, outras entendiam que era brincadeira e achavam engraçado. Tudo bem, nunca dei muita importância a esse "debate". Era só gozação mesmo.

Aí, nessa noite, eu estava autografando os livros no mezanino de uma livraria e, de repente, elas saltaram detrás de pilares e estantes, abriram faixas e cartazes e começaram a gritar palavras de protesto. Primeiro, levei um susto, não entendia bem o que estava se passando. Depois, achei curioso e até gostei, encarei com bom humor. Mas elas não paravam, então começou a ficar chato. A certa altura, o editor, o Ivan Pinheiro Machado, pediu que elas se acalmassem, e aos poucos elas foram se aquietando e a noite seguiu seu curso.

Não fiquei chateado ou brabo, considerei a manifestação delas espirituosa, mas, nos dias seguintes, observando a repercussão do caso, vi que havia pessoas levando aquilo a sério e que algumas estavam realmente irritadas comigo. O que me deixou perplexo. Como alguém poderia se ofender com uma piada acerca de seus hábitos alimentares?

Hoje, olhando aquela noite em retrospectiva, vejo-a como um prenúncio do que vinha acontecendo na sociedade brasileira. As pessoas estavam se tornando mais suscetíveis. Elas aprenderam, rapidamente, a se ofender.

Porque isso, esse sentimento de ofensa, se ensina e se aprende. Tem sempre um fundo egoico, óbvio. Quanto maior o ego, maior a possibilidade do sujeito se sentir ofendido, sobretudo se o ego for grande e a autoestima, pequena. Neste caso, a pessoa vive se sentindo diminuída pelos outros.

Mas os MOTIVOS da ofensa são culturais. São ensinados. No passado recente, brincar com a masculinidade de um homem ou com a castidade de uma mulher era razão para briga com consequências graves. Nos anos 70, se você queria insultar um jovem, chamava-o de maconheiro. Mas eram ofensas de fundo pessoal. Agora, as pessoas podem se sentir ofendidas em grupo, elas têm meios para se mobilizar e para atacar o suposto ofensor. Isso dá poder ao ofendido. Encontrar algo para se ofender acaba se tornando recompensador, o ofendido tem uma sensação de grandeza e de pertencimento que não teria, se não houvesse o presumido ato de agressão. É preciso encontrar uma agressão, portanto, para crescer sobre os ombros do agressor.

São muitas as suscetibilidades que nos cercam, no século XXI. É necessário ter cuidado ao caminhar, para não pisar numa. E despertar a ira dessa geração de ofendidos.

O homem que se transformou no demônio

02/09/2020

Você já viu um porco morrendo? Ou, antes, já "ouviu"? É uma experiência aterrorizante. O porco grita e guincha e se debate em tamanho desespero que você sente vontade de correr para salvá-lo e cuspir na cara do humano assassino. Agora imagine o que deve ser um matadouro de suínos. Pois Chicago, no século XIX, era conhecida por seus matadouros. Em nenhum lugar do planeta matava-se mais porcos do que em Chicago. Leia essa descrição da visita de um grupo de pessoas ao mais famoso desses lugares, a Union Stock Yards:

"Eles observaram os porcos, numa procissão infindável, sendo suspensos pelos pés e logo levados, aos berros, pelo cabo para as câmeras de abate; lá, homens com facas encrostadas de sangue habilmente lhes cortavam a garganta. Os porcos, alguns ainda vivos, eram mergulhados num tanque de água fervendo, e submetidos a uma raspagem dos pelos – pelos esses que eram guardados em recipientes debaixo das mesas de raspagem. Ainda exalando vapor, cada porco ia passando de uma posição para outra, onde homens empapados de sangue executavam com uma faca as mesmas incisões, vezes sem conta, até que, à medida que o porco avançava, postas de carne úmida começavam a desabar com uma pancada surda nas mesas."

Ao terminar esse parágrafo de *O demônio na cidade branca*, do jornalista americano Erik Larson, por Deus, quase virei vegetariano. Mas o tema central do livro não são os métodos da indústria de processamento de carne suína no século XIX. O tema central, na verdade, são dois. Um é a feira mundial realizada em Chicago em 1893, evento que transformou a cidade e onde, entre outras novidades, foi inventada a roda-gigante.

Larson relata com minúcias o trabalho dos arquitetos que montaram a feira, é muito interessante. Um dos personagens é o genial Olmsted, urbanista que morava na mesma cidade em que morei, Brookline, e que foi o responsável pelo planejamento do Central Park, de Nova York. Essa parte do livro deveria ser lida nas faculdades de arquitetura.

A outra parte é mais sombria. É a história do primeiro serial killer americano, H.H. Holmes, que estava no grupo em visita ao matadouro – ele e duas de suas vítimas. Esse homem nasceu em meados do século XIX em New Hampshire, estado do Nordeste extremo, a região mais civilizada do país. Como acontece com muitos psicopatas, Holmes era filho de um pai violento e abusivo. Apesar disso, ele era brilhante na escola. Os outros alunos, invejosos de seu desempenho, perseguiam-no. Faziam bullying. Um dia, para assustá-lo, pegaram-no à força e o levaram para a consultório de um médico, onde havia um esqueleto humano. Eles o trancaram na sala e o deixaram ali. Mas Holmes, em vez de se amedrontar, ficou fascinado. A visão do esqueleto acionou algum botão sinistro dentro dele.

Adulto, Holmes tornou-se médico e começou sua carreira de crimes. Até então, o único serial killer conhecido era Jack, o Estripador, muito famoso, mas uma bandeirante, se for comparado a Holmes: Jack matou seis mulheres em Londres; Holmes foi condenado por 27 assassinatos, mas suspeita-se que tenha sido o autor de cerca de 200. Ele próprio, depois de preso, dizia estar se transformando no demônio. E Erik Larson, apesar do seu materialismo jornalístico, relacionou fatos que mostraram que isso podia ser verdade. Holmes não apenas tinha prazer de matar, ele se comprazia ao admirar o sofrimento e a impotência de suas vítimas, algumas delas crianças pequenas.

Não vou me aprofundar, para não dar spoiler. Leia o livro. Depois me conte que tal. Acho que você vai gostar.

Um herói do mundo animal
09/09/2020

Fui dar uma caminhada e vi um passarinho. Um filhote de passarinho, na verdade. Ele estava na calçada, encostado em um muro e batia as asas em desespero. Parei. Supus que tivesse caído de algum ninho pendurado no galho de uma árvore das proximidades. Olhei para as copas das árvores, procurando pelo ninho, mas não enxerguei nenhum. Devia estar escondido entre as folhas.

O passarinho continuava se debatendo. Não era muito pequeno, mas talvez ainda não tivesse treinado o suficiente para voar. E agora? Se o deixasse ali, na pedra dura, certamente morreria. Poderia se arrastar até o leito da rua e ser atropelado por um carro ou um guri poderia chutá-lo, sabe-se lá, tem muita gente má no mundo.

Decidi que iria colocá-lo em um lugar mais apropriado para um passarinho caído. Cerquei-o. Ele estava assustado, mas não tinha forças para piar alto, fazia apenas "iii". Depois de algum tempo em que ele tentou me driblar, agachei-me e o tomei entre as mãos. Ele, apavorado: "iii". Examinei o entorno. Identifiquei, atrás de uma grade, um bom pedaço de grama. Ali ele ficaria mais seguro. Quem sabe descansasse o suficiente para tomar coragem e sair voando, ou os pais viriam em seu socorro. Sim, aquele era o local apropriado para o pobre bichinho. Larguei-o, então, com todo o cuidado, e segui meu rumo.

Enquanto caminhava, imaginei que a mãe do passarinho provavelmente tivesse observado toda a ação. Decerto ficou com medo que machucasse seu filhote, ficou aflita, mas, depois, quando viu que não queria fazer-lhe mal, ao contrário, queria salvá-lo, quando viu isso ela deve ter pensado: "Eis um bom ser humano!".

Essa ideia me tocou. Senti-me orgulhoso de minha bondade. Pisei mais firme, inflei o peito. Não duvido que alguém, de alguma janela, estivesse filmando com seu celular o salvamento do passarinho. O vídeo iria para as redes e viralizaria: "Jornalista interrompe sua caminhada para ajudar filhote de passarinho em apuros".

Quando as pessoas viessem me perguntar a respeito, seria modesto: "Fiz apenas a minha obrigação". E acrescentaria alguma observação filosófica, algo que fizesse pensar, tipo: "Todos os seres vivos merecem respeito". Algo assim.

Enquanto avançava, ocorreu-me que seria bonito contar às pessoas sobre os passarinhos que tive. Porque houve uma evolução, na minha relação com os passarinhos. Quando eu era guri, capturava-os com uma arapuca que meu avô me ensinou: equilibrava uma caixa de sapatos em uma forquilha e espalhava farelos de pão com leite e açúcar debaixo dela. O pé da forquilha estava amarrado com um barbante. Na outra ponta do barbante, a uns quatro metros de distância, eu aguardava. Quando o passarinho entrava sob a caixa para comer o pão, eu, ZUP!, puxava o barbante e o prendia.

Mantive muitos passarinhos em cativeiro, na infância: pintassilgos, canarinhos, caturritas. Tive um periquito que passei a chamar de Papillon, porque ele fugia sempre. Mas, como voltava à gaiola para comer, deixei-o livre pela casa.

Mais tarde, já adulto, comecei a sentir pena dos bichinhos na gaiola, e hoje sou contra isso de prendê-los. Os passarinhos têm de estar livres, no céu. É o que penso. Já estava voltando da caminhada quando fiz essa consideração para mim mesmo. Achei-a muito elevada, muito altruísta, uma manifestação em favor da liberdade. Certamente seria aplaudido pelos defensores dos animais, quando a pronunciasse de público.

    A essa altura, cheguei ao ponto em que havia deixado o passarinho. Parei. Procurei-o, na esperança de encontrá-lo mais animado e certamente agradecido. E lá estava, exatamente no lugar em que o largara: um gato! Um gato cinzento, gordo, com aparência saciada. Arregalei os olhos. Corri alguns metros para um lado e para o outro, em busca do passarinho. Nada. Apenas o gato, o maldito gato, me olhava placidamente e, por um momento, achei que arrotasse. Saí dali o mais rápido que pude. Ainda estremeço só de imaginar o que estará pensando de mim a mãe do passarinho.

O inverno está acabando: cuide com o vento encanado

20/09/2020

Acho que neste domingo, bem no fim do inverno, peguei um vento encanado. Tinha muito medo disso, quando guri. É que os adultos contavam histórias. Uma parenta da minha avó uma vez saiu do banho quente e pegou um vento encanado. Ficou com a cara torta para o resto da vida. Uma coisa terrível, a boca virou um S deitado, ela não conseguia mais tomar sopa. E os olhos se desnivelaram, que nem os do Cerveró: um no peixe, outro no gato.

Aliás, essa combinação, banho quente primeiro e vento encanado depois, é pior do que mil coronas. Até hoje, quando saio do banho, saio com temores, espiando em volta, torcendo para que ninguém tenha deixado uma janela aberta.

O problema é que o vento encanado é traiçoeiro. Ele não vem quando está ventando forte, não, ele vem à sorrelfa, às vezes no crepúsculo de um dia morno de fim de inverno, quando o frio mais duro já se foi. Você está distraído e preguiçoso, está pensando em convidar os amigos para um chope cremoso logo mais, à noite, e, ZUM!, recebe um golpe do vento pelas costas. É uma lancetada gelada, que faz com que você arqueie a espinha e emita um gemido: "Uf!". As consequências dessa surpresa podem ser bem ruins, coitada da parenta da vó.

Como é que o vento encana? Aí é que está: corredores. O vento acha uma fresta e se imiscui pelos corredores e serpenteia pelas casas em busca de uma vítima.

Nova York é uma cidade de ventos encanados, porque suas ruas são, exatamente, corredores. São ruas retas, que se entrecruzam com precisão geométrica, como um tabuleiro de xadrez. O vento sopra do Rio Hudson sem encontrar obstáculos, ele se estica pelas avenidas e se vai, zunindo, para o lugar onde os ventos se encontram, lá atrás da última onda do mar.

Não muito longe de Nova York, em New Hampshire, encontra-se o lugar mais ventoso do planeta Terra. É o "Monte Washington". Os nativos abenakis o chamavam de "Casa do Grande Espírito".

Subir o Monte Washington é uma aventura perigosa. Tanto que os carros que fizeram essa viagem recebem um adesivo que ostentam com orgulho, como um galardão: "Esse carro subiu o Monte Washington". Lá foram registradas as rajadas de vento mais violentas já medidas na superfície da Terra: 372 quilômetros por hora. Os ventos são tão fortes que a estação meteorológica que os americanos construíram no topo tem de ficar presa ao chão por grossas correntes.

Alguns turistas incautos galgam os quase dois mil metros de altura do Monte Washington e, como o tempo vez em quando está ameno, decidem passear pelo lugar. É aí que o vento ataca. Um vento furioso e mau, que leva tudo pela frente, fazendo a temperatura despencar, podendo chegar a 45 abaixo de zero. Os turistas, se não forem ágeis, correm risco de morte.

Por que os ventos são tão terríveis no Monte Washington?

Porque são encanados pelas rochas das Montanhas Brancas.

Os antigos tinham razão, há que se ter muito cuidado com o vento encanado. Pois neste domingo acho que peguei um. Me veio assim pelo flanco e eu disse "uf!" e pensei de imediato na Casa do Grande Espírito. Que Manitu nos proteja. Ainda bem que o inverno está acabando.

Histórias de um carreteiro imortal ou Os bares, como a juventude, são efêmeros

23/09/2020

O Noriega não esqueceu do carreteiro da Dona Tereza. O Noriega, você sabe quem é: Maurício Noriega, um dos maiores comentaristas de futebol do Brasil. Ele está sempre viajando pelo país em coberturas de jogos. Numa dessas, levei-o ao meu bar favorito nos anos 90, o Lilliput da Calçada da Fama, e, enquanto nos dirigíamos para lá, antecipei:

"Vais comer o melhor carreteiro da tua vida!"

Eu sabia do que estava falando. Dona Tereza, a cozinheira do Lilliput, não era uma cozinheira comum. Era como se a língua de fogo do Espírito Santo lhe tivesse lambido a testa, anunciando, com a voz de trovão do Arcanjo Miguel: "Receberás a luz de todas as bocas de fornos e fogões, de todas as panelas e caçarolas! Ide e cozinhai!"

E ela foi e cozinhou. Seus pratos faziam uivar os clientes do Lilliput. Guardo cá comigo o orgulho de ter batizado uma dessas iguarias, um lombinho de porco feito sob minha encomenda. O Atílio Romor, gerente do bar, mandou escrever no cardápio: "Lombinho à David Coimbra". Pode alguém almejar maior galardão? O problema é que os amigos invejosos mangavam: "Vamos comer o lombinho do David?".

Nós íamos ao Lilliput todas as noites. Todas. De segunda a segunda. Uma vez, fiz lá a festa de final de ano da Editoria de Esportes da *Zero Hora*. O chope estava liberado, cada conviva só teria de pagar pelo jantar, 17 reais por pessoa, mas os muquiranas da editora até hoje reclamam do preço. Dezessete reais! Está certo que isso aconteceu em 1998, mas, puxa, era o carreteiro da Dona Tereza! E o chope cremoso e dourado servido em taças de cristal, luxo que só o Lilliput oferecia do Mampituba para baixo.

Bem.

Em meio à festa, nós realizamos o tradicional amigo--secreto da editora. A amiga secreta do Luiz Zini Pires era uma moça que chamávamos de "A Prodigalidade da Natureza". Por ser farta em tudo: boca voluptuosa, pernas rosadas e sólidas, como dois troncos de jequitibá. Isso fisicamente falando. Mas, para que não acusem a velha Editoria de Esportes de reificar as mulheres, acrescente-se que era também farta em espírito. Tinha uma inteligência áspera, um senso de humor fino e uma aragem blasé que deixava o interlocutor sempre na dúvida: "Será que ela está debochando?". Não raro, estava. Conhecia as fraquezas humanas, a Prodigalidade.

Pois o Zini, ao dar uma pista sobre quem era sua amiga, disse: "Ela é a mulher que mais recebe flores na redação!". Ocorre que a Prodigalidade havia trazido o namorado para a festa, e o rapaz estranhou: "Mas eu nunca te mandei flores!".

Deu-se uma pequena crise conjugal, mas, no final, tudo acabou bem. A Prodigalidade só precisou de um par de argumentos para fazer o namorado se acalmar – como disse, ela conhecia as fraquezas humanas.

Era assim o Lilliput, que, tristemente, não existe mais. Os bares, como a juventude, são efêmeros. É um consolo termos histórias que nos permitem, de alguma maneira, vivê-los outra vez. O Noriega fez precisamente isso, dias atrás, quando o entrevistamos no Timeline, da rádio Gaúcha, e ele falou do carreteiro da Dona Tereza. Passaram-se mais de 20 anos, e ele recordou do carreteiro, e, assim, recordei também. Foi como se provasse de novo o gosto da comida quente e sentisse de novo o primeiro gole de chope gelado descendo pela minha garganta. Pena que não existe mais o Lilliput e nem sei por onde anda a Dona Tereza. Pena. Mas ainda posso reunir os parceiros, como o Noriega, ainda podemos beber nossos chopes e rir juntos e brindar às noites amenas e à amizade, que são coisas realmente importantes da vida.

BRIGUEI COM AMIGOS POR CAUSA DA POLÍTICA

29/09/2020

Criança, para ser amiga de outra criança, basta morar perto. Um guri bate na porta da casa do outro e propõe:

"Vamos brincar?"

E eles vão. Nunca se falaram antes, e brincam e riem e é como se fossem irmãos.

Tenho ainda amigos deste tempo. O Amilton Cavalo, por exemplo, eu o conheci não brincando; brigando. Vinha da aula com minha pastinha debaixo do braço e ele estava ajoelhado no chão, jogando gude com outros guris. Passei meio distraído por eles e, de repente, o Amilton, que eu nem sabia quem era, se levantou de um salto:

"Tu chutou a minha joga!"

"Hein?"

"Tu chutou a minha joga!"

"Eu não!"

"Chutou!"

"Não chutei!"

"Chutou!"

"Não chutei!"

"Seu WolfrembaerKRAPTs@#@!"

"Tu é que é um WolfrembaerKRAPTs@#@!"

E nos pegamos na porrada. Só que o Amilton cometeu um erro: atacou rápido demais e deu chance para o contragolpe.

Desviei-me do soco e o gravetei. Apertei-lhe o pescoço com a firmeza de um Maciste. Dali ele não sairia por mais que esperneasse. Então, ele gritou:

"Eu me rendo! Eu me rendo! Me solta!"

Soltei-o, feliz que tinha vencido a briga. E ele, traiçoeiro, BUM!, deu-me uma bomba bem no meio da cara. Antes que voltássemos a rolar pelo chão, chegou a turma do deixa disso e nos separou. Meio a contragosto, acabamos apertando as mãos. Então, nos apresentamos, viramos amigos e amigos somos até hoje.

Ainda mantenho contato com vários dos meus amigos de infância. Tivemos trajetórias diferentes, temos histórias diferentes e, em muitos casos, pensamos de formas diferentes, mas a amizade continua firme e boa.

Em dois casos, porém, tive desentendimentos e me afastei de velhos amigos. A política foi a origem dos atritos, mas não o motivo dos afastamentos. A prova é que um caso ocorreu com um amigo de esquerda e o outro com amigos de direita.

Os amigos de direita começaram a espalhar fake news num grupo de WhatsApp a respeito de uma colega jornalista. Pedi-lhes que não fizessem isso e dei os motivos: tratava-se de uma infâmia que atingia a família da minha colega, que é uma profissional correta, uma mãe zelosa e uma pessoa decente. Eles prosseguiram com os ataques. Eu saí do grupo de WhatsApp.

Já o amigo de esquerda fez o que sempre fazem petistas e bolsonaristas quando não concordam com algo que ouvem ou leem: insinuou que eu estava emitindo determinada opinião para agradar a empresa na qual trabalho. Não me importo quando este insulto parte de um leitor ou um ouvinte que nem conheço ou de um conhecido que é militante de partido, mas se isso vem de um amigo de infância, bem, aí há problemas sérios com nossa amizade. Decidi dar um tempo nas interações com meu amigo de esquerda.

Repare: não fiquei chateado com meus amigos por razões políticas. Fiquei chateado por coisas que eles fizeram por razões políticas. Porque não me interessa se meu amigo gosta do Bolsonaro ou do Lula. A mim interessa se ele é uma pessoa leal e se seu afeto é genuíno.

O que estou dizendo é que a tão citada polarização política não é a causa real das dissensões e das amarguras de hoje. A causa real são os valores que as pessoas usam para avaliar o mundo e suas relações com as outras pessoas. O que é mais importante para você? Uma ideia? Um partido? Uma causa? Uma religião? A luta em favor dos desvalidos ou contra os preconceitos? Ou um amigo? Seguirei no tema, mas, por enquanto, digo que conheço muitos canalhas com boas ideias, muitos manipuladores que fazem caridade, muitos dissimulados com consciência social. Nem sempre discursos corretos são feitos por pessoas corretas.

Você tem a idade do seu sapato
01/10/2020

Está bem.
    Confesso.
    Eu uso sapatênis.
    Ganhei um da Marcinha, uma vez, e tenho usado. Mas resisti o quanto pude. Pensava: vou me transformar em motivo de chacota entre meus amigos, se me virem de sapatênis. Porque sempre usei botinas, entende? Sempre. Me dava, sei lá, um ar meio selvagem. Gosto de ter um ar meio selvagem.
    Quando morei nos Estados Unidos é que comecei a calçar tênis no verão. Talvez tenha sido por compensação psicológica, porque, durante todo o severo inverno do Norte, meus pés ficavam dentro das minhas botas Ugly. Oh, como gosto das minhas botas Ugly. Enfrentam neve, enfrentam chuva, enfrentam as intempéries com a bravura de um Kannemann.
    Trouxe minhas botas Ugly para o Brasil. Num dia de inverno, calcei-as e saí por aí, bem feliz. Aí encontrei meus amigos Admar e Cabeça. Eles nem bem falaram comigo e já riram: "Mas que bota feia!". Tentei explicar que havia uma filosofia naquilo tudo: o nome dessas botas é Ugly, feio em inglês, a ideia é que elas sejam companheiras cumpridoras, úteis e sempre confiáveis. Quem usa uma Ugly está pouco se lixando para a vaidade, vaidade das vaidades, tudo é vaidade debaixo do sol, como dizia o Eclesiastes.

Você acha que adiantou o meu arrazoado? Continuaram rindo e repetindo irritantemente: "Bota feia, bota feia". Definitivamente, você não pode usar umas boas botas Ugly nos trópicos.

Então, a Marcinha veio com aquele sapatênis. De imediato, lembrei da Costanza Pascolato, que ensina: "Você tem a idade do seu sapato". Ela só usa tênis, é uma mulher jovial, além de ser muito elegante. Mas sapatênis, francamente, me parece coisa de quem pendura o casaco nos ombros, que nem o Tio da Sukita. De quem quer ser jovem, mas já não é. O cara almeja a juventude, só que a sua idade provecta interior lhe suprime a coragem de colocar tênis. Ele é velho na alma e nas articulações. Aí ele apela para o meio-termo do sapatênis. A pior opção. Seja quente ou seja frio, se for morno eu te vomito!

Por todas essas razões, havia decidido terminantemente não usar sapatênis. Mas um dia a Marcinha insistiu para que os calçasse, e você sabe como são as mulheres: elas conseguem ser persuasivas, quando querem. No caso, ela argumentou que até o Tio Niba usa sapatênis. Aquilo me fez estremecer. O Tio Niba é tio dela e é um modelo de elegância masculina. Porque ele é da lida do campo, ele veste bombachas e botas de cano alto e adaga na cintura e tudo mais. Porém, quando está na cidade, o Tio Niba é um despojado que combina toda a masculinidade rural com a irreverência citadina. Assim, se o Tio Niba usa sapatênis, por que não eu?

Usei, pois.

E gostei!

Senti-me selvagem novamente, como no tempo das botinas.

E, dias atrás, estava dentro dos meus sapatênis pela primeira vez na vida e encontrei, justamente, o Admar e o Cabeça. Antes que disséssemos bons dias, antes de qualquer aceno, antes que eu pudesse pronunciar Cucamonga, eles olharam para baixo. Apontaram, ambos, para os meus pés. E gritaram, em coro: "De sapatênis! De sapatênis!" Continuaram rindo, mas permaneci impávido. Resolvi que usar sapatênis seria uma prova da minha personalidade inabalável. É o que estou fazendo. Porque é impossível agradar a todos, nos trópicos.

O céu laranja de Porto Alegre
02/10/2020

Porto Alegre amanheceu com o céu cor de laranja na sexta-feira. Um céu que Van Gogh gostaria de pintar. Há coisa de seis anos, depois de uma nevasca, a primeira nevasca da minha vida, vi a noite da Nova Inglaterra luzindo quase que no mesmo tom.

Quando digo nevasca, não me refiro a uns flocos de neve flutuando preguiçosamente, fazendo a gente ter vontade de cantar Noite Feliz. Não. Estou falando de tempestade de neve. O que eles chamam de blizzard.

Essa minha primeira blizzard foi assustadora. Os americanos são alarmistas. Uma semana antes, TVs, rádios e sites já anunciavam que aconteceria, pediam que tomássemos o máximo cuidado e passavam instruções: fiquem em casa, abasteçam a despensa, comprem cobertores e lanternas. Falavam muito nisso de lanternas. Alertavam que poderia faltar energia elétrica.

No dia em que ocorreria a blizzard, recebi uma ligação da Defesa Civil, repetindo as recomendações, encerrando com gravidade:

"Não se esqueça de comprar lanternas!"

A cidade inteira estava agitada, todo mundo correndo, apressado. A Marcinha foi fazer rancho no supermercado, eu fui pegar o Bernardo na escola e, depois, saímos a procurar as benditas lanternas. Quem disse que encontramos? Todas tinham sido vendidas. Por Thomas Edison, será que ficaríamos no escuro? Finalmente, depois de muito bater perna, achei três lanternas tipo caneta à venda numa famosa ferragem chamada True Value. Comprei-as sofregamente.

Nunca as usei.

Nos seis anos em que vivi em Boston, só uma vez faltou energia, durante 15 minutos, por causa de uma obra que estavam fazendo no prédio em que morava. Mas antes da blizzard eu não sabia disso, então fiquei bem contente com as minhas lanternas e orgulhoso de tê-las achado.

Os canais de previsão de tempo marcaram para o meio da tarde o começo da tempestade, e a tempestade obedeceu. O dia havia começado claro e foi se tornando opressivo, as nuvens se aproximando do solo com jeito de brabas. Depois do almoço, o céu estava lilás. A temperatura foi baixando. Baixando... Na hora aprazada, flocos de neve do tamanho de moedas de um real começaram a cair como folhas mortas, pousando devagar no chão, juntando-se uns aos outros. No começo da noite, se você saísse à rua, afundaria até os joelhos no colchão de neve fofa e branca.

Nós, eu, a Marcinha e o Bernardo, estávamos no calor da nossa casa, jantando e apreciando a paisagem lá fora. Podíamos fazer isso, porque o apartamento era dotado de uma enorme porta de vidro que se abria para a sacada. Não me cansava de olhar para aquele cenário bucólico, em que sobressaía um robusto carvalho que nos abraçava todos os dias. Sério, ele nos abraçava. Era como se nos protegesse. Desenvolvi uma inexplicável afeição por aquela árvore poderosa. No dia em que voltaríamos em definitivo para o Brasil, eu e o Bernardo fizemos questão de ir até o pé dela e abraçar seu tronco. Fiz isso, confesso, e quero fazer de novo, quando estiver lá outra vez.

Naquela noite, a neve foi embranquecendo os galhos nus do imenso carvalho e também os telhados das casas, o gramado da praça, o chão das ruas. A cidade ficou inteiramente branca. E então, quando a luz da Lua conseguiu furar a massa de nuvens, tudo, chão, casas, árvores e céu, tudo ficou cor de laranja. Foi tão lindo, que parei diante da porta envidraçada em silêncio, o peito cheio de alguma emoção entre a alegria de ver e o agradecimento por estar vendo, e aí falei. Sem deixar de mirar a rua, chamei a Marcinha e o Bernardo: "Olhem...". E eles olharam.

Lembrei dessa noite ao ver o amanhecer laranja de Porto Alegre na sexta-feira. Era bem cedo ainda, estava meio escuro. Até parecia noite, mas era o dia que vinha. Chovia uma chuva silenciosa e boa e foi bonito. Fiquei pensando que você pode encontrar belezas em qualquer parte do mundo, em qualquer pedaço de tempo. Basta querer ver. Torci para que meus irmãos porto-alegrenses estivessem contemplando o mesmo céu, mas calculei que a maioria da cidade continuasse sob os lençóis. Senti vontade de despertar a todos. Queria poder convocá-los a admirar aquela cena que Van Gogh pintaria. Queria poder pedir: "Olhem...". E eles olhariam.

34 ANOS USANDO MÁSCARA
05/10/2020

Um dia, o rei da França, Luis XIII, foi obrigado a fazer amor com sua própria mulher. Nenhum dos dois gostou da ideia, porque se detestavam. Ela se chamava Ana d'Áustria e, apesar do nome, não era d'Áustria, era d'Espanha. Precisamente por isso, por suas origens, Luis a considerava uma inimiga. É que, naqueles anos, Espanha e França viviam em guerra. O casamento havia sido contratado, justamente, como uma espécie de pacto de paz entre os dois países, com os noivos ainda muito jovens – ele tinha 14 anos e, ela, 10.

Durante quatro anos, eles mal se viam no palácio do Louvre. O rancor só crescia entre o casal, todas as damas de companhia de Ana eram espanholas e ela nem fez questão de aprender a falar francês. Aí, o conselheiro do rei, o Duque de Luynes, começou a trabalhar para que o matrimônio se consumasse – era necessário, para que fosse gerado um príncipe herdeiro. Tanto o conselheiro insistiu que o rei aceitou cumprir suas obrigações. Deitou-se com Ana pela primeira vez. E gostou!

Ana é descrita como uma mulher graciosa e, de fato, se você observar um dos quadros em que ela foi retratada, verá uma morena alta e esguia, de feições delicadas e olhar levemente insinuante. Depois daquela primeira noite, Luis tomou-se de afeição por ela. Pena que a recíproca não fosse verdadeira. Ana continuou sentindo certa aversão ao rei e chegou a planejar uma conspiração para derrubá-lo. Luis descobriu tudo e manteve a coroa sobre a cabeça. E, como realmente nutria bons sentimentos pela rainha, a perdoou, embora a tivesse mandado para outro palácio, a distância segura.

As coisas ficaram assim malparadas, ou completamente paradas, por 16 anos, até que o novo conselheiro do rei, o famoso Cardeal de Richelieu, aquele dos Três Mosqueteiros, lembrou que aquele problema antigo, da sucessão, ainda não fora resolvido. Então, arranjou um encontro entre o rei e a rainha, eles passaram a noite no mesmo castelo e... gol do Brasil! Ou, no caso, da França. Ana ficou grávida.

Essa a versão oficial. A oficiosa é outra: a de que o breve interlúdio do casal real não havia sido fértil o suficiente para gerar um rebento. Assim, Richelieu providenciara um nobre de sangue real, parente do rei, para plantar na rainha a semente do novo delfim da França.

O tal nobre, depois de realizada a doce tarefa, foi mandado para uma das colônias da França, o distante Canadá. Passados alguns anos, ele resolveu voltar. Nessa época, seu filho já havia sido empossado – tratava-se, nada menos, do que Luis XIV, o Rei Sol.

Quando o homem chegou a Paris, quem o viu se espantou: ele era igualzinho ao rei! E agora? A simples presença daquele homem nas imediações da corte era uma ameaça à coroa. O que fazer com ele? Houve quem aconselhasse Luis XIV a eliminá-lo fisicamente, mas ele não ia fazer isso com o próprio pai. A saída foi mandar prendê-lo e, para que ninguém o reconhecesse, cobrir seu rosto para sempre.

Essa história inspirou Alexandre Dumas a escrever o famoso romance *O homem da máscara de ferro*. Dumas exagerou um pouco. A máscara não era de ferro, era de veludo, e o prisioneiro sempre foi muito bem tratado. Tinha tudo o que pedia. Ele só não podia tirar a máscara em nenhuma circunstância, ou seria executado de imediato. O coitado viveu assim durante 34 anos. Quando morreu, enterraram-no sob nome falso, em lugar não sabido.

Trinta e quatro anos usando máscara. Note como certas contingências da história se repetem. Agora, com essa pandemia que não termina nunca, sei como se sentia o pai legítimo do Rei Sol. Como é abafada e angustiante a vida atrás da máscara!

Que isso não aconteça com você!

09/10/2020

Se existe algo sério no mundo, algo grave, algo com que você deva se preocupar, esse algo é o Apple ID.

Por Deus.

A Marcinha perdeu o Apple ID dela outro dia. Foi horrível. Tem sido horrível, na verdade, porque ainda não acabou. É que o celular dela ficou congelado naquela maçãzinha mordida da Apple. Não saía dali, por mais que pressionássemos todos os botões.

Então, fui ao YouTube buscar um tutorial sobre como destravar o celular congelado na maçãzinha da Apple. Há tutoriais para todas as questões da existência humana, no YouTube, e havia um para isso também. Seguimos as instruções. Avançamos penosamente, obedecendo a tudo o que o jovem youtuber mandava fazer. A maçãzinha sumiu da tela, de fato, e aí o celular é que começou a dar ordens. Que cumprimos sem discutir. Até que chegou a hora de botar o Apple ID. Foi um momento dramático. Estávamos nervosos. Talvez devido à ansiedade, a Marcinha se atrapalhou com a senha, colocou errado três vezes e isso foi fatal. É provável que todos os alarmes de segurança da Apple lá em Cupertino, na Califórnia, tenham sido acionados nesse instante, porque eles avisaram que o celular ficaria sob custódia até que a Marcinha provasse sua idoneidade ou coisa que o valha.

In extremis, liguei para o suporte da Apple. São uns técnicos que trabalham em São Paulo. São muito pacientes, muito atenciosos e bem treinados. Lembro até do nome do cara que me atendeu: Japherson. Bom nome de técnico da Apple. Japherson foi bastante competente, conseguimos ir em frente em busca da senha perdida, até que a Apple, com alguma condescendência, concordou em liberar o celular.

Em três dias!

Eles vão passar três dias analisando os dados da Marcinha lá em Cupertino. Nesta hora, inclusive, podem estar decidindo se ela merece ou não ter de volta o seu Apple ID. Imagino as reuniões em que eles discutirão o caso, na Califórnia, os debates acirrados, os argumentos contra e a favor. Marcaram um horário para enviar a nova senha, com minutos e segundos exatos. Tanta precisão me deixa apreensivo. Espero que dê tudo certo, quando a hora chegar. Será que a Marcinha terá de volta o seu Apple ID? Que tensão! Rezo para que nunca mais ninguém da minha família perca a senha do Apple ID. E que Deus e Steve Jobs, que deve estar lá em cima, o protejam, leitor, se esse infortúnio acontecer com você algum dia.

Aliás, a maçã mordida da Apple. Aquela dentada só pode ser de Eva, a nossa mãe primordial. O que significa? Tentação. Pecado. Prazeres proibidos. Sim, porque estava interditado aos nossos pais primeiros morder aquela maçã. Mas Eva sucumbiu, e o que aconteceu? Fomos atirados neste Vale de Lágrimas, cheios de IDs, senhas e duplas verificações.

Agora: o que realmente aconteceu com o homem, quando ele profanou aquela fruta? Repare, leitor: tratava-se da árvore do conhecimento. Até então, o homem era inocente como os bichos, ele apenas vivia cada dia com alegria, comendo, bebendo, se divertindo. Mas, ao mastigar a carne da maçã vedada, ele passou a saber de algo que não sabia: do futuro.

O homem é o único animal que tem a noção de futuro, e por isso se angustia. Esse é o grande drama humano, depois que fomos jogados para além das margens dos quatro rios do Jardim do Éden.

O futuro.

O futuro é a razão de nossos tormentos e da riqueza dos psicanalistas. Inclusive, vou pedir algum emprestado para o Mário Corso.

O futuro! É o que representa aquela maçã. É a sugestão que ela nos faz. O futuro inquietante, o futuro incerto, o conhecimento que titila o desejo, mas que traz aflição. Acho que esquecerei para sempre o meu Apple ID.

Por que o verão de 2021 será a temporada da audácia

13/10/2020

Vi as cenas da Praia do Rosa no feriadão santo de Nossa Senhora da Aparecida. No tempo em que morava em Santa Catarina, diriam que o Rosa estava "craudiado". Todos aqueles corpos seminus aglomerados sob o sol. Poucas vezes encontrei uma praia catarinense tão cheia de gente e, olha, conheço profissionalmente as praias catarinenses. Em meados dos anos 80, trabalhei no *Jornal de Santa Catarina*, de Blumenau. Numa primavera, fui encarregado da pauta dos sonhos: percorrer todas as praias do Estado a fim de preparar reportagens para o caderno de verão.

Saíamos, eu e o repórter fotográfico Ezequiel Passos, meu amigo, de praia em praia, experimentando a textura das areias, a doçura das caipirinhas e o tempero das comidas locais, conversando com as moças em roupas sumárias que douravam à franja do oceano e, às vezes, até batendo uma bola com os banhistas ou com os pescadores. Não lembro quanto tempo levamos para cumprir a tarefa, se foi um mês, dois ou três, mas lembro que nos divertimos muito.

Claro: naquela época, as belíssimas praias catarinenses não estavam tomadas de paulistas e gaúchos, como estão hoje, mas desde então continuo frequentando aquele naco do litoral. Por isso, posso dizer que, ainda que não vivêssemos as agruras de uma pandemia assassina, a visão do Rosa no feriadão seria impressionante. O que me faz pensar em como será o verão de 2021.

    A verdade é que os jovens brasileiros perderam o medo do corona. Jovens, ao natural, já são destemidos, jovens se julgam imortais como o Grêmio e invencíveis como Muhammad Ali, mas, no caso do corona, ocorreu também o fenômeno da saturação. Chega um momento em que você se cansa de tomar cuidados, você quer voltar a viver, e sem essa história de "novo normal". As pessoas querem "o normal", e pronto. Elas querem estar perto das outras pessoas, querem poder se reunir, se tocar e trocar perdigotos, se for necessário. É o que elas estão fazendo. Os jovens, pelo menos.

    Então, o verão de 2021 será o verão do desafio, com ou sem a vacina redentora. Quem optar pela vida praiana verá gente ousada à beira-mar. Não é por acaso que as alcinhas dos biquínis estão mais erguidas. Você, que não é atento ao mundo fashion, como sou, você não deve ter reparado, mas essa é a tendência: alcinhas erguidas. Elas subiram das imediações da região pubiana e escalaram as ilhargas. Estão encarapitadas lá no alto, sobre os rins. Por que isso? Porque dão mais agressividade à mulher que veste o biquíni. São mulheres que pisam no mundo com autoridade. Que tomaram o comando da civilização ocidental. Mulheres que proclamam: faço com minhas alcinhas o que bem entender.

    Houve um tempo em que a moda foi igualmente arrojada: exatamente os anos 80, quando eu percorria as praias catarinenses com o Ezequiel. Eram os verões do biquíni asa delta, que assombrou e admirou o planeta. Por que isso? Por que os biquínis eram igualmente atrevidos três décadas e meia atrás?

    Não foi por acaso.

    Na segunda metade dos anos 80, o mundo estava atemorizado por outra epidemia, patrocinada por outro vírus: o

HIV. Por algum tempo, a AIDS intimidou o planeta, a ponto de alguns defenderem a castidade como solução, assim como hoje é defendido o confinamento. Mas, depois de um período de horror, as pessoas se cansaram de sentir medo e voltaram ao normal. O velho normal. Era um atrevimento e, em consonância com esse sentimento, surgiu, glorioso, o biquíni asa delta.

Como aquele antigo verão, o de 2021 será o verão da audácia. Que, certamente, produzirá boas histórias. Mas talvez seja um pouco perigoso.

Por que o Brasil não muda
18/10/2020

Mauá – Empresário do Império é um livro que Jorge Caldeira escreveu no distante século passado, e eu, numa de minhas inúmeras falhas, ainda não havia lido. Deste erro me redimi há pouco, e lamentei não tê-lo feito antes. Já conhecia a história de Irineu Evangelista de Souza, o Barão de Mauá, mas Caldeira conseguiu contextualizá-la de uma forma que tornou seu livro importante para quem quer entender o Brasil. Um pouco da alma do país está descrito naquelas páginas.

Embalado pelo livro, escrevi sobre a infância de Mauá, dias atrás. Ele foi um fenômeno desde pequeno. Começou a trabalhar aos 9 anos de idade e antes dos 40 já era o homem mais rico da América do Sul. A primeira ferrovia, o primeiro estaleiro, a primeira empresa de iluminação pública, todos esses pioneirismos foram obra dele, além de outros tantos. Mauá inovou em diversos setores. Na época, a economia do país se fundamentava no tráfico de escravos. Mauá proclamava que se tratava de grande erro estratégico. Ele era abolicionista convicto não só por razões humanitárias: dizia que o Brasil ganharia muito mais se libertasse os escravos e criasse um mercado consumidor interno.

Durante toda a sua vida, Mauá trabalhou para desenvolver o Brasil, mas acabou derrotado pelo próprio governo de Dom Pedro II, que o sabotou incansavelmente, até empurrá-lo para a falência. Os políticos odiavam Mauá, porque ele tentava romper a velha ordem. Há um trecho do livro que resume algumas das dificuldades enfrentadas por ele e expõe um pedaço da alma do Brasil. É uma parte que descreve os esforços do engenheiro inglês William Bagge, que havia sido contratado por Mauá para abrir a primeira ferrovia brasileira. Caldeira conta o seguinte:

"*Apesar de todo o seu conhecimento, o inglês não demorou muito para descobrir que teria de jogar fora muitos anos de seus estudos se quisesse mesmo chegar ao fim dos trabalhos. Tudo naquela estranha natureza tropical parecia ter sido criado para demolir suas boas ideias. Ele descobria a cada metro que as coisas no Brasil não funcionavam exatamente do modo que aprendera nos canteiros de obras em seu país. O corte aparentemente simples do Morro do Camarão transformou-se num tormento: cada vez que os operários, seguindo suas cuidadosas instruções, terminavam de remover com carrinhos de mão centenas de metros cúbicos de terra, e a obra parecia acabada, as torrentes de verão se encarregavam de produzir um deslizamento e mostrar que os cálculos sobre a estabilidade do talude estavam errados. Um pouco mais à frente, os mosquitos de um pântano espalhavam febre entre os operários que lutavam para aterrá-lo, com lastro trazido em lombo de burros. As obras da Estação da Prainha emperravam. Ali o inimigo tropical era outro: as intermináveis delongas das repartições públicas para regularizar o terreno, aprovar as plantas e as obras, que provocavam acessos de irritação no paciente inglês. A todo momento faltavam trabalhadores especializados, o que o obrigava a gastar parte do seu tempo em aulas para os broncos que conseguia arregimentar. Havia problemas até com os materiais de construção mais comuns*".

Há, no padecimento desse engenheiro, um naco da natureza do Brasil. A natureza física, sim, mas também espiritual. O Brasil, em tudo, é tropical, e os trópicos parecem ansiar para que as coisas permaneçam como estão. Por mais que o homem tente modificar o ambiente, forças flexíveis e resistentes, úmidas e mormacentas, langorosas e envolventes, essas forças se recuperam, retomam o seu lugar, se assentam outra vez e nada se transforma. Na política, na economia, nos costumes, o que sempre existiu vai continuar existindo. O que era, está. Parado. Mole. Preguiçosamente imperturbável. O sistema é invencível, no Brasil. Está na alma do país. Na alma dos trópicos. Tristes trópicos.

Um olhar espiando o vazio
20/10/2020

Ela devia ter... o quê? Uns 15 anos de idade. Antigamente a chamariam de "menina-moça". Estava sentada na ponta de um banco e lançava um olhar comprido, rente às águas do Guaíba, em direção ao horizonte. Fiquei pensando que, se aquele olhar tivesse autonomia de voo, atravessaria todo o Rio Grande, entraria direto na Argentina, passaria pela Mesopotâmia formada entre os rios Uruguai e Paraná, cruzaria o Chile e mergulharia, aliviado, nas águas frias do Pacífico.

No mesmo banco, na outra ponta, sentava-se um senhor de cabeça branca que, no mínimo, tinha os seus setenta e tantos anos, não duvido que oitenta e poucos. Ele também esticava o olhar rumo ao oeste, e foi o que me chamou a atenção: pareciam tão diferentes, mas seus olhares eram iguais.

Não deviam ser amigos, parentes ou vizinhos. Não se falavam, nem sequer se fitavam. Havia uma distância dura entre eles. Pessoas que se dão não ficam cada uma numa beira de um banco. É provável até que não tomassem conhecimento um do outro, tão concentrados estavam em seus próprios pensamentos.

O homem lembrou-se de uma das músicas mais lindas da MPB, uma obra-prima do Paulinho da Viola, em que ele canta:

"Um olhar espiando o vazio é lembrança
Um desejo trazido no vento é saudade".

O olhar dele era composto por essas duas matérias-primas, a lembrança e a saudade. Em quem estaria pensando, aquele senhor vetusto? Em que época da sua longa vida a sua mente agora estava?

Uma vez... Nunca contei isso, contarei agora: uma vez, estava sentado à mesa de um restaurante, almoçando com um colega bem mais velho do que eu. Era o restaurante de um país europeu, estávamos os dois trabalhando em uma cobertura jornalística. Então, começou a tocar uma música no sistema de som do restaurante. Esse meu colega parou de falar, ergueu um pouco a cabeça e ficou ouvindo. Percebi que a música o tocara por algum motivo. Mantive-me em silêncio. Aí, ele balbuciou:

"Essa música... Tocava quando eu tinha 16 anos... Eu tinha 16 anos..."

E começou a chorar. Ali, na minha frente, em um restaurante europeu, ele começou a chorar, e eu não soube o que dizer.

Agora, vendo aquele senhor no banco, tive a certeza de que ele se recordava de um pedaço da sua juventude, quando era docemente irresponsável, quando era alegremente pobre, quando o mundo ainda estava para ser conquistado.

Ao lado dele, a menina também sonhava. Mas não com o que já foi, e sim com o que está por vir. Ela tinha 15 anos e decerto sentia vontade de mudar tudo na vida, de ir para outra cidade, de conhecer pessoas novas, de fazer diferente do que fez a sua mãe, de se transformar em uma mulher dona de seu destino. Talvez estivesse pensando em algum garotão da escola ou talvez já começasse a compreender que os homens são bobos, são eternamente infantis, enquanto as mulheres como ela, mesmo que ainda meninas, sabem muito bem que o tempo passa.

O tempo passa. Foi o que vi, naquele banco, em frente ao rio. O tempo passa e você está sempre sonhando. A diferença, se você é jovem, como a menina, ou velho, como o senhor de cabelos brancos, a diferença é a conjugação. Se você é jovem, sonha no futuro. Se é velho, sonha no passado. Como diria Paulinho, em sua canção imortal:

"*A vida da gente é mistério*
A estrada do tempo é segredo
O sonho perdido é espelho
O alento de tudo é canção".

Como serão as regras do novo mundo da Lua

28/10/2020

Talvez ir morar na Lua não seja uma ideia tão ruim, afinal. A NASA descobriu que existe água lá, em algumas crateras, e possivelmente abaixo do solo também. Isso significa que há condições para se fazer assentamentos humanos no nosso amado satélite.

Alguém pode achar que viver na Lua se trata de possibilidade remota, que não é coisa para já. Ora, não subestime a engenhosidade do homem, lembre-se de que nós fomos capazes de realizações extraordinárias, como o biquíni asa delta e o bacalhau à Gomes de Sá.

Pense na Lua como a Austrália no tempo do seu descobridor europeu, o capitão Cook. Naquela época, século XVIII, a Austrália parecia longe como outro planeta. Os condenados que fossem enviados para aquelas lonjuras sabiam que voltar à Inglaterra era praticamente impossível. E olhe no que a Austrália se transformou: um país moderno, com praias de paraíso, cangurus saltitantes e a loira Margot Robbie.

A vantagem de se mudar para a Lua será, exatamente, o isolamento. Porque hoje, na Terra, você não fica isolado em parte alguma. Você pode estar confinado em casa por causa da pandemia, você pode estar passando férias no Alasca ou na Sibéria, não importa, a internet nos conecta de forma instantânea, estamos sempre sabendo de tudo e falando com todos, a todo momento.

Não na Lua. Na Lua, suponho, não pega internet nem TV a cabo. Ou seja: quem viver no mundo da lua só conversará com outros lunáticos. O que pode ser ótimo, porque você participará de fato da comunidade, se inquietará com seus problemas e tentará resolvê-los. Com os australianos pioneiros deve ter sido assim.

Eu, quando morei em Santa Catarina, nos anos 80, me sentia mais distante do Rio Grande do Sul do que quando morei nos Estados Unidos, no século XXI. Nos anos 80, a ligação interurbana era muito cara e não existia a possibilidade de ver alguém em vídeo. Nem a Rádio Gaúcha dava para escutar, a não ser que tivesse um daqueles enormes rádios Transglobo.

Na Lua será igual. Se formos para lá, eu e mais alguns amigos que convocarei, poderemos construir um mundo novo, sem os vícios deste. Já sabemos o que não funciona, não repetiremos os erros. Teremos a chance de fazer tudo certo, desta vez.

Só pode chuteira preta e camisa para dentro do calção, todas as cervejas serão geladas, os políticos não receberão salários, as rádios não tocarão funk, rap ou sertanejo, poderemos fazer a sesta depois do almoço e não haverá campeonatos de pontos corridos. E o mais importante: tem como selecionar só pessoas com senso de humor para colonizar a Lua? Que método usaremos para identificar gente que se leva a sério, a fim de deixá-las cá embaixo, com os terráqueos chatolas? Preciso estudar isso. Não quero, de jeito nenhum, levar pessoas que julgam outras pessoas, no nosso novo e belo mundo lá em cima.

A pandemia para sempre

02/11/2020

Acho que essa pandemia não vai terminar nunca mais. Na Europa, pessoas que pegaram corona meses atrás já estão pegando outra vez. É a nova cepa, dizem. Nova cepa, nova cepa. Quantas cepas mais haverão de surgir? Covid modelo 21? Covid-22? Vinte e oito?

Esses vírus, eles são solertes. Eles vão se adaptando para encontrar mais hospedeiros. E é a isso que estamos reduzidos: somos hospedeiros de vírus. Que são hóspedes indesejáveis, mas nós não conseguimos mandá-los embora.

Lembro de quando eu era pequeno. Naquela época, havia uma instituição que hoje está extinta, a visita. Fazia-se visita. Não existia celular, Internet, WhatsApp, mensagem de voz. A maioria das pessoas nem telefone tinha. Então, a visita acontecia de surpresa. Um casal reunia os filhos e tocava para a casa de outro casal. Você estava tranquilo, no recôndito do lar, e de repente alguém batia à porta. Você ia abrir e via uma família inteira em cima do capacho. "Ooooooi, viemos fazer uma visitinha...", anunciavam.

E entravam. E ficavam o dia todo lá. Conversando, comendo, bebendo.

Algumas amigas da minha mãe se negavam a ir embora por mais que eu e meus irmãos bocejássemos longamente, dando demonstrações visuais e sonoras do nosso cansaço. Ficavam conversando até de madrugada, aboletadas no sofá, falando, falando, que tanto assunto tinham?

Vírus! É isso que elas eram! Malditos vírus.

Mas tinha algo ainda pior. Era quando a minha mãe dizia: "Vamos fazer visita". Cristo! Era um dia perdido. Ainda recordo da sensação que experimentava de ver as horas passando molemente e o aborrecimento tomando conta de meu ser, entorpecendo meus nervos, tornando-se um paralelepípedo no meu peito. Cara, como era chato fazer visita! Nós não íamos embora jamais, e eu nem podia dizer que queria ir para casa, minha mãe ia mandar de volta um olhar de fúria e fogo ou pronunciar a mais terrível frase da minha infância: "Depois nós vamos conversar sobre isso".

Eu me sentia um vírus.

Pois é assim que é. O corona veio fazer uma visita ao planeta Terra e ficou. Teremos de conviver com ele até a madrugada da nossa existência. Nunca mais sairemos à rua sem usar máscara. Nossas mãos ficarão eternamente melecadas de álcool gel. Festas? Carnaval? Estádio cheio? Tudo isso acabou. E, se você tiver mais de 60 anos, prepare-se para permanecer o resto da vida em casa.

A não ser, é claro, que todos tomem a vacina. Você não vai acreditar, mas muita gente que conheço não quer tomar a vacina. Muita gente que conheço é CONTRA vacinas! O que está acontecendo com o mundo? Antes, as pessoas se vacinavam sem contestação, era até bonito mostrar a marquinha da BCG no braço. Agora, na era da informação instantânea, há quem faça campanha contra vacinas, e algumas doenças que já estavam extintas voltaram.

Veja que coisa horrível aprendemos sobre o ser humano, leitor: devido à velocidade e a eficiência das comunicações, o obscurantismo atinge mais pessoas do que a ciência. Entre a informação e a fraude, elas preferem a fraude. Assim, quanto mais as pessoas estão conectadas, mais a ignorância se espalha e se entranha. Como um vírus. As facilidades da telefonia e da internet melhoraram o mundo, de fato. Mas, hoje, como as visitas de antigamente, as trevas e a escuridão batem à porta sem avisar.

O que um velho comunista diria do Brasil

11/11/2020

Tenho cá, nas minhas estantes vergadas, uma edição de 1946 de *O 18 Brumário de Luis Bonaparte*, autoria de Karl Marx, aquele velho comunista. Na contracapa está impresso o preço do livro: "Cr$ 10,00". Ou: 10 cruzeiros. Quanto seria em real do século XXI esses 10 cruzeiros de 1946? Gostaria de descobrir.

Mas o que interessa agora é a abertura dessa pequena obra do filósofo que, escrevendo sentado sobre seus furúnculos, abalou a Humanidade. Eis:

"Hegel disse em algum lugar que todos os grandes feitos e personagens da história universal produzem-se duas vezes. Esqueceu-se, porém, de acrescentar: uma vez como tragédia e outra como farsa".

Essa frase se despegou do livro e ganhou vida própria. *O 18 Brumário de Luis Bonaparte* é um texto importante para a história e para a filosofia, mas ficou soterrado pela força do seu primeiro parágrafo.

Pena que Marx não tenha conhecido o Brasil. Se conhecesse, concluiria que, por aqui, abaixo da linha do Equador, a história se produz duas vezes: a primeira como farsa e a segunda como outra farsa.

Provo. E o faço com exemplos ainda quentinhos, coisa de dias.

Deu-se que, indagora, em 10 de novembro de 2020, em meio a uma pandemia planetária provocada por um vírus, Bolsonaro ameaçou atacar militarmente os Estados Unidos. Isso caso o presidente eleito, Joe Biden, imponha ao Brasil restrições econômicas devido às queimadas na Amazônia.

No mesmo dia, o embaixador americano publicou um vídeo em comemoração aos 245 anos dos marines, o maior corpo de fuzileiros navais do mundo. Era, obviamente, uma resposta irônica ao presidente fanfarrão. O embaixador não levou a bazófia sério, porque sabia tratar-se de uma farsa.

Pois também num 10 de novembro, em meio a uma pandemia planetária provocada por um vírus, só que em 1918, o Brasil estava, realmente, em guerra e, o mais espetacular, ATACOU OS ESTADOS UNIDOS!

Sério.

O país havia entrado tardiamente na Primeira Guerra Mundial, ao lado dos aliados, e enviara navios para a Europa, a fim de participar da luta. Só que ninguém lutou. Na África, os marinheiros brasileiros foram atacados não pelos alemães, mas pela gripe espanhola, e morreram às dezenas. Tudo bem, a guerra já estava mesmo para acabar. Porém, antes do fim, o Brasil entrou em ação.

No Estreito de Gibraltar, os vigias do cruzador *Bahia* avistaram uma mancha que parecia o periscópio de um submarino. Seriam os alemães? Como diria Marco Antônio, general de César, "na dúvida, ataque". O cruzador brasileiro abriu fogo contra o suposto submarino, que era, de fato, apenas suposto. Quando os marinheiros olharam melhor, viram que tinham investido contra um cardume de toninhas, que são uns bichos bonitos e inocentes, parecidos com os golfinhos. Foi um massacre: 46 toninhas morreram ante à fúria tupiniquim. No lado brasileiro, nenhuma baixa. Esse episódio ficou conhecido como "A Batalha das Toninhas".

Ainda no mesmo 10 de novembro, o contratorpedeiro *Piauí* abriu fogo contra um caça-submarinos. Desta vez, era uma embarcação de verdade, e não um animalzinho. O problema é que o caça-submarinos não era inimigo; era amigo, de bandeira norte-americana. Por sorte, os brasileiros erraram a pontaria e ninguém se machucou. Sorte maior foi que a guerra terminou no dia seguinte, e nossos compatriotas voltaram para casa. Melhor assim. Entre uma farsa e outra, o mais saudável é viver em paz.

A VERDADEIRA PRIMEIRA MULHER
19/11/2020

Onde andará Lilith? A bela e perigosa Lilith, por onde andará? Meu amigo Carlos Barrios, um dos maiores oncologistas do Brasil, aventurou-se no mundo dos vinhos e produziu um espumante delicioso chamado, exatamente, "Lilith".

Nome instigante. Lilith foi a primeiríssima mulher. Sua história misteriosa é narrada por livros hebreus apócrifos e por antiquíssimas religiões sumérias e babilônicas, do tempo remoto em que nasceram as civilizações.

Há pistas de Lilith no Gênesis canônico. No primeiro capítulo está escrito, acerca da criação do ser humano, com a força poética típica do Velho Testamento: "Deus criou o ser humano à sua imagem, à imagem de Deus o criou. Homem e mulher ele os criou".

Ou seja: homem e mulher tinham sido criados. Mas, no segundo capítulo, o Gênesis relata: "E o Senhor Deus disse: 'Não é bom que o homem esteja só. Vou fazer-lhe uma auxiliar que lhe corresponda". Então, Deus fez Adão adormecer, como se lhe ministrasse anestesia, retirou-lhe uma costela e, com ela, compôs Eva. E Adão, ao acordar e vê-la em toda a sua exuberância, exclamou: "Desta vez, sim! É osso dos meus ossos e carne da minha carne!"

Por que Adão disse "desta vez"? Ora, porque houve "outra vez". Houve outra mulher.

Era Lilith.

Segundo os livros proibidos, Lilith era a mulher mencionada no primeiro capítulo. Só que ela não havia sido feita a partir de uma costela de Adão, ela havia sido formada por pó negro e fezes.

Lilith e Adão tiveram seus dias de regozijo no Paraíso, mas ela não estava contente. O que a incomodava era, basicamente, o sexo. Lilith não aceitava que, durante o coito, ficasse apenas debaixo do corpo de Adão. Ela queria ficar por cima, ela queria variações, ela queria poder ter a iniciativa. Lilith queria tomar suas próprias decisões. Adão, porém, não gostava da ideia, e as discussões entre o casal começaram, a cada dia, a se acentuar. Até que Adão foi se queixar com Deus: "Essa mulher é muito chata!". Deus concordou e foi falar com Lilith, a fim de tentar submetê-la. Mas Lilith era insubmissa, era rebelde. Preferia deixar o Paraíso a acatar ordens. E assim o fez. Foi para a região do Mar Vermelho, onde viveu nas sombras, acompanhada de bichos peçonhentos. Como uma espécie de vingança, Lilith copulou com nada menos do que cem demônios e com eles teve cem filhos. Deus, no entanto, interveio novamente e executou os filhos demoníacos. Rejeitada e anatematizada, Lilith passou a vagar pela Terra em busca do prazer proibido. Se, por acaso, à noite, ela encontra um homem sozinho na cama, dormindo com o peito nu, ela monta sobre ele e o cavalga e se satisfaz diabolicamente.

Uma champanhe com o nome desta mulher-fera, portanto, me parece apropriado. A champanhe é uma bebida de júbilo e gozo, uma bebida de regalo e deleite, uma bebida que Lilith aprovaria. Se você for solteiro e tiver o hábito de dormir sem camisa, talvez, na hora mais profunda da madrugada, a veja chegar do meio das trevas do seu quarto. Ela virá, insinuante e sinuosa, linda e destemida. Ela fará com você o que bem entender. Ela o fará pecar. Então, você será mais uma vítima de Lilith na poeira dos milênios. E por isso vai sofrer. Mas vai gostar.

Aquilo que só um homem negro pode sentir

20/11/2020

Foi a comunidade negra que insistiu na exaltação do 20 de novembro como uma efeméride especial para o Brasil. A ideia era tirar a importância do 13 de maio, o dia da abolição da escravatura, e transferir todas as comemorações e reflexões para a data em que morreu Zumbi dos Palmares, no final do século XVII, em Pernambuco.

Por que isso?

Por que o Dia da Consciência Negra tem de ser o 20 de novembro e não o 13 de maio?

Basta olhar para a história para compreender. Dom Pedro II levava o pseudônimo de "O Magnânimo". Devia ser chamado de "O Omisso". Dom Pedro governou o Brasil por quase 60 anos, uma eternidade. Durante esse período, as nações sul-americanas foram conquistando independência, se tornando repúblicas e abolindo a escravidão. No começo da década de 60 do século XIX, os Estados Unidos passaram por uma das mais cruéis guerras civis da história da humanidade, em que morreram 650 mil pessoas. Nessa guerra, a grande disputa era a extinção do regime escravagista nos estados do Sul. O Norte venceu, e todos os americanos restaram livres. Enquanto isso, a Inglaterra se mobilizava para proibir o tráfico de escravos nos mares do mundo. Os ingleses penalizaram o Brasil de inúmeras formas, inclusive capturando os navios negreiros, mas os traficantes brasileiros sempre davam um jeito de ganhar dinheiro vendendo carne humana.

Existia, no Brasil, um forte movimento abolicionista. Havia homens ilustres em todas as classes que compreendiam o terrível mal humanitário, econômico, político e moral que a escravidão representava para o país. O maior empresário brasileiro da época, Irineu Evangelista, o Barão de Mauá, pregava, sempre, que a escravidão não era apenas uma vergonha, era também um atraso para a nação.

Mesmo assim, Dom Pedro II nunca fez nada em favor da imensa, e crescente, população negra brasileira. Dom Pedro II tornou-se famoso por se interessar pela ciência, por ser um homem moderno e humanista. Na verdade, era o oposto disso: tratava-se de um covarde. Submeteu-se aos barões do café, permitiu que uma elite atrasada mantivesse o Brasil nas trevas enquanto o mundo inteiro avançava para as luzes.

Não, a família real brasileira não merece homenagens no Dia da Consciência Negra. Merece repúdio. Porque os negros não ganharam a liberdade; os negros foram abandonados à própria sorte. Assim foi em 1888 e tem sido até agora. O Brasil pouco faz para a real integração dos homens de origem africana à sociedade. Os negros é que fazem por si. Como fizeram ao decidir, eles próprios, o herói que deveriam reverenciar em seu dia.

Pois justamente neste Dia da Consciência Negra de 2020, um homem negro foi assassinado por dois seguranças no estacionamento de um supermercado no IAPI. Homens negros têm gritado, desde então: "Foi racismo!".

Você, se é branco, pode considerar essa afirmação subjetiva. Porque, de fato, ela é. O racismo, em um caso desses, está na intenção, mais do que no ato, já que homens de todas as etnias são assassinados todos os dias no Brasil. Mas os homens negros compreendem algo que um branco não compreenderia. Compreendem que eles, negros como o homem que morreu, poderiam estar em seu lugar. Um branco talvez não entenda que ele, por ser branco, provavelmente, não. É esse sentimento que dá, aos homens negros, a convicção de que estão certos ao gritar: "Foi racismo!". Porque, há séculos, desde o Brasil Império, eles percebem a diferença. Há séculos, desde o Brasil Império, eles a sentem na pele.

Queria ser argentino
25/11/2020

Queria ser argentino, numa hora dessas. Queria poder sentir a emoção da morte de Maradona como só um argentino sabe sentir. O argentino com sua passionalidade típica do latino, o argentino do tango, do drama, da aspereza poética da língua espanhola.

Queria ter autoridade para chorar como chorou o repórter Adrian Santagada, da Rádio Melody, de Lanus, em depoimento à Gaúcha, no meio da tarde desta quarta-feira (25). Adrian falava da grandeza de Maradona e, no encerramento da entrevista, lembrou do segundo gol marcado pela Argentina contra a Inglaterra na Copa de 1986.

Naquele tempo, os argentinos ainda se ressentiam da derrota na Guerra das Malvinas, em que foram massacrados pelos britânicos. Os próprios soldados ingleses, profissionais, veteranos, bem treinados e bem armados, se escandalizaram quando viram o inimigo.

– Eles eram meninos – lamentou um soldado inglês depois de um combate.

– Nós matamos meninos...

Foi isso que Adrian recordou, aos prantos, ao falar para a Gaúcha:

– Aquele gol de 1986... Quando ele dribla cinco ingleses e sai correndo... correndo com a mão levantada, mostrando aos ingleses que seguíamos vivos depois que eles haviam matado nossos meninos nas Malvinas. Porque havíamos mandado meninos para as Malvinas e eles nos mataram a todos. Maradona, com esse gol, no México, ele levantou a mão e gritou "estamos vivos, carajo! Estamos vivos! Ganhamos o Mundial mostrando que Deus existe e que estávamos vivos!"

As frases de Adrian saíam entrecortadas pelos soluços, tão emocionado ele estava, tão argentino ele é. Ao ouvi-lo, pensei que queria ser assim argentino para expressar a dor da perda de Maradona. Porque Maradona merece. É um desses personagens que, por ser gigante, torna maior a atividade que exerce. Maradona elevou o futebol. Não apenas por ter sido um dos maiores craques da história, mas porque fez o que fez com paixão. Havia amor e entrega em cada movimento de Maradona dentro de campo. E, fora de campo, também. Maradona foi, em tudo, um apaixonado. Um exagerado. Jogou futebol demais, bebeu demais, usou drogas demais, amou demais.

Os excessos de Maradona o tornaram imenso. Mas também o mataram. Maradona, o homem, não existe mais. Restou o deus. O deus será cultuado para sempre. A perda do homem está sendo lamentada agora. O mundo todo chora a partida de Maradona. Mas nenhum outro país alcançará a majestade das lágrimas que ora se derramam pela Argentina. Como queria ser argentino, para saber prantear como deve ser pranteada a morte do grande Maradona.

Falta pouco para vencermos a peste
26/11/2020

Nas minhas edições em papel do Aurelião e do Houaiss não existe a palavra "aponia". São edições antigas, a do Houaiss é de 2009, a do Aurélio é de 86. A revisora do jornal, Deisi Mietlicki, alertou-me que a falha já foi corrigida pelo menos nas versões on-line. Ótimo. Mesmo assim, isso atesta que aponia não é uma dessas palavrinhas fáceis, que você encontra em qualquer mesa de bar.

Bem.

Aponia é uma palavra inventada pelos antigos gregos, que eram ótimos para criar conceitos novos a respeito de sentimentos velhos. Na verdade, os antigos gregos teorizaram sobre tudo. É espantoso como eles sabiam usar o pensamento e a linguagem para compreender a alma humana.

Um desses achados linguísticos gregos é a aponia, que significa "ausência de dor". O que, para eles, era mais do que tão-somente a neutralidade do alívio; era a própria bem-aventurança. É provável que Schopenhauer tenha bebido dessa fonte, porque ele dizia, exatamente, que a felicidade é a ausência de dor.

E é isso mesmo. O alívio que se sente depois que a dor passou não chega a ser o êxtase, mas é uma maravilhosa sensação de bem-estar e de que continuar respirando debaixo do sol vale a pena. Assim, a pessoa que já sentiu muita dor, mas não sente mais, sabe que a felicidade não está nos prazeres extremos; está na sobriedade de uma vida bem vivida a cada dia.

Com os povos ocorre o mesmo. Olhe para os europeus, que, em 40 anos, enfrentaram as duas guerras mais sangrentas da história da Humanidade. Europeus que conheceram esse sofrimento jamais serão perdulários. Eles são austeros, porque sabem que, se os tempos de abundância não forem bem administrados, pode haver tempos de fome. E eles são disciplinados, porque sabem que só com autocontrole e com sacrifícios é possível sair ileso de uma grande dificuldade.

Essa resiliência nós não temos, nós brasileiros. Porque nossos problemas não são agudos como uma guerra. São problemas estruturais, que nos afligem lentamente, a longo prazo.

Assim, nossa cota de abnegação é menor do que a desses povos trágicos. Chega uma hora em que nós simplesmente desistimos e nos entregamos aos desígnios da sorte. "Seja o que Deus quiser", proclamam as pessoas quando vão cometer alguma temeridade e, com isso, tiram a responsabilidade delas próprias e jogam-na para os Céus: Deus é que decidirá por elas.

É o que estamos fazendo agora, ao lidar com a interminável pandemia de coronavírus. Muitos simplesmente desistiram de se cuidar e esperam que Deus ou o destino ou a sorte façam isso por elas.

Não é inteligente. Pior: não é nem racional. Falta pouco para nos livrarmos dessa peste. Falta bem pouco: as vacinas já estão chegando. Precisamos suportar mais alguns meses, talvez no fim do verão tudo esteja bem encaminhado para uma solução. Algumas doses a mais de resistência, algumas doses a mais de cautela, é só do que precisamos. Use máscara, lave as mãos. Prefira a segurança à liberdade. Não ceda aos prazeres fáceis. Porque prazeres fáceis não trazem felicidade. A felicidade é a ausência de dor.

Como acabar com as discussões nas redes

02/12/2020

Estava vendo um filme com meu filho, nós dois aboletados no sofá da sala. Em certa cena, a protagonista diz o seguinte, a respeito de outro personagem:

– Ele é um idiota estúpido!

Meu filho contraiu as sobrancelhas.

– Idiota estúpido? – estranhou. – Como assim, "idiota estúpido", papai? Não é a mesma coisa?

Eu, sem tirar os olhos da TV:

– Sim, são sinônimos.

– Então, por que ela disse idiota estúpido? Se ela disse isso, é porque tem diferença entre o idiota e o estúpido, não é?

Eu, tentando ouvir o que se falava no filme (e não conseguindo):

– É...

– Então, me diz – prosseguiu ele, para meu desespero. – O que é pior? Ser idiota ou ser estúpido? O estúpido é um burro, não é? E o idiota?... O que é o idiota, papai? É só uma pessoa ignorante? Ou é um burro também? Hein, papai?

– São sinônimos! – repeti, esforçando-me para compreender uma cena importante que se desenrolava no filme (e não conseguindo). – Sinônimos! Cristo!

– Mas eles têm de ser diferentes. Porque, se são sinônimos, é como se ela falasse: "Ele é um idiota idiota". Ou: "Ele é um estúpido estúpido". Não faz sentido, papai...

– Deixa eu ver o filme, guri! – esbravejei, definitivamente irritado.

Ele se se encolheu no sofá. Murmurou:

– Tá bem, tá bem...

Suspirei, aliviado. Mas sabia que ele não estava satisfeito. Ele se remexeu um pouco, coçou a cabeça, coçou o queixo. E arremeteu:

– Será que não seria melhor ela dizer "ele é muito estúpido?". Ou: "Ele é muito idiota?".

Percebi que ele não ia desistir. E que eu não conseguiria assistir ao filme, se não resolvesse aquela maldita dúvida. Tirei os olhos da TV. Olhei para ele. Sentenciei:

– Tu está certo, guri: o idiota é um ignorante, um cara que não sabe das coisas por falta de informação e cultura. O estúpido é um burro, uma pessoa com dificuldades pra compreender as coisas, mesmo que seja informado sobre elas.

– Ah... – ele sorriu, contente, afinal.

Então, jogou a concentração na luz da TV. Eu também. Graças a Deus. A ação foi em frente, no filme. De repente, a protagonista disse para uma amiga:

– Eu o amo, mas não posso viver com ele.

Estremeci. Achei que a contradição poderia açular outra vez a curiosidade do guri. Não deu outra. Ele se empertigou o sofá:

– Por que ela não pode viver com ele, se ela o ama?

Respirei fundo. Olhei para ele:

– Não está na hora do teu banho?

Ele pensou por cinco segundos.

– Deixa eu terminar de ver o filme – respondeu, grudando os olhos na tela.

E a paz, enfim, se instaurou na sala de estar.

Como consegui essa façanha? Usando a técnica que aprendi para acabar com as discussões nos grupos de Whats App e nas redes sociais: quando você sentir que a polêmica vai começar, fale de outro assunto, algo que seja levemente incômodo para o candidato a debatedor. Ele vai parar de incomodar, pelo menos por algumas horas. O mundo virtual pode ser útil na vida real.

O ataque das mamangabas
07/12/2020

Entrou uma mamangaba na sala aqui de casa. Ela era do tamanho de uma bola de pingue-pongue, e fazia muito barulho enquanto voava e dava rasantes, como um caça de guerra. Meu filho se assustou:

– Que que é isso???

– Uma mamangava – informei, com sabedoria paterna.

Falei mamangava, e não mamangaba, porque meus avós falavam assim, embora muitas pessoas me garantam que o certo é com bê, não com vê.

Meus avós tinham muito respeito pelas mamangavas. Diziam que elas eram brabas. Aliás, repare nessa palavra, brabas: também pode ser com bê ou com vê. Existe, de fato, uma relação meio promíscua entre o bê e o vê. Por que isso? Tenho de perguntar ao Cláudio Moreno.

Mas o que interessa é que meus avós viviam citando a ferocidade da mamangava. Até diziam, sobre alguém muito irritado: "Ele é brabo como uma mamangava".

Uma vez, num verão, nós estávamos na casa dos meus avós e a minha madrinha Sônia resolveu queimar um ninho de mamangavas que havia no pátio. Ou será que o certo é dizer colmeia de mamangavas? Seja. Ela foi lá e tentou destruir a colmeia com uma tocha improvisada. Mas não conseguiu, e as mamangavas se irritaram. Saíram daquela colmeia às centenas, formaram um enxame e atacaram. Só deu tempo de o meu avô gritar para a madrinha:

– Corre!

Ela saiu na famosa desabalada carreira, gritando e agitando os braços, e as mamangavas atrás. Todos nós, eu e meus irmãos, minha mãe, meus avós, todos nós corremos para dentro da casa. Meu avô fechou a porta num estrondo, e minha avó cerrou as janelas. Foram rápidos, porque as mamangavas não conseguiram entrar.

Aí, sabe o que aconteceu?

Foi inacreditável. As mamangavas, furiosas na tentativa de invadir a casa e nos picar com seus ferrões, começaram a se chocar contra as janelas, como se estivessem batendo com um aríete para derrubá-las. Ficaram assim um tempão. E nós lá dentro, assustados, ouvindo o som horripilante que elas produziam.

Ou seja: mamangava é bicho brabo mesmo.

Mas a que entrou na nossa sala estava sozinha. Uma mamangava solitária até pode deixar a gente alerta, por causa do ruído alto que emite, mas um ser humano, ainda que pequeno, pode com ela. Foi o que disse para o meu filho, quando ele se assustou com o bicho: que ele podia enfrentá-la.

– Dá uma chinelada nela! – mandei.

E ele:

– Não!

Pensei: as novas gerações. Eles só querem saber de celular e computador, não jogam mais gude nem boco, não atiram bolinha de cinamomo com funda, não fazem carrinho com lata de azeite, não andam de carro de lomba, não jogam taco. Essa nova geração não desfruta a natureza. Eles não conhecem o mundo real, só o virtual! Eles não sabem nada sobre as mamangavas!

E tirei o chinelo, pronto para esmagá-la como a um inseto. Mas ele gritou:

— Não!
— Por que não?
— Porque não existem mais mamangavas no Canadá!
— Hein?
— No Canadá elas já não existem mais! Estão em extinção! E as mamangavas são importantes para a polinização. E a polinização salva a natureza!

Fiquei boquiaberto. Abri as janelas. Com um pano, fui empurrando a mamangava para fora, onde ela poderia polinizar à vontade e salvar a natureza. Meu filho ficou observando e depois voltou à tela do celular. Não reclamei. As novas gerações, afinal, podem aprender algo no mundo virtual.

O "fique em casa" hoje é impossível
08/12/2020

A vacina vem aí, a vacina está chegando. Começou sua jornada na Velha Álbion, que em tudo é pioneira, e daqui a pouco estará se derramando por este solo que um dia foi pisado por Carlos Chagas e Oswaldo Cruz, heróis da medicina mundial. Neste interregno, precisamos nos cuidar. Não vamos ceder justamente agora, que já estamos vendo uma réstia de luz em meio às trevas. Mas...

Mas há algo que é preciso levar em consideração: o "fique em casa" não é mais possível. Não aqui. Não no Brasil. Este país, como qualquer outro, tem suas peculiaridades, sofre suas próprias dores, e elas precisam ser levadas em conta nos processos de decisão das autoridades.

Porque a sociedade não suportaria mais outra temporada de confinamento. As forças estão exauridas, os recursos foram todos consumidos, não existe mais condição de pedir esse sacrifício adicional às pessoas.

Se os governantes tentarem impor o lockdown, fracassarão. Porque os brasileiros simplesmente não obedecerão às restrições. Note: não estou pregando desobediência civil ou coisa que o valha; estou prevendo o que vai acontecer.

Neste momento crucial, os governantes terão de usar a criatividade. Terão de compreender a natureza do brasileiro para poder combater o grande mal sem gerar um mal maior.

Como fazer com que as pessoas possam sair às ruas sem se arriscar? Como fazer com que as atividades necessárias para a sobrevivência continuem sendo exercidas em segurança? A palavra-chave é "aglomeração".

É preciso dizer ao brasileiro que ele pode fazer quase tudo, menos se aglomerar. A aglomeração é o fruto proibido, é o interdito ancestral. Todas as outras frutas suculentas estão ao alcance da mão, com exceção de uma: a da aglomeração.

Mas é indispensável agir com sabedoria. Porque o brasileiro tem de ser convencido, antes de ser coibido.

O maior exemplo de ação coletiva bem-sucedida no Brasil foi o Plano Real. O lançamento prévio da URV, a Unidade Real de Valor, foi acostumando o brasileiro à nova moeda. Quando chegou a hora de o real ser implantado, o país estava pronto para aceitá-lo. E a inflação acabou. Se o Plano Real fosse de outro país, ganharia o Prêmio Nobel de Economia, tal a sua genialidade.

Essa psicologia tem de ser empregada hoje, neste momento de perigo. A população tem de compreender que basta usar máscara de vez em quando, lavar as mãos sempre e não se aglomerar nunca, que tudo vai dar certo. Alguns poucos meses sem festas, sem bailes, sem passeatas, sem comícios, é só o que se pede. Tudo é permitido, menos aglomeração. Por alguns meses, talvez só até o fim do verão. Falta pouco, acreditem. Olhem para a venerável ilha no além-mar e suspirem. A bendita vacina vem aí.

A vida, quarenta anos atrás
09/12/2020

Em Brookline, onde eu morava, vivia uma senhora de 103 anos de idade. Dona Ethel. Ela tinha uma lojinha que vendia brinquedos e bugigangas para crianças. Essa lojinha, ela e o marido montaram em 1939, quando vieram da Polônia, fugidos do horror nazista. Seus principais clientes eram os alunos da escola em que estudava o meu filho, a Devotion. Às vezes eu entrava na lojinha da Dona Ethel. Não que realmente quisesse comprar algo, era só para vê-la e passar alguns minutos naquele lugar.

Dona Ethel ficava acomodada numa cadeira ao lado da porta. Tentava não se levantar, seus 103 anos lhe pesavam nas pernas. A gente entrava e ela sorria – havia, na parede, um cartaz com uma declaração: "Eu amo os meus clientes". Parecia amar mesmo, tal a sua gentileza. Será que Dona Ethel, em um século de existência, alguma vez falou mal de alguém? Duvido. Acho que o segredo de sua longevidade era a bondade.

Comprei várias quinquilharias na lojinha de Dona Ethel. Não que as quisesse, era só para justificar meu ingresso na loja. Havia brinquedos antigos, iguais a muitos com os quais brinquei quando guri, como os índios e os soldadinhos do Forte Apache. Alguns brinquedos estavam empoeirados na prateleira, outros até meio danificados. Uma vez, comprei um carrinho de polícia quebrado para o meu filho. Tornou-se o seu preferido.

Sentia-me voltando docemente ao passado, quando entrava na lojinha da Dona Ethel. Era bom. Lá dentro, o tempo passava mais devagar. Aí eu saía da loja, atravessava a Harvard Street e me metia por uma galeria que só acredito que existe porque a conheci. É uma galeria parecida com uma que há na Coronel Genuíno com a Borges, onde trabalhei por quatro anos. Era lá que ficava o Departamento de Promoção da Sulina.

A galeria de Brookline, exatamente como a de Porto Alegre, é meio escura, tem paredes e escadarias de madeira e surpresas atrás de suas vitrines. A primeira loja é de gibis. As paredes são forradas com pôsteres de super-heróis. Tinha bonequinhos de todos os personagens, dava vontade de comprar, mas o que eu ia fazer com aquilo?

Seguindo pela galeria, eu ia submergindo nos anos 70. Uma relojoaria onde um velhinho passava o tempo inteiro consertando relógios com uma lupa presa à testa. Uma sapataria parecida com a do meu avô. Uma loja de roupas para noivas.

Saindo da galeria, dava para o cineminha com decoração restaurada, idêntica à original, de 1933, onde você pode assistir a um clássico bebendo uma taça de vinho. E, na frente, do outro lado da rua, uma sorveteria daquelas de filme, em que os jovens vão para tomar milk-shake e namorar.

As pessoas imaginam os Estados Unidos como a pátria da tecnologia, acham que lá tudo é feito de plástico, tela de led e transistores. Engano. Nas cidadezinhas da América profunda, a vida ainda é lenta e serena, as pessoas sorriem quando cruzam pelas outras, as casas são de madeira e não há cercas protegendo os jardins.

Os brasileiros muitas vezes me perguntam se sinto falta de viver nos Estados Unidos. Não é dos Estados Unidos que sinto falta. Sinto falta é de viver como se vivia 40 anos atrás.

O argentino que odeia a neve
18/12/2020

Circula, pelo no mundo misterioso das redes, um engraçado vídeo de um argentino de Santa Fé. Trata-se de uma difamação da neve. Ele se mudou para Toronto, no Canadá, em agosto, alto verão no Hemisfério Norte. O vídeo é a leitura do diário do hermano. Ele começa se dizendo aliviado por ter fugido do calor, da umidade e dos mosquitos de sua terra natal, e narra com certa emoção as belezas da vida canadense. Até que chega dezembro, cai a primeira neve e ele fica enfeitiçado pela beleza da paisagem. Mas, enquanto o longo inverno avança, ele vai se irritando com o trabalho que a neve dá: ter de limpá-la da calçada, ter de removê-la de cima do carro estacionado na rua, ter de vestir roupas quentes para se locomover. Finalmente, o argentino volta correndo para os mosquitos de Santa Fé.

É hilário, o vídeo. É verdadeiro: a neve exige trabalho e infraestrutura. Mas também é injusto. A beleza da neve é tamanha que o prazer estético que ela oferece compensa toda a atribulação.

Agora mesmo, bem sei, neva na Nova Inglaterra. Tenho recebido vídeos das ruas brancas, das pessoas sorridentes dentro de suas botas, de suas luvas, de seus gorros, ao lado de bonecos de neve.

Vivi seis invernos no Norte do mundo. E o frio, embora muitas vezes tenha me impressionado, nunca me assustou – ah, eu sou gaúcho! Já a neve sempre me encantou.

Lembro de um sábado em que houve forte nevasca o dia inteiro. À noite, parou. Eu, a Marcinha e o Bernardo estávamos em casa, jantando. Do lugar à mesa em que havia me instalado podia ver a grande porta envidraçada que se abria para a nossa sacada. A porta, obviamente, era feita de vidros duplos, para nos proteger do gelado ar exterior. Mas nunca colocamos cortina, então podíamos ver o cenário lá fora. E o que vimos nos surpreendeu. Tomei meu cálice de vinho, aproximei-me da porta e olhei: a neve branca cobria as ruas. Era tão alta que tapava os bancos da praça ali ao lado. Os galhos nus das árvores agora estavam "vestidos de noiva", como descreve aquela bela canção gaúcha. Só que a lua imensa no céu dava outro tom ao manto de neve: a luz da lua tornou tudo amarelo escuro, quase dourado. Foi tão bonito. Depois daquele dia, sempre que nevava eu esperava anoitecer para ver a cidade pintada da cor que Van Gogh amava.

Mas houve outra noite de neve que foi ainda mais especial. Havia passado o dia fora, no Centro, e perto das 22 horas tomei o trem para voltar para casa. Parei a quatro ou cinco quadras de distância. Fui avançando com as minhas fiéis botas Ugly, debaixo da minha touca de esquiador. Nevava. Flocos do tamanho de moedas de um real flutuavam pelo ar e se estendiam com preguiça no chão. A neve macia se acumulava em meus ombros e batia de leve em meu rosto. Não sentia frio, apenas sentia a neve. Estava sozinho na rua e olhei para um parque que se encompridava à minha esquerda e para as casas iluminadas pelos abajures à direita e me deu uma alegria... Foi uma sensação de bem-estar que me tomou conta do peito, porque a neve caía e não havia ninguém por perto, eu era o único protagonista daquela história que se passava naquele momento, naquele cenário. A liberdade que me dava a minha breve solidão, o prazer do afago da neve, aquilo me encheu de uma alegria que me deu vontade de cantar. E cantei. Sozinho, na rua de uma cidade distante da minha terra natal, cantei. No escuro da noite, em meio ao branco da neve, fui muito feliz.

Perdidos no espaço
22/12/2020

"Saturno devorando seu filho".

Quedei-me longo tempo em frente a esse quadro de Goya, quando visitei o Museu do Prado, em Madri, na década de 90. Faz parte de uma série do artista chamada de "Pinturas Negras". É horrendo e fascinante. Saturno, o deus Cronos, dos gregos, é um velho gigantesco, magro e nu, de seca cabeleira branca e olhos arregalados. Sua bocarra imensa está prestes a arrancar parte do cadáver de um de seus filhos. Mas o corpo da criança não é corpo de criança; é de um adulto pequeno.

Aquele quadro me hipnotizou, gravou-se em minha mente.

Outro artista importante, Rubens, pintou uma tela sob o mesmo tema séculos antes de Goya. A obra de Rubens também impressiona, mas a de Goya é mais assustadora e, por isso, mais admirável.

A história que inspirou os dois pintores faz parte da mitologia greco-romana. Saturno foi advertido por um oráculo que um de seus filhos iria derrubá-lo. Para se precaver, decidiu que comeria todos logo depois do nascimento. Era o que estava fazendo, até que sua mulher, Reia, chamada "Magna Mater", a Grande Mãe, enganou-o, dando-lhe para devorar uma pedra, em vez de um nenê. Não sei como Saturno caiu nessa, mas funcionou. O menino sobreviveu, cresceu, tornou--se poderoso e, mais tarde, fez cumprir a profecia: venceu seu pai na guerra e tomou-lhe o trono. Esse menino era Júpiter, o rei dos deuses do Olimpo.

A mitologia sacra, os quadros mundanos, tudo é interessante acerca de Júpiter e Saturno, bem como os planetas que ganharam seus nomes, os dois maiores do nosso sistema solar. Eles são portentos, mas sabia que há pouco de sólido em sua composição? Li em algum lugar que, se você fosse jogado de um foguete num desses dois planetas, não se esborracharia no chão, mas afundaria na massa gasosa até o núcleo, que, aí sim, pode ser formado de metal duro, o que faria com que você virasse patê. Ou seja: melhor não se atirar em Júpiter e Saturno. Mais saudável é contemplá-los daqui, da segurança da nossa amada Terra.

Foi o que todo mundo fez na noite desta segunda-feira. Os astrônomos informaram que Júpiter e Saturno ficariam emparelhados depois de 400 anos, e poderiam ser vistos a olho nu. Se você estivesse munido de uma luneta, talvez divisasse até os belos e famosos anéis de Saturno.

Pois bem. Eu e o Bernardo saímos à rua no meio da noite a fim de ver esses planetas colossais, que, como nós, são pai e filho. Estávamos entusiasmados, porque as notícias diziam que aquele ordenamento cósmico era, na verdade, a Estrela de Belém, que há 2020 anos guiou Gaspar, Baltazar e Melchior direto para a manjedoura do Menino Jesus. Mais: vídeos na internet nos garantiam que se tratava do anúncio da Era de Aquário! Oh, quero viver na Era de Aquário. Hair! Janis Joplin! Bob Dylan! Paz e amor!

Ficamos parados na calçada, de nariz erguido, olhando para o céu, feito dois lunáticos. Mas onde estavam aqueles dois, Júpiter e Saturno? Consultamos a internet, que nos mandou olhar para Oeste. Cadê o Oeste? Lembrei do tempo em que era guarda florestal, no Parque Minuano e aprendi a identificar os pontos cardeais: o sol nasce no Leste e é para lá que você aponta seu braço direito. Às costas está o Sul; à frente, o Norte. E o Velho e Bom Oeste está sendo indicado pelo braço esquerdo. Fizemos isso, os dois de braços abertos, como Homens Vitruvianos. Olhamos para o Oeste, enfim. Mas não encontramos o grande Júpiter, nem vimos os anéis de Saturno, nem nada além de estelas anônimas e a lua impassível. Voltamos para casa desolados. Somos dois Reis Magos sem a Estrela de Belém. Como vamos nos guiar? Como ingressaremos na Era de Aquário? Ajude-me, sábio leitor.

Por que o show de Caetano foi tão especial

27/12/2020

Já devia ter escrito sobre o show do Caetano Veloso. Devia. Mas as informações e as vontades são tantas e vão se sobrepondo, e acabei esquecendo. Agora, hei de me redimir, porque a live do Caetano foi um acontecimento.

Escrevi "live", quando, na verdade, deveria ter repetido "show". Pois foi isso mesmo, foi um show especial. Caetano estava sozinho no palco de um teatro vazio, coisa que, por si, já é rara. Mas, para acrescentar em originalidade, a iluminação era de um espetáculo normal e ele cantava como se fosse um espetáculo normal. Falava com as pessoas que o assistiam de suas casas como se elas estivessem a metros dele e ele pudesse vê-las. Em certo momento, chegou a pedir que todos cantassem uma música em coro.

Foi um show minimalista, apenas voz e violão, mas, ao mesmo tempo, grandioso, com sua iluminação perfeita e o perfeito timing do artista. Entre uma música e outra, Caetano falava com voz suave, passando uma sensação de paz a quem o ouvia. Era bom não apenas de ouvi-lo cantar, mas também de ouvi-lo falar. É bom ver um homem satisfeito com o que é e com sua própria vida.

Mas o que mais gostei, no show do Caetano, foi algo sutil, que só se podia perceber lateralmente: ele parecia nervoso.

Isso me deixou encantado.

Caetano faz shows há mais de 50 anos. Nesse meio século, exibiu-se em tudo que é tipo de palco, em toda parte do mundo. Mas uma apresentação que ele fazia sozinho com seu violão o fez estremecer. Foi uma revelação: mostrou que Caetano se importa com o que está fazendo. Com quase 80 anos de idade, tendo dinheiro suficiente para se aposentar e viver se embalando na rede de uma praia de Salvador, consagrado no planeta inteiro, ainda assim Caetano queria dar o melhor que podia. Foi bonito fazer essa constatação. Porque, afinal, ele queria, e ele conseguiu.

Desabafo de um homem cansado
14/01/2021

Eu sou um homem cansado. E mais: um homem que volta cansado das férias. Porque se trata de um cansaço ancestral, antigo, longínquo, um cansaço de cerne e seiva. O mundo me cansou. Essa discussão toda, sobre todas as coisas, essa irresolvível animosidade. É isso...

Não foi sempre assim. As pessoas não sentiam tamanho apreço por suas próprias opiniões, antes das redes sociais. No máximo havia uma militância de mesa de bar, as opiniões evaporavam com o álcool do chope, se esfumavam na madrugada. Mas, no novo mundo, as opiniões passaram a ser registradas. Você imortaliza o que pensa numa rede social. E, depois dessa publicação, ainda que para grupo restrito, você não é mais dono da opinião, ela é que é sua dona. Você terá de defendê-la contra os que a atacam, como a leoa defende o filhote. Então, não interessa mais o que é certo, interessa é vencer a discussão.

Essa necessidade de vitória no debate tornou as pessoas maldosas – elas querem destruir os que identificam como oponentes. Tornou-as, também, desonestas, vale tudo pelo campeonato de quem tem razão.

É o que me cansa, essa desonestidade.

Porque acredito na busca da honestidade pura. É uma baliza que me guia. E duvido, duvido mesmo, que um analista honesto possa dizer que sou comunista ou liberal ou seja o que for, baseado no que falo ou escrevo. Até porque tenho a convicção, fundamentada na experiência da História, de que, dependendo das circunstâncias, às vezes é preciso fortalecer o Mercado e, noutras, o Estado. O que dita o rumo é a contingência, fecha mais hoje, abre mais amanhã. Um país tem de ser flexível. A capacidade de adaptação é a maior qualidade evolutiva, não a força. Não sou, portanto, direitista nem esquerdista. Sou jornalista, e um jornalista que repudia o jornalismo ativista, o jornalismo militante, o jornalismo de salvação do mundo.

Assim, me cansa quando vejo dedos apontados, quando deparo com análises que partem do preconceito da crença do analista, me cansa quando chego à conclusão de que nenhum argumento racional vai fazer diferença.

É esse o mundo pastoso do século XXI: o mundo em que a lógica foi trocada pelo sofisma.

É uma espécie de volta à Idade das Trevas. Por que, por exemplo, o terraplanismo cresce, entre tantos outros obscurantismos menos inofensivos? Você vai responder que sempre houve ignorantes, só que não os conhecíamos. Errado. A diferença é que, hoje, as ignorâncias se conectam, ligam-se por um amálgama de argumentos e crenças, e intumescem feito abscessos. Juntas, as ignorâncias são poderosas, impermeáveis, praticamente invencíveis.

Se esse processo funcionasse apenas entre os menos iluminados, como os terraplanistas, tudo bem. Seria só um exotismo. Mas o terrível é que boas cabeças são tomadas por ideologias e bandeiras, e aí a força do grupo produz o mesmo efeito: elas rejeitam a honestidade em nome da causa, a verdade em nome da justiça.

Por isso, tornou-se um aborrecimento fazer qualquer ponderação acerca de certos assuntos. É inútil. É vazio. É, sobretudo, cansativo. Eu sou um homem cansado. Estou precisando de férias.

O que Cazuza diria do coronavírus
19/01/2021

Pensei no Cazuza. Ele tem a ver com esses dias. Nos anos 80, comprei um disco histórico dele, "O Tempo Não Para", quando o para ainda usava na testa o acento que lhe dava charme. Na época, uma das minhas diversões era comprar discos. Havia uma loja bem fornida no Centro de Criciúma, na frente da Praça Nereu Ramos. O dono me ligava quando surgia algo interessante. Foi ele quem me avisou dessa obra-prima de Cazuza.

Ouvi um milheiro de vezes aquele disco, no meu três em um. Era diferente dos outros que ele havia gravado. Nos outros, quem se apresentava era o eterno adolescente, o garoto mimado da Zona Sul do Rio, vivendo em interminável fase de rebeldia contra o mundo adulto. Neste, havia um novo elemento. Neste havia dor.

Cazuza já havia sido diagnosticado com AIDS, e sofria. É o sofrimento que sublima a arte.

Eis a primeira relação dele com 2021. Porque, então, também estávamos em meio a uma peste aterrorizante. A AIDS explodiu no início da década sem que ninguém soubesse muito bem do que se tratava. Primeiro era chamada de "peste gay", depois se dizia que até indo ao dentista você poderia ser contaminado. Os infectados viraram párias, as pessoas temiam tocá-los. Cazuza cantava: "O meu amor agora é risco de vida".

Foi justamente a agonia de Cazuza que alertou o Brasil para o horror da AIDS. Sua figura a cada dia mais esquálida e macerada assustava as pessoas. O fato de ele aparecer em público enquanto a doença o consumia teve o efeito de uma campanha de incentivo à prevenção. Sem saber, Cazuza deve ter salvo milhares de vidas.

Mas não foi a conexão entre os dois vírus que me fez lembrar dele agora. Até porque nossos sentimentos eram distintos, nos anos 80. A praga do HIV assombrou a Humanidade até o fim da década, quando os cientistas desenvolveram o coquetel que controlaria a doença. Era horrível, o HIV era mais mortal do que o corona, só que nós sabíamos que se podia evitá-lo com facilidade. O corona, não. O corona, você pega pelo ar, pega recebendo a tele-entrega em casa, pega levando a mão ao rosto.

Li que passamos a mão no rosto 23 vezes por hora, em média. Não sei quem contou isso, mas é uma mostra de como estamos sempre correndo o risco de contrair esse vírus e outras porcarias mais. Então, existe apenas uma forma garantida de ficar livre do perigo: a bendita vacina.

Foi o que me fez pensar em Cazuza. Porque, naquele seu disco famoso, ele expressava, melancolicamente, o desejo de descobrir a cura para o seu mal. Era assim que terminava a poesia de "Todo amor que houver nessa vida", com Cazuza implorando: "Algum remédio que me dê alegria, algum remédio que me dê alegria". A frase me fazia sentir compaixão por Cazuza. Ele esperava pela droga salvadora e sabia que os cientistas trabalhavam freneticamente nisso. De fato, o coquetel antiaids funcionou, mas, para Cazuza, não deu tempo. Ele morreu em 1990.

Agora, a vacina anticorona enfim chegou ao Brasil. Um remédio que nos dá alegria. Tomara que as autoridades compreendam que é preciso pressa, que é preciso esquecer a política, é preciso mobilizar-se e reunir todas as forças para conseguir vacinas que atendam à maioria da população. O remédio existe, mas temos de buscá-lo em boa quantidade. É nisso, e só nisso, que o Brasil tem de se concentrar hoje. Até porque, como bem sabia Cazuza, o tempo não para.

O QUE ESTÁ ESCRITO NO CORPO DAS MULHERES

20/01/2021

Não poucas mulheres, nas praias brasileiras, douram-se na areia com frases de Nietzsche tatuadas pelo corpo. É a vitória suprema de um homem que foi derrotado na vida. Quando Sansão derrubou os pilares do templo, bradando "morra eu com os filisteus!", levou com ele três mil inimigos. "Deste modo", conclui o autor bíblico, "matou pela sua própria morte muito mais homens do que os que matara em toda a sua vida". Nietzsche é um Sansão da filosofia: morto, conquistou muito mais do que desejou quando vivo.

Mas não é meu filósofo favorito, confesso. É certo que é a aflição que conduz à reflexão, só que Nietzsche era atormentado demais, inseguro demais. Humano, demasiado humano, ele próprio diria. Eu diria: demasiado frágil. Tudo por causa das mulheres, em especial UMA mulher: a bela russa Lou Salomé. A filosofia de Nietzsche seria diferente, se Salomé não o rejeitasse. Provavelmente ele nem perderia tempo filosofando. Sua dedicação seria exclusiva ao amor, aos filhos, ao sustento da família. Mas Salomé o esnobou e aí só o que restou a Nietzsche foi a posteridade.

A força de Nietzsche, e a razão de seu sucesso contemporâneo, está em suas frases. Megan Fox tatuou uma delas no flanco do torso: "E aqueles que foram vistos dançando foram considerados loucos pelos que não conseguiam ouvir a música".

Agora, se algum cientista se dedicar a pesquisar qual é a citação preferida das moças para suas tatuagens, aposto que a vencedora será "torna-te quem tu és". Um bom conselho. Desde os gregos pré-socráticos essa é uma das bases da filosofia. O que diria o velho Nietz, se soubesse que seu pensamento adornaria os corpos sinuosos de mulheres que, se fossem suas contemporâneas, o rechaçariam?

A propósito, já contei aqui a história do meu amigo Luciano Calheiros no tempo em que ele militava em Porto Alegre, décadas atrás. Estava na noite, sentado a uma mesa de bar, tentando impressionar uma beldade que parecia enfatuada. Então, in extremis, na ânsia de encontrar o caminho para o coração da garota, avisou, o dedo em riste: "Agora vou lhe citar Nietzsche!".

Dita em chiada pronúncia carioca, a frase explodiu no bar e se tornou tão célebre entre os amigos gaúchos do Calheiros quanto as próprias sentenças de Nietzsche.

Já eu não me impressiono com citações, nem com o texto de Nietzsche e nem mesmo com seu sistema filosófico. Para mim, seu grande legado é o arremate da sua tragédia: aos 44 anos, o filósofo estava em casa, em frente a uma praça de Turim, quando viu um cavalo sendo açoitado violentamente pelo dono. Saiu correndo para a rua, interrompeu o espancamento aos gritos e abraçou-se ao pescoço do cavalo. Em seguida, caiu em um pranto desesperado e desmaiou. Acordou louco e louco permaneceu por mais 11 anos, até morrer.

Esse episódio fala mais do que todas as frases inteligentes que Nietzsche escreveu durante a vida. Porque mostra a sua extrema sensibilidade em relação à iniquidade. Ao testemunhar uma injustiça e uma crueldade contra um ser inocente, Nietzsche correu para interferir. Mas, mesmo tendo interrompido o mal, sabia que seu socorro seria inútil. Sabia que o cavalo de Turim voltaria a ser seviciado pelo carroceiro e que outros cavalos, outros animais e outros seres humanos se tornariam vítimas da perversidade do homem, em toda parte, em todo tempo. Nietzsche enlouqueceu por não suportar a ideia de que a maldade é invencível.

Mas talvez ele estivesse errado. Talvez, o ser humano possa evoluir, possa se tornar mais compassivo, possa aprender a respeitar mais a vida que o cerca. Tenho visto muitas pessoas rejeitando os extremos e caminhando para a concordância, para a boa convivência e para o bom senso. Tenho a impressão de que a maioria pacífica e silenciosa está crescendo. Isso me dá esperanças. Quem sabe, depois de um tempo tão duro, as pessoas valorizem mais outra frase de Nietzsche, em que ele diz: "Amamos a vida não porque estamos acostumados a viver, mas a amar".

A baleia branca e a empada

22/01/2021

Fui visitar o Ivan Pinheiro Machado em sua charmosa livraria, ali nas amenidades do Moinhos de Vento, e decidimos tomar um expresso. Sentamo-nos à mesa do café, na rua, o ar fresco soprando para longe de nossas vias respiratórias quaisquer vírus flutuantes e insidiosos.

O garçom parou ao nosso lado e cumprimentou o Ivan, que o apresentou como só um homem dos livros poderia fazê-lo:

– Esse é o Ismael, David. "Call me Ismael!".

E eu, a memória afiada como as travas da chuteira do Kannemann:

– *Moby Dick!*

Ismael sorriu:

– Tenho de ler esse livro...

É que o Ivan não resiste: cada vez que ele vai ao café e vê o Ismael, tem de declamar a primeira frase de *Moby Dick*, com aquela sua voz de Correspondente Esso: "Call me Ismael!".

Moby Dick é mesmo uma preciosidade, um dos melhores romances que já li. Estive na região em que a trama se inicia. A ilha de onde parte o baleeiro *Pequod* é Nantucked, que fica ao lado de Martha's Vineyard, onde os Kennedy têm uma casa de veraneio. John e Jackie muito se divertiram naquela casa, mas agora a família se cansou dela e pretende vendê-la. Se você tiver US$ 65 milhões, recomendo.

Mais tarde descobri que Melville, o autor, jamais esteve em Nantucked, embora conhecesse bem a Nova Inglaterra. Sua obra-prima foi vitimada pela própria fama. Tornada pop, foi publicada em resumos juvenis, virou gibi e até desenho animado. O melhor subproduto de todo esse sucesso foi o filme com Gregory Peck fazendo o atormentado capitão Ahab. O final é inesquecível, mas não darei spoiler.

Espero que o garçom Ismael leia uma tradução honesta do romance. Lá, no café, depois de pedirmos nossos expressos, ele sugeriu:

– Temos aqui uma empada muito boa.

Empada? Fazia tempo que não comia empada. Eis um quitute que não existe nos Estados Unidos, a não ser que você procure padarias brasileiras. Lembrei de empadas históricas que provei na velha Confeitaria Thomson, na Independência, e salivei.

– Empada! – Assenti. – É isso que eu quero! Empada!

– De galinha?

– De galinha. Empada que se preze tem de ser de galinha!

O Ismael se foi em direção à cozinha e fiquei pensando na minha empada. Há quantos anos não comia uma empada? Pois elas só aparecem em festinhas de aniversário e, essas, nunca as enfrento, nunca! Porque a empada de aniversário em geral é uma decepção – seca, fria, de pobre conteúdo. A boa empada tem de ter pelo menos meia azeitona junto com o recheio, e empada de aniversário não tem azeitona.

Então, eu queria a empada do Ismael. E, como esperava, após alguns minutos ele voltou, pressuroso, e fez aterrissar na minha frente uma pequena xícara de café fumegante e um pires com a minha empada. Tudo parecia muito bom, e adocei o café. Dei uma bicadinha. Bom, bom... Em seguida, olhei para a minha empada. Era um círculo perfeito, ela estava quentinha, havia saído do forno agora mesmo. Estendi a mão para erguê-la do prato. Tomei-a com o indicador e o polegar em pinça. Levantei-a, por fim.

E minha empada se desmanchou.

Melancolicamente, se desmanchou.

A massa frágil partiu-se em duas partes. Uma delas, cheia de recheio, caiu na minha camisa e rolou pelas calças, sujando-me toda a roupa. Gemi:

– Ooooooh!

O Ismael acudiu com um pano com álcool, mas o que me importava não era a roupa, era a decepção. Queria muito dar uma dentada naquela empada, e não consegui. Era aquele o momento, exatamente aquele, e não outro. O Ismael avisou que traria mais uma. Trouxe-a, realmente, mas não era mais a mesma coisa: a empada substituta não veio perfeitamente circular como a primeira, não parecia tão quentinha e, para arrematar, tive de comê-la com o garfo. Empadas haverão de ser comidas com a mão. Sempre!

Senti a dor do capitão Ahab em sua caça desesperada à baleia branca. Senti mais: senti a injustiça do mundo e minha própria pequenez. Afinal, de que valem a frustração e a perda se você não pode transformá-las em grande literatura?

No ginásio de Santa Maria
27/01/2021

Havia bebido demais na noite de sábado. Fora a um churrasco na casa do Degô e ficamos até a última esquina da madrugada conversando e rindo e dizendo bobagens, que é o que se deve fazer entre amigos. Estava bastante mareado, portanto, quando o telefone tocou perto do amanhecer, acordando-me de um sobressalto: "Quem pode ser a esta hora?".

Era do jornal:

– Houve um incêndio terrível numa boate em Santa Maria. Dezenas de mortos. Tu vais pra lá agora, de helicóptero.

Saltei da cama. Liguei o rádio na Gaúcha para me inteirar do que se passava e comecei a me preparar. Ao sair de casa, meio tonto, já sabia que os corpos das vítimas, mais de 200, tinham sido removidos para um ginásio de esportes da cidade e que ninguém podia entrar lá, a não ser as equipes de socorro e algumas autoridades. Decidi: minha missão é ingressar naquele ginásio.

Enquanto voávamos baixo, firmava convicção de que minha história estava no ginásio. Todos os outros colegas foram para a boate que se incendiou ou para os hospitais ou procuraram os familiares das vítimas. Dentro do ginásio havia algo ainda a ser contado.

Meu raciocínio foi técnico, cálculo de repórter. Foi com esse espírito que acabei conseguindo, de fato, entrar no lugar. Minha ideia era relatar profissionalmente o que encontrasse por lá. Só que, ao fincar a botina no piso do ginásio, estremeci. Percebi que o que testemunhava não era uma tragédia comum.

O ambiente, apesar de amplo, estava silencioso – os médicos, os bombeiros e os policiais falavam baixo, respeitosamente. As vítimas haviam sido dispostas em fileiras, meninas de um lado, meninos de outros. A propósito, era isso que eram: meninos. Crianças, quase. Enquanto caminhava em meio aos corredores de corpos, vi que alguns celulares tocavam entre os pertences dos mortos resgatados pelos bombeiros. Aquele som, das campainhas insistentes e inúteis, aumentava o peso da aflição que sentia a cada passo.

Muitos não apresentavam mutilações. Morreram por inalar a fumaça tóxica que se desprendeu do incêndio. Todos eram jovens... Queriam apenas se divertir numa noite de fim de semana, assim como eu me divertira no churrasco com meus amigos, e agora estavam ali, deitados no chão duro de um ginásio. Não voltariam mais para casa.

Escrevi sobre uma menina morena que me chamou a atenção, depois até a identifiquei. O texto foi publicado no dia seguinte, 28 de janeiro de 2013. Ainda lembro dela, jamais, em minha vida de repórter, uma cena ficou impressa de forma tão inapagável na minha mente. Mas há outra visão que ainda me assombra: a dos celulares que chamavam. Penso sempre nos pais, na angústia dos pais, no pedaço de esperança em que se agarravam naquele momento, e me dói o peito. Penso num dos celulares que vibravam. Agachei-me para olhar a identificação da pessoa que ligava. E, no visor, vi brilhando uma palavra tão pequena e, ao mesmo tempo, tão imensa, tão infinita, tão desesperadora: "Mãe".

Agora mesmo seus órgãos estão envelhecendo

04/02/2021

A razão do nosso inegável sucesso como espécie e da nossa invencível angústia como indivíduos é a mesma: a noção do futuro. Falo de nós, *Homo Sapiens*, que há 10 mil anos manipulamos a natureza de acordo com nossas necessidades, e crescemos e reproduzimos sem cessar. Nós somos o único animal do planeta que se preocupa com o futuro.

Alguém poderá argumentar que não sei o que vai pela alma de um lulu-da-pomerânia, e é verdade. Não sei. Mas sei que tanto um insignificante lulu-da-pomerânia de latido agudo quanto um nobre leão de rosnado grave não fazem planejamento estratégico como os consultores de marketing paulistas. Eles, os bichos, se ocupam apenas das tarefas imediatas do dia, as que vão lhes fornecer conforto ou subsistência. Eles não se inquietam com o que pode acontecer no mês que vem. Eles nem sabem que existe o mês que vem.

Isso é ótimo para os lulus e os leões, porque proporciona grande economia em psicanálise e poupa tempo despendido em cultos religiosos ou para montar sistemas filosóficos. Em contrapartida, eles também não fazem nada que lhes prolongue a existência, tipo a dieta de 22 dias da Beyoncé.

Assim, lulus, leões e outros bichos morrem quando têm de morrer, a não ser que haja intervenção humana. Se um feroz tigre contrai câncer numa selva da Índia, ele morrerá com a evolução natural da doença, porque em geral tigres não se submetem à quimioterapia.

Nós, o que nos diferencia é que cuidamos uns dos outros. Não só das crias, não só do perigo iminente – nós cuidamos para que os outros, às vezes até desconhecidos, vivam bem no FUTURO. A civilização se afirmou não quando começamos a colaborar para caçar mamutes, mas quando resgatamos um guerreiro que quebrou a perna na caçada, imobilizamos o osso ferido amarrando-lhe a uma tala e deixamos o homem resguardado na caverna, tomando canja de pássaro dodô até que ficasse bom.

Temos nossos méritos, portanto. Nossa espécie não é constituída somente de comentadores de redes sociais e digitais influencers.

Agora imagine se não fosse assim. Imagine se não houvesse medicina, leis, condições de higiene ou kombucha. São muitos perigos que nos rondam e nós sucumbiríamos a eles. Bastaria citar alguns para escrever uma poesia concretista ou para o Arnaldo Antunes compor uma música:

"*Acromegalia, aerocolia, aerofagia, afonia!*
Alopecia e amenorreia.
Clamídia e crupe.
Disfasia, dispepsia, diverticulite e balanopostite.
Beribéri e blefarite.
Sigmatismo e sialite,
Tatalgia, talassemia, tetralogia, tricotilomania.
Silicose e sinalgia.
Xantoma, xantose, xerasia, xeroderma.
Lumbago!
Melasmo!
Vasoplegia!"

Todas essas coisas horríveis podem nos acometer, e muitas outras mais, como dor nos quartos ou tripa revirada. Nesse momento, inclusive, os seus órgãos estão envelhecendo, meu amigo. Não é só a sua pele que enruga, seus cabelos que encanecem e suas gordurinhas que se acumulam na cintura. Não. Também a sua vesícula se desgasta e seu peritônio talvez não seja o mesmo dos tempos de juventude.

Então, o que precisamos é continuar cuidando uns dos outros. Precisamos entender que o que faz bem para a coletividade, faz bem para o indivíduo. Como o que quero dizer que tomar vacina não é um ato pessoal, quando se trata de uma doença altamente contagiosa, como a covid19. Não é algo que afete apenas a você. É algo que toca a toda a sociedade. Você não tem direito a tomar a vacina; tem obrigação. Em nome de todos. Em nome da espécie.

Coisas antigas e simples
05/02/2021

Coisas antigas e simples me fazem feliz. Minha ideia de lar, sempre digo, é uma casa de madeira com um grande pátio atrás. As casas de hoje não têm mais pátio ou, se têm, é mínimo. Compreensível: existem cada vez mais pessoas no mundo, e elas precisam de espaço. Há 60 anos, imagine, 3 bilhões de humanos respiravam debaixo do sol. Hoje são quase 8 bilhões. No período de uma vida adulta, nos reproduzimos feito vírus, empesteamos o planeta.

Isso demonstra a popularidade do sexo entre nós. Se não gostássemos tanto de sexo, seríamos em menor número, e as casas poderiam ter amplos pátios habitados por árvores, cães e pintassilgos.

Ocorre que o marketing do sexo é poderoso. Filmes, romances, poesia, a arte incensa o sexo. Noventa por cento das músicas são sobre sexo ou seu subproduto, o amor. Discutimos o mesmo tema há pelo menos 10 mil anos, como é que ainda não nos aborrecemos com o assunto? É que nem a cloroquina, não aguento mais ouvir falar da cloroquina. Entupam-se desse troço, se quiserem, e me deixem em paz.

Sou favorável à proposta de Schopenhauer, de gradual e indolor extinção da humanidade pela limitação da reprodução. Vamos tendo menos filhos paulatinamente, e, assim, o número de pessoas diminuirá, até que cada uma possa dispor de um enorme pátio com tudo o que bem entender dentro.

Tempos atrás, eu, o Professor Juninho, o Degô, o meu irmão Régis e o Dinho planejávamos comprar um terreno e construir nele um condomínio para morarmos. Desta forma, teríamos espaço para pelo menos uma veleidade, cada qual escolheria a sua. O Dinho queria uma piscina em que pudesse nadar, não apenas banhar-se. O Juninho queria uma quadra de futebol sete com iluminação. O Régis, uma academia. O Degô, aquele Travolta, preferia uma pista de dança com estroboscópio. E eu um pátio com rede, pés de jabuticaba e dois pastores alemães chamados Murder e Killer.

Esse meu apreço por casas de madeira com vastos pátios vem, bem sei, da infância, porque era assim a casa do meu avô, incrustada no número 365 da Rua Dona Margarida, tendo diante dela uma sibipiruna de tronco robusto sob a qual os vizinhos se reuniam com suas cadeiras ao entardecer – casas simples, com cadeiras na calçada, e na fachada escrito em cima que é um lar, diria o Chico.

Ainda sonho com aquela casa, vez em quando. Gostava de tudo nela, menos um único local, já digo qual é. Do que mais gostava, na parte de dentro, era da cozinha, onde minha avó passava o dia preparando três mágicas: quitutes, guloseimas e acepipes.

Nos poucos momentos em que ela ia para outras peças, eu e meus irmãos aproveitávamos para invadir aquele terreno sagrado a fim de cometer pequenos furtos. Eu subia num banquinho para acessar a lata de leite Ninho que se encarapitava na parte mais alta das prateleiras. Tirava a lata, enquanto meus irmãos saltitavam de excitação. Pegava uma colher de sopa, enchia de pó de leite e, tuf, tuf, tuf, metia na boca de cada um de nós. Que delícia comer leite Ninho puro! Pena que o pó grudava no céu da boca. Meu irmão, como era pequeno, se engasgava. A minha vó ouvia-o tossir e vinha de lá, furiosa, jurando punições. Nós saíamos correndo, o Régis todo lambuzado de leite Ninho. Íamos nos esconder, evidentemente, no pátio.

Naquele pátio havia galinhas pacíficas e perus de crista vermelha e até um ferreiro que gritava um grito alto de metal, assustando todo mundo. Havia um balaio de gatos e, nos fundos, duas tartarugas não muito animadas. Houve até uma porca, a Chica, que atendia quando a minha avó a chamava pelo nome. Essa fidelidade não impediu que, certo domingo, minha avó sacrificasse a Chica em troca de linguiça, toucinho, torresmo e tempero da feijoada. Hortas bem fornidas ladeavam o pátio, bem como canteiros de flores com vistosas hortênsias lilases e amarelas.

Mas tinha também aquela parte que me desagradava.

O banheiro.

Meu avô era um homem antigo e, quando construiu a casa, erigiu o banheiro no lado de fora, como se fazia antes. Era a famosa casinha, pequena, escura, com um retângulo aberto no alto da porta, por onde se imiscuía a luz vinda do exterior.

Eu odiava a casinha, mas não havia alternativa. Se à noite, com chuva e frio, me acometesse a urgência de alguma necessidade fisiológica, tinha de levantar da cama e ir para fora. O horror. O horror.

Um dia, reclamei para a vó: pô, ter que sair de casa de madrugada para ir ao banheiro?! Ela desdenhou:

– Não precisa...

– Como "não precisa"?

– Usa o penico.

Aquela frase foi um raio paralisante. Imaginei o penico debaixo da cama e estremeci. Olhei para a minha vó: ela falava a sério. Naquele tempo, era assim. Tudo muito natural. Pensando bem, nem todas as coisas antigas e simples me fazem feliz.

O que é preciso para falar de Deus

10/02/2021

Prometi falar de Deus hoje. Mas, entenda, amado leitor, não estou me sentindo suficientemente solene para abordar um assunto tão... grandioso. Deus é coisa séria. Tem gente que fica furiosa, se você se refere a Deus de uma forma que ela considera incorreta.

No começo dos anos 80, Gilberto Gil escreveu "Se eu quiser falar com Deus" especialmente para Roberto Carlos cantar. Mostrou-a para Caetano Veloso, que sentenciou:

Não que a música fosse ruim. Ao contrário, é belíssima. Mas na letra estavam embutidas palavras que Roberto não pronunciaria, como "diabo" e "medonho". Como Caetano previu, Roberto não aceitou a canção. Que ganhou uma beleza emocionante na voz de Gil. Elis Regina também a cantou, e o fez a capela, e é de arrepiar.

Mas, como dizia, é necessária certa liturgia para falar de Deus. Não se deve pronunciar Seu nome em vão, adverte o terceiro mandamento. Tanto que, durante séculos, os hebreus não ousavam dizer o nome de Deus. E o próprio Senhor, manifestando-se a Moisés, resumiu:

"Eu sou aquele que é".

Que frase poderosa!

Na verdade, ninguém tem certeza sobre como soa o nome do Deus no qual se sustentam as três grandes religiões monoteístas. Supõe-se que seja Javé, Jeová ou Yaveh, mas ninguém sabe ao certo, porque o antigo hebraico não tinha vogais. Assim o nome de Deus aparecia escrito no tetragrama YHWH.

Os hebreus, a fim de evitar a blasfêmia, passaram a chamar Deus de "Adonai" ou "Elohim". Freud escreveu um clássico acerca desse assunto: *Moisés e o monoteísmo*. É um livro fácil de ser lido, apesar do tema erudito. Freud escreve com fluência e envolve o leitor. E a carne do texto, o conteúdo, é nada menos do que genial: Freud lança a tese revolucionária de que Moisés era egípcio!

Existe lógica histórica na suposição de Freud. Porque o monoteísmo não foi uma invenção judaica, como muitos pensam. Foi egípcia. Mil e trezentos anos antes de Cristo, o faraó Akenaton fez uma reforma religiosa estrepitosa no Egito: anunciou que só existia um deus, o deus sol, Aton, e aboliu todos os outros cultos ancestrais.

A mulher de Akenaton era Nefertiti, a famosa "Rainha do Nilo". Há um igualmente famoso busto de Nefertiti exposto em um museu da Alemanha, mostrando que ela era uma morena linda, de olhos grandes e boca sensual.

Freud achava que Moisés era um sacerdote de Aton e que, depois da queda de Akenaton e da restauração da antiga religião, acabou levando o culto para os hebreus. Segundo ele, "Adonai" vinha, precisamente, de "Aton".

Não é perturbador você descobrir que a origem do seu Deus, amado leitor, é egípcia? Mas, como disse, não estou me sentindo cerimonioso o bastante para falar de Deus hoje. Outro dia falo.

Seja como for, posso antecipar que Gilberto Gil, ainda que rejeitado por Roberto Carlos, tinha razão: essas especulações elevadas a respeito do que é intangível e espiritual só podem ser feitas caminhando-se pela estrada, que, ao findar, vai dar em nada, nada, nada do que você pensava encontrar.

Um ano de confinamento, este mês: o que fizemos de bom?

28/02/2021

Quando me mudei para os Estados Unidos, achava que viveria lá um ano, no máximo. Mesmo assim, procurei pelo melhor lugar possível para morar. Levado por corretores, visitei diversos apartamentos. Uns mais caros, outros bem baratos, como os famosos *basements*, que são, na verdade, meros porões. Só que não exatamente como os daqui. Os *basements* americanos ficam, óbvio, na base dos prédios – pode ser um edifício de apartamentos, pode ser uma casa. No entanto, ao contrário dos nossos porões, eles têm porta para a rua e janelinhas na parede da frente. Mas, como estão enterrados abaixo da linha do solo, as janelinhas ficam no alto, próximas ao teto, você não pode se debruçar nelas para ver o movimento.

Conheci *basements* ajeitados, bonitos e agradáveis. As pessoas que lá viviam pareciam felizes. Uma das corretoras que me atendeu insistia para que alugasse um – era mais barato, era espaçoso, era até arejado, argumentava. Ideal para quem moraria ali apenas um ano. Eu não queria. Podia ser por seis meses, três, um, não interessava – preferia passar meus dias em um local no qual sentisse que poderia viver para sempre.

É o critério que emprego, quando vou fazer uma escolha. "Isso é algo que me apeteceria 'para sempre'?" O curioso é que me faço essa pergunta exatamente por saber que o "para sempre" não existe. Nada é para sempre, tudo é provisório. O que torna todo o provisório eterno.

Não é uma contradição. Seguindo com o tempo em que vivi nos Estados Unidos como exemplo, pensava que seria um ano, foram seis. Um expressivo pedaço de tempo que foi importantíssimo para mim e para minha família. Temos essa época como um tesouro guardado, uma poupança de boas lembranças da qual podemos lançar mão a todo momento. Um tipo de vida que experimentamos e que não deixou de existir, porque está em nós. Pode ser usado eternamente.

É interessante como uma única vida é feita de várias outras menores. Se você pensar na sua experiência, vai constatar isso. Falo da minha, porque é a que tenho. Posso dividi-la em muitas diferentes, com situações diferentes, personagens diferentes, cenários diferentes e até com o protagonista diferente. No caso, eu. Porque mudei bastante e continuo mudando, não sou igual ao que era.

Então, foram múltiplos tipos de vida que tive. Que tiveram seu tempo e que não voltam. Acabaram.

Mas, por fazerem parte da minha bagagem, continuam comigo. Ou seja: acabaram, mas não deixaram de existir.

Talvez esteja fazendo filosofices na segunda-feira, mas precisava tecer essas considerações a fim de abordar o que está acontecendo conosco hoje, no presente pulsante.

Estamos em março. No ano passado, por essa época, a cidade começou a fechar por causa da peste. Ficamos acantonados nas nossas casas, calculando quanto tempo teríamos de permanecer naquela condição. De repente, surgiu uma data: 6 de abril. As pessoas falavam que 6 de abril seria o dia do "pico" e que, depois disso, viria a queda da contaminação e a volta à normalidade. Veio o 6 de abril, tudo continuou igual. Então, falou-se em 20 de abril, e aquele dia se foi e nada mudou. Passada essa data, ninguém mais arriscou a falar em dia; falava-se em mês. O pico seria em maio, em junho, em julho. "Essa quinzena será decisiva", alertavam as autoridades, a cada quinzena. Só em setembro a pandemia arrefeceu. E agora recrudesceu. Continuamos na mesma situação, é o nosso Dia da Marmota.

Estamos vivendo tempos provisórios que não terminam nunca. Já é um bom pedaço de vida. Já é significativo. O que me leva a questionar: mais tarde, nas próximas vidas que viveremos, será que teremos coisas boas sobre esse período guardadas na conta corrente da nossa experiência?

Depois de dores, voltei
25/03/2021

O sofrimento sublima? Quer dizer: a dor faz de você uma pessoa melhor? Gostaria de descobrir a resposta.

Tenho sofrido o meu quinhão, nos últimos tempos. Não vou fazer drama, sei que tem gente que sofre muito mais, ainda que, ao fim e ao cabo, sofrimento não possa ser medido. O que é insuportável para você pode ser fácil para mim, e vice-versa. Nunca subestimo a dor do outro. Nunca. Nem física, nem espiritual.

Mas, na verdade, o que me aconteceu foi algo quase prosaico: tive de me submeter a uma cirurgia na coluna vertebral. A operação foi um sucesso, o cirurgião é um virtuose do bisturi: Arthur Pereira Filho, do Hospital Moinhos de Vento. O homem vem de uma dinastia de médicos, é neto do Pereira Filho que deu o nome ao famoso pavilhão da Santa Casa. Pavilhão Pereira Filho. Ao saber disso, passei a chamá-lo de Pavilhão. "Arthur Pavilhão", como o lendário zagueiro do Grêmio, Aírton Pavilhão, que, segundo praticamente todos que o viram jogar, foi o maior beque-central que já calçou uma chuteira no futebol gaúcho, quiçá brasileiro.

O doutor Arthur, gremistão que é, gostou do apelido. E eu mesmo, a partir daí, passei a vê-lo como um intransponível zagueiro protetor da neurologia e das vértebras humanas.

Mas, como dizia, deu tudo certo com a cirurgia, estou bem. Só que, é óbvio, tive cá meus padecimentos. Não vou entrar em detalhes para não aborrecer o leitor, citarei apenas um problema que, para mim, foi uma das piores torturas que já sofri, e ocorreu depois da operação: a prisão de ventre causada pelas drogas anestésicas.

Mais uma vez, pouparei o leitor dos pormenores escatológicos a propósito desse drama intestinal. Revelo, apenas, que me submeti a tamanhas indignidades, que me rebaixei tanto, que me humilhei a tal ponto, que poderia responder positivamente à pergunta que fiz na abertura dessa crônica: sim, o sofrimento sublima. Ou, pelo menos, faz com que você se torne mais humilde.

Porque a verdade é essa, meu caro: todos dependemos das coisas mais simples da vida, como a harmonia dos nossos movimentos peristálticos. E, quando digo todos, estou dizendo TODOS: Churchill, que salvou o Ocidente; Beethoven, que compôs a "Sonata ao luar"; Pelé, que fez mil gols; Michelângelo, que esculpiu a Pietà, além de heróis contemporâneos, como Gisele Bündchen, a rainha Elizabeth, Neymar e a mulher que você ama em segredo, todos precisamos de forma indispensável e inexorável do mesmo que é básico para as ratazanas do esgoto e para os leões da savana, como do bom funcionamento de nossos esfíncteres.

Então, é isso que nos faz o sofrimento: nos rebaixa à nossa verdadeira condição. Ninguém se acha importante diante da necessidade de introdução de um supositório de glicerina nas partes mais íntimas do seu próprio corpo. Ninguém!

Eu mesmo, em meio a meus padecimentos, tentei buscar consolo na filosofia, donde a pergunta, que me fiz enquanto gemia: "O sofrimento sublima?". Mas esse exercício não ajudou. Porque nunca me achei importante, nunca pensei que estivesse a salvo das vicissitudes por quais todos passam, então talvez não tivesse uma nova humildade a adquirir. Ou seja, volto à questão central: por que sofrer? Existe razão? Existe sentido? Ou simplesmente faz parte da condição humana?

Após duas semanas, retorno ao trabalho inteiro, leitor. Remendado, mas inteiro. E com essa dúvida na cabeça. Sofrer sublima? Não sei. Sei que prefiro não sofrer a descobrir a resposta.

A VIDA PODE SER VIVIDA COM ANESTESIA

29/03/2021

Anestesia geral é uma delícia. Sério. Bem, óbvio que prefiro nunca mais ter de precisar de anestesia geral, mas que é bom, é. Você sabe que vai sentir dor e, antes que a desgranida sobrevenha, toma a anestesia, dorme e só acorda depois que passou. É maravilhoso.

Esse princípio bem que poderia ser aplicado em vários outros males da existência. A namorada brigou com você, arrumou outro, partiu seu coraçãozinho? Corra para o anestesista. Ele vai calcular o tempo que você levará no processo de tristeza-revolta-tristeza-aceitação, e você só acordará depois da aceitação, quando estiver pronto para um novo relacionamento.

Não seria lindo?

Eu, agora, duas semanas atrás, tive de tomar anestesia para ser submetido a uma operação na coluna. Então, lá estava eu, deitado na maca, na sala de cirurgia, e o anestesista, Márcio Bolsson de Miranda, começou a me explicar o que aconteceria. Ele foi falando e, enquanto falava, administrou a primeira droga. Já senti algum torpor e, ao erguer levemente a cabeça, vi todos aqueles médicos e enfermeiros ali, me olhando detrás dos seus aventais. O cirurgião, doutor Arthur Pereira Filho, o famoso "Arthur Pavilhão", sorria. Os outros sorriam também. Bom sinal. Tive a impressão de que o meu médico, o André Fay, também estava lá, mas depois ele disse que foi ilusão causada pelo sedativo. Tento pensar naquele momento e divisar a realidade da imaginação, mas as lembranças se embaralham. Do que tenho certeza é que falamos sobre futebol. Arthur Pavilhão participa de um grupo de médicos com cem gremistas, mas o irmão dele, Nelson, que também estava lá, é colorado. Isso me levou a pensar: melhor não falar de Grêmio e Inter, para não ferir suscetibilidades de algum cara que vai me cortar com seu bisturi. Achei que foi um pensamento sensato, este.

Só que, em seguida, alguém fez uma observação sobre a situação do país, algo de política, e comecei a deitar falação contra o Bolsonaro. Enquanto falava, já com a voz engrouvinhada, ponderei para mim mesmo: "E se um desses médicos for bolsonarista? Não devia ter falado mal do Bolsonaro nesse momento, os bolsonaristas podem ser rancorosos. E se falasse mal do Lula, para contrabalancear?" Mas, nesse instante, dormi.

Ao acordar, deitado na cama, os médicos me rodeavam, sorridentes, e agora tenho certeza de que o André Fay estava lá. Uma das primeiras frases que eu disse, ainda com voz pastosa, foi:

– Cumprimentem o anestesista! Não estou sentindo dor! Viva o anestesista!

E depois emendei um monte de bobagens. Tenho convicção de que foram bobagens, mas não recordo de que tipo e hoje, ao tentar relembrá-las, me confundo. É que falo bobagens sobre muitas coisas, tudo é possível. De qualquer forma, adormeci outra vez e, quando despertei, foi para continuar a vida normal. Uma vida sem anestesia. Oh, como é dura a vida sem anestesia!

Por que é preciso estar bem na foto

31/03/2021

Minha querida sogra Ana Maria me mostrou, dia desses, alguns velhos álbuns de fotografia dos pais dela. Eram fotos em preto e branco, já meio desgastadas, em que várias pessoas da família apareciam. Então, confirmei algo que sempre reparo, quando vejo esse tipo de foto: antigamente, as pessoas não sorriam para a câmera.

Dê uma olhada em livros de história que tenham fotos. Você verá que ninguém ria para o fotógrafo, dos anos 50 para trás. Faço até uma sugestão, para você comprovar o que digo com seus próprios olhos. Tenho cá a coleção "História da Vida Privada no Brasil". O volume 3 é: *República: da Belle Époque à Era do Rádio*. Há dezenas de fotos nas mais de 600 páginas deste tomo, talvez centenas. Só em duas o personagem fotografado aparece sorrindo: uma moça índia e um menino sentado em um balanço.

Por que isso?

Minha tese é de que, nos nossos dias, a felicidade é superestimada. As pessoas dizem a todo momento: "Eu só quero é ser feliz". E, sobre seus filhos, enfatizam: "O que importa é ele ser feliz".

Pois vou lhe dizer uma coisa, alegre leitor: eu quero que o meu filho seja feliz, é evidente. Mas, mais do que isso, quero que ele MEREÇA a felicidade. Quero que ele se torne um homem digno de usufruir o que a vida oferece de bom.

Essa ideia talvez seja antiga, talvez seja do tempo das fotos que me apresentou minha amada sogra, quando as pessoas tinham mais deveres do que direitos. Porque hoje a felicidade não é mais vista como uma consequência. Ela é um valor em si. A pessoa tem de estar satisfeita, tem de estar sorrindo sempre, a vida dela haverá de ser uma eterna festa, ela tem de estar "bem na foto". Se não for assim, as outras pessoas pensam que algo está errado com ela.

Nas redes sociais, onde as pessoas mais expõem suas vidas, a felicidade transborda. E o amor também, sobretudo no Instagram das jovens. Uma moça publica uma foto e as amigas postam comentários com declarações de amor. É o que elas dizem umas para as outras: "Te amo". Sério. Ou então: "Linda!" "Deusa!" "Perfeita!" "Maravilhosa!"

Não consigo entender como o mundo não é mais justo e bom, se há tanto amor envolvido nos relacionamentos. Será que é falsidade? Será que é cinismo? Eu, em todo caso, decidi: não sorrirei mais nas fotos. Nem no Instagram, aquele reino da alegria. Chega de frivolidade. Serei sério e grave, como os tempos que vivemos.

Por que parei?
Uma explicação para você

09/04/2021

Você merece uma explicação. Porque entrei em licença médica para me submeter a uma cirurgia na coluna. Passei pela cirurgia, tudo bem, voltei e, de repente, parei de novo. Sumi das páginas.

O que houve?

O que houve foi que um dia, em meio ao processo de recuperação, senti febre. Atravessei a noite suando e tiritando. Bem, no que qualquer terráqueo pensa quando sente febre, hoje em dia? Na maldita covid, é claro. Então, eu, fraco do jeito que estava, poderia ter que enfrentar o feroz corona. Não era o momento para esse tipo de confronto.

Na manhã seguinte, fiz o teste de PCR, aquele incômodo, do nariz. Enquanto o enfermeiro, muito gentil, aliás, coletava a amostra, lembrei dos antigos egípcios, que, durante a preparação dos corpos para a mumificação, tinham de extrair o cérebro do morto. Sabe como eles faziam isso? Introduziam um gancho no nariz do cadáver e puxavam o cérebro inteirinho pelas narinas. Tenha cuidado, portanto, não apenas onde mete o seu nariz, mas também com o que mete nele.

Horas depois, veio o resultado: negativo! Urru, que alegria! Quer dizer: mais ou menos, porque, na verdade, eu havia contraído algum outro mal. A suspeita foi de uma infecção urinária, provavelmente causada pela sonda. Não sei se você sabe: eles botam uma sonda no seu tico, quando você vai ser operado, para que você possa urinar sem ter que sair da cama.

A sonda nada mais é do que um caninho que eles ENFIAM no canal do pênis. O procedimento é feito quando você está anestesiado e adormecido. Logo, nada a sentir. Mas, em algum momento, depois da cirurgia, a sonda tem de ser retirada. Vem um enfermeiro e puxa o cano dali. Claro, ele não tira de repelão, ele tem jeito. Mas, mesmo assim, é um cano que introduziram no seu pênis, entende? Talvez você diga: é fininho... Certo, é fininho porque não está no SEU pênis, sortudo leitor. Para mim, parecia que eles haviam metido um cano de PVC no meu assustado Prolegômeno, que é como chamo meu membro, com afeto.

Enquanto o enfermeiro vai tirando aquele troço do mais profundo da sua alma, você pensa no que fez para merecer isso. Mas é um erro, meu amigo, procurar sentido no sofrimento. Até porque, no meu caso, mal sabia que aquilo era apenas o começo do suplício. Eu haveria de lutar contra uma greve do meu próprio intestino e, depois, descobriria que aquela febre não fora originada por uma infecção urinária, e sim por uma prostatite, que é parecido, só que pior. Imagine que você está sempre com vontade de fazer xixi e, quando faz, saem três gotas. Você urina urrando, assustando a vizinhança. Em certo momento, pensei que trocaria na hora aquele padecimento por uma covidezinha moderada, dessas que a gente fica em casa sem sentir cheiro.

Mas, tudo certo, estou tomando remédios e me recuperando. Estou de volta às páginas, feliz, porque, como bem dizia Schopenhauer: a felicidade nada mais é do que a ausência de dor.

No sábado, o entardecer laranja de Porto Alegre

11/04/2021

Estava há 15 dias em lockdown, mas lockdown mesmo, encerrado em casa, sem sair nem para ir ao boteco da esquina. Óbvio, não podia sair, eu era um convalescente que mais ficava na cama do que de pé. Aliás, odeio ser convalescente. Não quero mais convalescer de nada, certo? Combinamos assim? Nada de convalescenças futuras?

Combinado.

Mas, como dizia, estava já angustiado com o lockdown, e propus para a Marcinha e o Bernardo:

— Vamos dar uma banda de carro pela Leal e Valerosa?

Ficar preso dentro de casa porque você quer é diferente de ficar preso porque você precisa e ficar preso porque você precisa é bem diferente de ficar porque você é obrigado a ficar. Era esse o meu caso. Era um presidiário da convalescença.

Toda essa situação, a pandemia, as dores da cirurgia, os outros problemas de saúde que tive, a necessidade de ficar em casa, tudo isso parecia algo ilusório, para mim. Parecia irreal, como se estivesse em um pesadelo.

A propósito, tenho um pesadelo recorrente que voltou a me acometer nesses dias de dor: estou jogando bola no Alim Pedro. É uma partida importante, não é peladinha. Avanço a passo pela intermediária de defesa e vejo que a bola vem para mim. Vem rasteira, mas saltitando no gramado irregular do

Alim Pedro, em boa velocidade. Enquanto ela se aproxima, penso no que vou fazer em seguida. Os jogadores do passado contam que Pelé já sabia o que fazer com a bola antes que ela chegasse nele. É um atributo dos craques, essa antecipação, esse cálculo da jogada e de suas consequências.

Bem, eu estava pensando no que fazer, como um Pelé, só que, ao contrário dele, não me decidia. Devia dominar e passar para o Jorge Barnabé, que estava aberto na lateral? Ou dominar e avançar para o campo inimigo? Ou simplesmente dar um chutão? Quem sabe recuar para um zagueiro?

Enquanto não encontrava uma resposta, a bola chegou. Só que, antes de chegar, ela deu um pulinho traiçoeiro ao bater num cocoruto do campo. Eu esperava com o pé direito aberto, pronto para dominar de chapa, mas aquele pequeno desvio fez com que a bola escorregasse pela minha chuteira e fugisse, rebelde, direto para os pés de um adversário, fazendo todo o meu time gritar de indignação e me enchendo de vergonha.

Essa sensação de horror ao não conseguir dominar a bola, sensação de frustração, de decepção comigo mesmo, de impotência, é essa sensação que experimentava agora, desperto, ao permanecer tanto tempo fechado em casa.

Então, tinha de sair.
– Vamos? – insisti.
E os dois:
– Vamos!

A Marcinha dirigiria. Porque eu, afinal, convalescia. Saímos, pois, deslizando pela cidade. Era sábado e era fim de tarde. Ver o horizonte me deu um alívio na alma, como se fosse um presidiário saindo da cadeia. Minha cabeça se acalmou e respirei fundo. Rodamos por algum tempo e finalmente atingimos o lugar mais bonito da cidade: a orla do Guaíba.

Naquele momento, o sol estava mergulhando no rio, e deu ao céu uma cor entre o laranja e o rosa, linda, intensa, de regalar um Van Gogh. Surgiram-me vários pensamentos vendo aquele céu, aquele rio, aquela paisagem impressionista. Mas logo concluí que o que havia me encantado mesmo não era a natureza que nos envolvia; era a visão das pessoas. Elas caminhavam ou corriam ou andavam de bicicleta ou simplesmente tomavam chimarrão e admiravam o entardecer. Vê-las me fez um bem maior do que o céu de postagem no Instagram. "Por quê?", fiquei me perguntando, enquanto rodávamos em direção ao Centro. Antes de chegar em casa, entendi o que representavam aquelas pessoas: vida. Caminhando, fotografando o céu, conversando ou apenas contemplando o horizonte, elas estavam vivendo. Foi isso que me animou, isso que me fez chegar em casa mais leve: saber que o bom da vida não é a grande façanha, a grande festa ou a grande realização. O bom da vida é, apenas, viver.

Um cara de sorte
16/04/2021

Não faz muito, li duas autobiografias, do Woody Allen e do Nelson Motta, em que eles atribuem o sucesso que tiveram na vida à sorte. Nelson Motta fala em sorte do título do livro à última página. Woody Allen às vezes substitui a sorte pelo acaso, que é o apelido da sorte.

Silvio Santos também agradece à sorte pelo que conquistou.

– Sorte é tudo na vida – diz ele. – Algumas pessoas têm muita sorte, como eu, e tudo que fazem dá certo. Outras, têm pouca sorte, e tudo que fazem dá errado. E a maioria das pessoas às vezes tem sorte, noutras vezes, não.

Júlio César era outro que acreditava na sorte. Uma vez, ele tinha de cruzar um braço de mar em um barco pequeno. No meio da travessia, alcançou-o uma forte tempestade, que erguia as ondas e ameaçava virar o barquinho. Olhando para os rostos apavorados dos remadores, César os tranquilizou:

– Nada temam: vocês estão levando César e sua fortuna.

A palavra "fortuna", no caso, significa, exatamente, sorte. César acreditava que sua boa sorte o protegeria. Não protegeu – o barco acabou se despedaçando contra os recifes. Mas ele teve sorte de se salvar a nado.

Perceba a diferença: César, ao falar da sorte, falava de sua própria confiança. Ele acreditava que superaria as dificuldades, e assim as enfrentava sem medo.

Já Silvio Santos, Nelson Motta e Woody Allen usam a sorte para expressar sua modéstia. Eles diminuem a importância de seus méritos em suas conquistas. Outros poderiam ter conseguido o que eles conseguiram. Não foi a competência, o esforço ou o talento que os beneficiaram; foi a casualidade: eles estavam no lugar certo, na hora certa, com as pessoas certas.

Sorte.

O que, afinal, seria sorte? Como uma pessoa é abençoada pela sorte? Como é que a gente consegue isso? É Deus quem dá? Se for Deus, por que Ele beneficia uns em detrimento de outros? Deus disse ao meu xará, David, 3 mil anos atrás:

"Assenta-te à minha direita. Até que eu faça dos teus inimigos o escabelo de teus pés".

Ou seja: Deus era por David e contra seus inimigos. David tinha sorte.

Pensei nisso tudo porque, ao passar por uma série de vicissitudes nos últimos tempos, concluí: estou sem sorte. E me vi assim, abandonado e desprotegido em meio ao Universo hostil, e comecei a sentir o pior dos sentimentos: senti pena de mim mesmo.

Aquela autocomiseração, aquele desespero mudo estavam me amassando.

Até que olhei ao redor.

Ao sair um pouco de mim e prestar atenção às pessoas que me cercavam, vi as expressões de carinho e de amor da minha mulher e do meu filho. Em seguida, lembrei dos meus familiares, dos meus amigos e dos meus colegas que estavam tão preocupados comigo. E li as mensagens dos leitores, gente que nem conheço, que queriam saber de mim, que diziam estar pensando em mim e que rezavam por mim.

Tantas pessoas de bons sentimentos dedicando a mim um pedaço de seu dia...

Essa ideia me animou. Disse para mim mesmo: "Tenho sorte!". E me joguei de novo, em meu pequeno barco, no mar proceloso da existência. Arrostei: que venham as ondas! E torci para ter mais sorte do que tinha César.

Meu cachorro
21/04/2021

Fiquei sabendo, dia desses, que o Cabo Rusty morreu. Isso a Globo não mostrou, nem qualquer outro grande canal de TV ou jornal ou rádio. Descobri a notícia quase que por acaso, por uma dessas informações que circulam na rede. Fui confirmar se era verdadeira, a rede é inconfiável, e, de fato, foi-se o Cabo Rusty, aos 77 anos de idade. Viveu seus últimos dias no esquecimento e na pobreza, e foi enterrado como indigente.

Entristeceu-me saber desse desfecho da vida do Cabo Rusty. Ele foi um personagem da minha infância. Se você é jovenzinho e não sabe quem foi o Cabo Rusty, conto a história dele. Os pais do pequeno Rusty foram chacinados por índios e ele se tornou órfão. Como as autoridades não localizaram seus parentes, ele foi adotado pelo exército americano e se criou no famoso Forte Apache. Foi assim que, com menos de 10 anos de idade, ele já era cabo.

Mas o importante da história nem era o Cabo Rusty, era seu bicho de estimação, o bravo e leal cão pastor alemão chamado Rin Tin Tin. Se houvesse algum homem mau por perto, o menino gritava:

– Aiô, Rintin!

E o cachorro pulava no peito do malfeitor, rosnando e mostrando os dentes de navalha.

Essas histórias, que via ainda em preto e branco, na TV, me fizeram sentir apreço especial pelos cães pastores alemães.

Sempre quis ter um. Nunca tive. Uma pena, acho que combino com um pastor alemão. Imagino nós dois, eu e meu fiel cão, andando lado a lado pelas ruas, orgulhosos, de queixo e rabo erguidos. Eu o levaria pela coleira, é claro, mas, se a tirasse, nem assim ele se afastaria de mim, a não ser que eu mandasse.

Minha ideia, desde pequeno, era chamar meu cão pastor de Kaiser, por causa dos imperadores alemães. Você sabe: Kaiser, bem como Czar, vêm de "César", o título adotado pelos imperadores romanos a partir de Augusto, o primeiro deles.

Meu cachorro seria, portanto, um imperador de quatro patas. Um césar romano, um kaiser alemão, um czar russo, um Adriano brasileiro. Mas o surgimento da cerveja banalizou o nome, então decidi chamá-lo de Murder ou Killer. Não que meu cachorro fosse matar alguém, nada disso. São apenas nomes para impor respeito.

Agora, se algum bandoleiro ou sicário se aproximasse, tentando fazer maldades, como falar do mito ou do pai dos pobres, eu bem poderia gritar:

— Aiô, Killer!

E ele pularia no peito do malfeitor.

Ah, eu e Killer formaríamos uma dupla harmônica, perfeita, que seria reconhecida nas ruas. "Lá vai o David Coimbra com seu inseparável Killer", diriam. Seria lindo.

Mas não tenho pastor alemão, Rin Tin Tin decerto já morreu e seu feliz dono, o Cabo Rusty, também. Que fazer? A vida é assim. Você sempre é menos do que queria ser.

Um fato que deveria ser feriado no Brasil

22/04/2021

Quando morava nos Estados Unidos, sempre que encontrava um estrangeiro e lhe contava que sou brasileiro ele comentava:
– Os brasileiros são legais...
Porque a descontração e a alegria são marcas do brasileiro.
Às vezes, estava em uma reunião com 10 ou 12 pessoas de vários países, todos falando inglês. Observava cada um deles. De repente, detinha-me num e dizia para mim mesmo: esse é brasileiro. E era. Nunca errava. O brasileiro é mais leve, menos formal e demonstra isso até na forma de se sentar à mesa. O que é excelente para conquistar amigos, mas pode tornar difícil construir uma nação com regras básicas a serem cumpridas.
Onde começou a se desenvolver esse jeito brasileiro de ser? Eu sei.
Está registrado no primeiro documento escrito sobre o Brasil, a maravilhosa carta de Pero Vaz de Caminha ao rei de Portugal. Você pode achar que um documento escrito há 521 anos não pode ser bom de ler hoje em dia. Você estará errado. A carta de Pero Vaz de Caminha é bem escrita, fluente e viva. Ele faz um relato vibrante e colorido da viagem da frota de Cabral e dos primeiros dias dos portugueses em Porto Seguro, evento que está fazendo aniversário nesta semana.
Num dos trechos mais encantadores da carta, Caminha descreve um episódio espetacular, algo que deveria ser destacado

em todos os livros de história do Brasil. Deveria haver um feriado comemorando essa façanha. O protagonista da proeza foi um homem chamado Diogo Dias. Ele era irmão de Bartolomeu Dias, que também estava na frota.

Bartolomeu Dias, você sabe, foi quem deu a volta no antigo Cabo das Tormentas, depois renomeado Cabo da Boa Esperança. Devia ser boa gente o irmão dele, o Diogo Dias, porque Pero Vaz de Caminha disse que ele era "homem gracioso e de prazer". Diogo confirmou essa definição fazendo o seguinte: como viu que os índios gostavam de dançar, ele desceu numa praia da Bahia na companhia de um gaiteiro. Sim, o homem levou um gaiteiro com ele! Chegando à praia, o gaiteiro pôs-se a tocar e Diogo começou a dançar. Os índios, vendo aquilo e ouvindo a música, não tiveram dúvida: dançaram também. E Diogo dançou com eles e os tomava pelas mãos e todos pulavam e riam e riam e riam.

Agora me diga: em que outro lugar do planeta os colonizadores ou conquistadores ou, sei lá, invasores chegaram e DANÇARAM com os nativos?

Vou repetir: no descobrimento do Brasil pelos europeus, os portugueses dançaram com os índios!

Que primeira missa o quê! Que "Terra à vista!" O maior, mais significativo e mais espetacular fato do descobrimento foi a dança de Diogo Dias com os índios. Grande Diogo Dias! Queria tomar uns chopes com ele, de preferência num bar com mesinhas na rua, rindo e comentando:

– Tu viste o cocar daquela índia?

Ele, Diogo Dias, e os tupiniquins que com ele dançaram, são os fundadores do jeito brasileiro de ser. Eles nos definem na alegria, na despreocupação, no descompromisso, na irreverência. Não adianta, nós somos assim há 521 anos e continuaremos a ser. O que pode ser ótimo. Mas também pode ser péssimo. Cabe a nós desenvolver o lado bom. E jogar fora o ruim.

Como seria viver sem vacina e com coronavírus

27/04/2021

E se o coronavírus tivesse atacado a Humanidade ANTES da invenção da vacina?

Pense nisso.

A vacina foi inventada por um médico inglês, Edward Jenner, que trabalhava no campo. Ele observou que as mulheres que tiravam leite das vacas eram imunes à varíola, que era a grande praga da época. A varíola matava de uma morte horrenda, em meio a febre, pústulas, coceira e dor.

Jenner percebeu que a imunidade das leiteiras era adquirida depois que elas contraíam a varíola bovina. Então decidiu fazer um teste digno do Doutor Mengele: raspou o pus da ferida de uma das infectadas e tomou um menino de oito anos de idade, filho de seu jardineiro, para ser sua cobaia. Jenner inoculou o pus da varíola bovina no menino, que contraiu a doença. Só que de forma leve, como acontecia com as leiteiras. Ele se curou e Jenner esperou seis semanas. Então, pegou o menino mais uma vez e lhe inoculou o vírus ativo da varíola humana. O que houve com o menino? Nada. Ele estava imunizado contra a varíola.

Hoje, Jenner seria preso, mas sua descoberta salvou milhões de vidas e possibilitou à Humanidade a erradicação da varíola.

Pois imagine se o coronavírus surgisse antes do século XVIII. Ele mata menos do que a varíola e outras pandemias do passado, como a da peste negra, isso verdade, mas é mais contagioso e tem a capacidade solerte de produzir insidiosas mutações, cepas novas e mais agressivas.

Mesmo que não morra, ninguém quer contrair uma doença dessas, que pode deixar sequelas, que pode fazer a pessoa sofrer barbaramente com falta de ar, dores musculares, cansaço e outros males. Assim, as pessoas, completamente desprotegidas da ferocidade do vírus, se afastariam umas das outras, se reuniriam em pequenos grupos em que todos estivessem não-contaminados e evitariam o contato com indivíduos de fora.

Para sobreviver tendo o mínimo de interação, as pessoas voltariam ao campo e viveriam, com os membros de seu grupo, em fazendas coletivas. Seria um retorno à Idade Média, só que sem feudalismo. As cidades seriam esvaziadas e os países se fragmentariam. Cada clã teria a sua própria lei. Sem estímulo para as grandes invenções, nem ambiente para isso, todos viveriam sem eletricidade, sem internet, sem telefone, sem automóvel e sem torcida nos estádios. Assim seria para sempre, porque, não havendo vacina, o vírus se proliferaria e grassaria, lépido e impune. O mundo seria outro, seria rural, calmo e ignorante.

Portanto, acrescente o nome de Edward Jenner nas suas orações, hoje à noite. Ele foi um irresponsável ao arriscar a vida do filho do jardineiro. Mas, graças a ele, você tem um frízer para lhe gelar a cerveja e uma TV para ver os gols da rodada.

Isso é amor

06/05/2021

Desde que a juventude foi inventada, em meados dos anos 50, cada geração tenta ser mais rebelde do que a anterior. No começo, um dos grandes veículos de expressão dessas gerações foi a literatura, com clássicos como *On The Road*, de Kerouac. Mas isso era no tempo em que os jovens liam.

O cinema, lógico, também teve sua influência. James Dean, Marlon Brando, "o selvagem da motocicleta", e tal. Mas nada fala mais ao coração do jovem do que o rock. Tanto que lendas como Mick Jagger e Paul MacCartney continuam guris, mesmo chegando à fronteira dos 80 anos de idade.

Assim, cada geração do rock tentou ser mais inovadora, mais agressiva e mais surpreendente do que as que antecederam. Mas nenhuma conseguiu superar a do punk. E nada, no punk, foi igual aos Sex Pistols, nem me venha falar de Ramones. Durante três anos, eles chocaram a Inglaterra e o resto do planeta. Chocaram mesmo, imagine que um deles chegou a aparecer dentro de uma camiseta em que estava inscrita uma suástica.

Os dois grandes caras dos Sex Pistols eram Johnny Rotten, que ganhou o apelido por causa da podridão de seus dentes, e Sid Vicious, o da suástica. Você viu o filme Sid e Nancy? Gary Oldman faz um Sid Vicious perfeito, você nunca diria que, mais tarde, ele interpretaria o melhor Drácula de todos os tempos.

A música de que mais gosto dos Pistols é cantada por Sid, "Something Else". Você assiste ao clipe dessa música e percebe quem ele era na verdade: um meninão torcendo a boca e se fazendo de revoltado indômito. Chega a ser engraçado. Mas Sid Vicious foi coerente com a imagem que tentava passar: morreu de overdose, em 1979, um ano depois de ser preso e a banda se desfazer.

Johnny Rotten, ao contrário, teimou em continuar vivendo. No ano em que Sid morreu, Rotten se casou. A noiva chamava-se Nora, sua antiga namorada, uma mulher 14 anos mais velha, que tinha uma filha quase da idade dele. Rotten adotou essa filha e jamais se separou da mulher.

Pouco li sobre ele nesse tempo todo, nem sabia por onde andava. Dias atrás, descobri. Johnny Rotten agora consertou os dentes, tem 65 anos de idade e vive em Los Angeles com Nora, que está com 79. Rotten não canta mais. Tudo o que ele faz na vida é cuidar de Nora, que sofre de Alzheimer. Ele se recusa a interná-la numa clínica e se esforça para fornecer a ela uma vida regrada, pacífica e rotineira, como reivindicam os pacientes de Alzheimer.

Por que estou escrevendo sobre Johnny Rotten? Por causa da última resposta que ele deu ao repórter que o entrevistou, no começo deste mês. O jornalista estava surpreso. Como um punkeiro agressivo, brigão e contestador se contentava em levar uma vida tão pacata? Rotten disse que amava cuidar da sua mulher, apesar de todas as dificuldades. E explicou a razão:

– Ela esquece de tudo, ela esquece de todo o resto, menos de mim.

O amor é punk.

O pequeno segredo da grande felicidade

24/05/2021

Estou de volta, de novo. Inteiro, ainda que me faltem pedaços. E espero que, como diria o Rei, agora pra ficar.

Na minha ausência, não sei se você percebeu, ausentei-me mesmo. Não tratei de nada que não fosse tentar melhorar minha própria condição física. O que fiz não por decisão, mas por imposição da contingência. Um valor mais alto se alevantava, como diria o poeta caolho.

Nesses momentos, você percebe como tudo é realmente menor do que parece ser. Porque, quando você sente dor, é só a dor que importa, todo o resto do planeta e da Humanidade se torna secundário. Mas aí você vai se curando, vai ficando bom e, de repente, esquece o sofrimento e os dramas do dia a dia crescem. Ou seja: a vida está bem quando você se preocupa com as coisas mundanas. Você está inquieto com o que sai no Jornal Nacional? Está contente com o resultado do Gre-Nal? Está tudo certo com você.

Eis uma medida de felicidade. A pessoa que passa o dia inteiro pensando nos problemas do Brasil ou no seu time, essa é uma pessoa feliz.

Na verdade, é ainda mais do que isso. Ou, por outra, ainda menos. O que interessa, de fato, é o comezinho, o trivial comum. Porque a vida deixa de fazer sentido quando as coisas pequenas deixam de ter graça.

O oposto da depressão não é a glória. O oposto da depressão é o prazer que se sente ao se tomar um bom café da manhã ou assistir a um filme de detetive.

Churchill tinha depressão. Ele e Isaac Newton, Einstein, Lincoln e outros tantos famosos e anônimos. Churchill chamava a doença de seu "cão negro". Escrevia cartas para a mulher: "Quando o cão negro voltar, acho que vou precisar de um médico". Acho que ele foi o primeiro a dar essa designação para o mal. Depois de Churchill, cão negro e depressão viraram sinônimos. Ele era bom em dar nome às coisas, vide "Cortina de Ferro".

Mas o que queria dizer é que Churchill teve menos ataques depressivos durante os dias duros da Segunda Guerra. O problema se dava nos dias comuns. Um problema grande, porque você não pode passar a vida inteira salvando o Ocidente dos nazistas.

Mas essa é a notícia alvissareira, leitor: você não tem que lutar contra Hitler, como Churchill; nem descobrir a Lei da Gravidade, como Newton; você não tem que libertar os escravos de uma nação, como Lincoln; nem formular a Teoria da Relatividade, como Einstein. Você não tem de fazer nada de especial para ser feliz. Basta-lhe a alegria da existência digna e mediana de bilhões de terráqueos. A vida na planície é a vida que vale. Ou seja: você não deve reclamar dos seus dias iguais. As semanas são todas parecidas? Jogue suas mãos para o céu e agradeça por essa graça do Senhor. A rotina, meu amigo. Nada mais abençoado do que viver em paz os dias suaves de rotina.

O QUE FAZER CONTRA O TERRÍVEL FRIO GAÚCHO

25/05/2021

Você não vai acreditar, mas sinto mais frio aqui, no outono do Rio Grande Amado, do que no inverno de Boston, onde às vezes faz 20 abaixo de zero.

Como pode?

Pode.

Porque aqui não existe estrutura de combate ao frio intenso. Lá, os vidros das janelas são duplos e as paredes das casas têm duas ou três camadas que produzem isolamento térmico. Além disso, viceja em toda parte a bendita calefação. Vou dizer: a vida sem calefação é uma vida menor.

Digo o mesmo acerca do banho de chuveiro. Entenda, compreensivo leitor: vivi grande parte da minha vida tomando banho de chuveiro elétrico. Não sei como são os chuveiros elétricos hoje, nem quero saber, mas houve época em que eles me fizeram sofrer. A começar pelo começo: quando ia ligar o chuveiro, ele dava choque. Tinha de pegar o registro com uma toalha. Aí caíam aquelas gotas esparsas, miseráveis. Uma no Sul, outra lá adiante, no Norte. O ideal seria aumentar o fluxo, só que, quanto mais fechado o chuveiro, mais quente vinha a água. Assim, no inverno, em vez de um jato, vinham pingos.

Depois, minha mãe comprou uma ducha de plástico que prometia jorros de água deliciosamente fervente e fumacenta.

Porém, a ducha não era muito diferente do chuveiro e, não raro, ainda estourava no meio do banho. Uma vez, minha irmã Silvia saiu correndo do banheiro, gritando e pelada, por causa da explosão, fazendo a alegria dos gaiatos dos meus amigos, que estavam lá em casa vagabundeando.

Então, o que quero dizer é que chuveiro à gás é alegria, chuveiro à gás é vida.

Bem como a calefação.

No entanto, não temos calefação ou paredes duplas por aqui. Mas temos umidade. A umidade gelada penetra pelas paredes e se instala em meus ossos. Assim, o frio que sinto não é um frio do clima lá fora, é um frio da alma, um frio conceitual, que condicionadores de ar, flanelas, lãs e cobertores não resolverão.

O fato é que perdi o costume do inverno gaúcho, e isso que o inverno gaúcho nem chegou.

Bem.

O que tenho feito, para solucionar meu drama?

Cremes.

Repare que não estou falando de sopas, estou falando de cremes. Eles fazem a diferença no inverno. Na Nova Inglaterra, onde vivi, há um creme típico, uma das poucas comidas típicas dos Estados Unidos. Chama-se *clam chowder*. A tradução seria "sopa de mariscos", com o detalhe de que o *chowder* significa que a sopa é mais encorpada. E é. O que eles servem é um creme branco, denso, muito saboroso.

Porto Alegre, contudo, não é uma terra de frutos do mar. Então, os cremes que têm me encantado nesses dias são outros: de abóbora, de beterraba, de mandioquinha e, mais do que todos, um clássico: o imortal creme de ervilhas.

Era do que queria falar o tempo todo. Porque o creme de ervilhas foi um prato da minha infância. O inverno não acabava sem que minha mãe nos servisse um creme de ervilhas perfeito, informando:

– É bom porque tem ferro.

Mas, por algum motivo, passei muitos anos sem experimentar um autêntico creme de ervilhas. Quando alguém me vinha com um, não era creme, era sopa. Rala. Superficial. Triste sopa.

Neste pré-inverno, tiritante leitor, tenho me regalado com cremes de ervilha suntuosos, que levam nas profundezas finíssimas rodelas de salsicha e, na superfície, minúsculos pedaços de bacon frito na própria gordura.

Isso me faz feliz, se você quer saber. Isso me afirma que, mesmo sem calefação, a vida na umidade fria do Pampa vale a pena ser vivida.

Como os brasileiros salvaram Roma

26/05/2021

Minha amada sogra Ana Maria deu-me de presente um livro que era do pai dela, o velho "gaúcho Dubita Camps", como conheciam-no pelo Pampa afora. É um livro publicado em 1958, a propósito da vida de Nero, escrito pelo jornalista italiano Carlo Maria Franzero.

Um livro de mais de 60 anos de idade a respeito de um imperador romano. Exultei. Diversão garantida! As histórias dos césares e de suas famílias são das mais extraordinárias da Humanidade. Pudera: um césar detinha poder absoluto sobre o maior império do mundo. Podia fazer o que quisesse, com quem quisesse. Então, eles faziam horrores.

Nero cometia incesto com a mãe, Agripina. Que, aliás, foi ela própria grande personagem. Era uma daquelas mulheres inescrupulosas e ardilosas, típicas do patriciado romano. E linda, o que, inclusive, é comprovado por estátuas dela. Sua rival de morte era Messalina, muito já escrevi acerca de Messalina. É uma das minhas mulheres preferidas na história. Tratava-se de uma loirinha atraente que nutria enorme apreço pelas lides sexuais. Tanto que, às vezes, quando se sentia aborrecida no palácio, punha-se debaixo de uma peruca preta e ia se entregar ao amor a soldo na Suburra, o bairro da prostituição da Cidade Eterna. Narram, os cronistas maliciosos, que Messalina só voltava para casa depois de se repimpar com pelo menos uma dúzia de amantes.

Cláudio, o antecessor de Nero, foi casado com ambas, Agripina e Messalina. Isso o torna um dos maridos mais traídos da História. Ele só não é o maior corno de todos os tempos porque eu mesmo conheci um marido que foi vítima da infidelidade de sete mulheres diferentes.

Fala-se muito mal de Cláudio. Que era tolo, que era fraco, que babava ao abrir a boca e tudo mais. A propósito, a palavra "claudicante" vem dele, porque Cláudio mancava. No entanto, o inglês Robert Graves escreveu uma novela sob o título *Eu, Claudius, imperador*, que o redime. É um ótimo livro. Leia-o, se você ainda não o fez, e depois me agradeça.

Neste romance, escrito como se fosse a autobiografia de Cláudio, ele conta como, na verdade, se fez de bobo para sobreviver naquele meio sensual e violento da corte palaciana romana. Cláudio precisava parecer inofensivo sobretudo para o imperador que o antecedeu, o famigerado Calígula. Aliás, você já assistiu ao filme "Calígula", de 1979, um dos mais insultados e desancados da história do cinema? Assista, e você verá como a sociedade romana da época movia-se por sexo e sangue.

Repare: se eu começar a encadear as histórias desses imperadores e suas famílias, ocupo o jornal inteiro com casos escabrosos. Que são, obviamente, os mais saborosos. Só que, hoje em dia, os historiadores dizem que não foi bem assim. Dizem que seus antecessores romanos, Suetônio, Plutarco, Dion Cássio e outros, escreviam com motivações políticas. Ou seja: eles exageraram e até inventaram escândalos sobre os nobres romanos.

Faz sentido essa constatação, admito, mas isso me decepcionou. Gostava tanto daqueles contos lascivos e cruéis dos césares... Cheguei a me desinteressar um pouco pela história dos imperadores desvairados, não sentia nem vontade de ler livros como o que ganhei da minha sogra, até que... pensei no Brasil. Imaginei nossos políticos usufruindo de poder vitalício e total, podendo nomear um cavalo como senador, como fez Calígula com seu Incitatus, ou podendo se homiziar numa ilha onde apenas satisfariam seus estranhos apetites sexuais até com nenês, como fez Tibério, ou ordenar que todos os habitantes do país adotassem o seu próprio nome, como fez Cômodo, a Besta Fera. Se eles pudessem fazer tais coisas, perguntei-me a mim mesmo, eles fariam? E a resposta foi: Sim! Eles já são esdrúxulos, eles já são alucinados. Com poder ilimitado, seriam muito mais. Para mim, essa conclusão foi um alívio. Sorri e tomei meu livro, suspirando antes de começar a leitura. Os desatinados políticos brasileiros salvaram toda a graça da história do império romano.

A cachaça do Papa

27/05/2021

Suponho que o Papa não se importe com comentários de internautas. O que lhe ocupam a mente são elevadas questões divinas e a melhor maneira de conduzir seu imenso rebanho pelo caminho da retidão. Mas, caso ele se preocupe com assuntos menores, como o que vai pelas redes, talvez esteja intrigado com a reação de alguns brasileiros à brincadeira que fez esta semana. Durante um evento no Vaticano, um padre pediu que ele abençoasse o Brasil e Sua Santidade caçoou:

– Vocês não têm salvação. É muita cachaça e pouca oração.

A frase é perfeita, vale uma letra de samba. Tem até rima.

É óbvio que o Papa estava brincando, ele é um argentino gozador. Mas também é óbvio que alguns chatolas se sentiram insultados. "Ele está chamando a nós todos de cachaceiros!" Af!

O grande problema do mundo moderno não é a polarização. É a forma como as pessoas se levam a sério. Elas são muito suscetíveis, elas se ofendem facilmente. Qualquer coisa que você disser, sobre qualquer assunto, pode gerar uma interpretação arrevesada e deixar alguém aborrecido.

O pior é que se estabeleceu um conceito esquisito: se a pessoa se sentiu injuriada, ela tem razão. Por favor! Às vezes, uma brincadeira é apenas uma brincadeira. Se você tem boa vontade (paz na Terra aos homens de boa vontade!), você se esforça para compreender e tolerar o outro, ainda que a brincadeira que ele tenha feito possa ser de natureza dúbia.

Não estou dizendo que não existam brincadeiras maldosas, que fazem mais bullying do que riso. Existem. Como existem, também, grosserias. Mas, se o receptor não estiver eternamente armado, procurando motivos para protestar, ele saberá a diferença entre uma coisa e outra.

Isso de o Papa falar da cachaça brasileira não só não deveria ofender, como deveria ser exaltado. Porque, sim, se tem algo que nos dá fama positiva no Exterior é a cachaça. Os estrangeiros AMAM caipirinha – americanos dizem "caipiurinha".

Certa feita, o Luiz Zini Pires, quando era editor de Mundo em ZH, foi almoçar com um cônsul de um país europeu. De aperitivo, o gringo pediu uma caipirinha. Enquanto bebia, suspirava e comentava:

– Não sei como vocês bebem uísque, se têm essa bebida maravilhosa, que é a cachaça.

Então, pediu outra. O primeiro prato chegou e ele foi na terceira. Durante a refeição, avançou na quarta, na quinta e na sexta caipirinhas. O Zini só olhando. De sobremesa? Mais uma. Quando o jantar acabou, o cônsul olhou desolado para seu copo vazio e o Zini o animou:

– Pede mais uma!

Ele sorriu:

– Vou pedir!

E bebeu sua retumbante e gloriosa oitava caipirinha.

Alguns estrangeiros, mais do que nós, sabem o que temos de bom. Viva a referência do papa à nossa cachaça, portanto. Mas houve algo que ele falou, que, aliás, também foi de troça, sem maldade alguma, só que me calou fundo na alma. Foi a frase:

"Vocês não têm salvação".

Estremeci, quando ele disse isso. Era uma brincadeira, era uma graça, mas não deixa de ser uma verdade. Nós, brasileiros, não temos salvação.

Anos dourados

31/05/2021

Nos anos 80, a Rede Globo encomendou a uma dupla de luxo, Chico Buarque e Tom Jobim, a música de abertura de uma minissérie histórica, "Anos Dourados". Tom Jobim aprontou a melodia, entregou para a emissora e o Chico... nada da letra... A série estava pronta para estrear, o pessoal da emissora ligava para o Chico e... zero...

Tom já sabia que o Chico é assim mesmo: gosta de trabalhar sob encomenda, mas tem seu próprio tempo. Uma vez, ele, Tom, compôs a melodia de "Wave" e pediu para Chico botar a letra em cima. Chico ficou entusiasmado e logo bolou a primeira frase: "Vou te contar...". E não escreveu mais. As semanas e os meses iam passando, e ele não fazia a letra. Até que Tom se irritou e decidiu ele mesmo completar a canção: "Os olhos já não podem ver, coisas que só o coração pode entender". E assim por diante.

Os atrasos do Chico eram normais, portanto. Mas a Globo não podia esperar. A série estreou apenas com a melodia de abertura e só depois, bem depois, Chico aprontou a letra. Que é pura poesia, diga-se. Talvez seja a minha música preferida do Chico Buarque.

O que "Anos Dourados" consegue nos fazer sentir é uma nostalgia dos dezembros dourados do Brasil. Eu pensava muito nisso, quando morava nos Estados Unidos. Porque, se o Natal na neve e no frio é mais bonito, o resto do mês de dezembro é bem mais animado nos trópicos. Por aqui, existe uma sensação de encerramento de um ciclo e começo de outro, algo que, nos Estados Unidos, se dá mais no meio do ano, quando se inicia o verão.

Então, ao ouvir "Anos Dourados" sinto uma doce melancolia de um tempo em que a vida era mais fácil e leve. E que tempo é esse? Para qualquer pessoa, obviamente, são os anos da juventude, em que a rigidez dos músculos e a flexibilidade das articulações combinam com a deliciosa possibilidade de ser irresponsável.

No caso de um porto-alegrense, como sou, seriam os anos em que comíamos xis de pé, em frente aos antigos trailers que serviam lanches madrugada afora. Porque Porto Alegre, nessa época, era também mais fácil e leve. Estou falando dos anos 80 até meados dos 90. A cidade crescia e se sofisticava, até que, em algum momento, começou a se deteriorar. Claro, esse é um processo lento, não ocorre de um ano para outro, vai acontecendo no gerúndio, aos poucos, mas inexoravelmente.

Sinto tristeza ao andar pelas ruas da Capital e ver as paredes pichadas, prédios abandonados, comércio fechado, placas de aluga-se ou vende-se em toda parte, gente debaixo das sinaleiras ostentando cartazes em que pedem esmolas, gente dormindo ao relento, barracas de lona armadas em calçadas ou praças públicas.

Nos tempos dos trailers de xis e cachorro-quente não era assim. Era tudo mais ameno, tudo menos sério. Anos dourados. Será que um dia voltarão?

A pandemia nos faz lavar louça
10/06/2021

Tenho lavado muita louça. Não é uma atividade que me apraz, embora não me faça sentir ojeriza. Já a odiei, confesso. Hoje, não mais. Hoje, lavo uma louça conformado. Sem reclamar. E sem júbilo.

Sei que há pessoas que adoram lavar louça. Elas dizem que esse é o momento em que pensam na vida. O corpo se ocupa de um trabalho que dispensa a criatividade, e a mente se deixa vagar. Meu avô, que era sapateiro, afirmava que a atividade manual tem essa propriedade de liberar o pensamento. Ele batia uma meia-sola e filosofava.

Bem. Eu não preciso de um trabalho manual para pensar na vida. Estou sempre pensando nela, sem conseguir compreendê-la – ela vive me surpreendendo. Então, não me importaria de pagar uma pessoa para lavar a louça por mim. Até porque não tenho preconceito contra empregados domésticos. Não acho que seja escravidão ou coisa que o valha. É um trabalho tão digno quanto qualquer outro.

Vejo gente comparando o esquema do empregado doméstico com a casa grande e a senzala dos tempos da escravidão, dizendo que só no Brasil isso acontece, que lá fora as pessoas lavam sua própria louça com orgulho. Que bobagem. É verdade que, nos Estados Unidos, poucas pessoas contratam domésticas, mas não é por consciência social; é porque é caro. Uma faxina básica, de três horas de duração, custa entre 80 e 120 dólares.

Em Massachusetts, esses chamados "trabalhadores da limpeza" são, em sua maioria, brasileiros. Imagine: uma faxineira que cobra 100 dólares por turno pode fazer duas faxinas por dia. Ou: 200 dólares. Se trabalhar cinco dias por semana, são 4 mil dólares mensais, um pouco mais do que 20 mil reais.

A faxineira faz lá o mesmo que faria aqui. Só que, lá, ela ganha dez vezes mais. Em resumo, não tem nada a ver com escravidão blá-blá-blá, tem a ver com o mercado de trabalho e com a forma como o trabalho é visto.

Aí é que está: a forma como o trabalho é visto. Os americanos não têm preconceito contra tipos de trabalho. No supermercado que mais frequentava, o Trader Joe's, vários dos caixas e atendentes eram senhores e senhoras da comunidade. Estavam ali para ganhar um dinheiro extra, quem sabe para completar a aposentadoria, e trabalhavam com grande alegria. Era bom ser atendido por eles.

Outra: um dia, estava numa rua central da cidade e vi que o gari vinha varrendo da esquina. Havia muitas pessoas paradas na calçada. Ele se aproximava com sua vassoura e, ao chegar perto de alguém, dizia:

– Pode se afastar, por favor?

Falava isso não como um pedido, e sim como uma determinação. As pessoas se afastavam rapidamente, pedindo desculpas. Ele, naquele momento, era a autoridade. E o que lhe conferia autoridade? O trabalho que exercia. As pessoas respeitavam o trabalho dele.

Já o Brasil é atormentado por um defeito que vem dos tempos do Império: na época, trabalhar era atividade para os escravos, nunca para os senhores. Os brasileiros sentiam vergonha de trabalhar. Há relatos de ingleses que viviam no Rio e ficavam embasbacados com o comportamento da população local. Por exemplo: se um inglês precisava do serviço de um chaveiro e o chamava à sua casa, esse profissional, antes de se deslocar a fim de atender ao cliente, contratava um escravo de ganho para carregar sua caixa de ferramentas. Era uma caixa leve, fácil de carregar, mas se o chaveiro fosse visto fazendo isso, ele seria comparado a um escravo.

Desde então, certos trabalhos, no Brasil, são considerados como de segunda categoria.

Pois o degas aqui não pensa desta forma. Respeito qualquer trabalho. São todos importantes, entre eles o de arear panelas. Digo até que quem nunca areou uma panela não sabe de fato como a vida é. Areie você também, e cresça como pessoa. Mas eu não preciso disso. Sem preconceito algum: esse método filosófico não é para mim.

Um homem engolido
por uma baleia

14/06/2021

Um homem foi engolido por uma baleia nos Estados Unidos, dias atrás. Aconteceu em Cape Cod, não longe de onde morei, em Massachusetts. Conheço Cape Cod. É um lugar muito bonito, cheio de praias agradáveis e de histórias da História. Foi lá, por exemplo, que chegou o navio *Mayflower*, com os pioneiros fundadores o país.

Esse homem que a baleia engoliu, ele é um pescador de lagostas. As lagostas daquela região são famosas. Em alguns restaurantes, há um aquário com lagostas nadando logo na entrada. Você pode ir ali e escolher uma para almoçar. Você aponta para a eleita e eles a tiram do aquário para jogá-la numa panela com água fervente. Depois, ela vem para a sua mesa, um bicho enorme, do tamanho de uma melancia, que você come com martelo e alicates. É uma delícia, a lagosta, mas tenho preguiça de usar todo aquele aparato para comer. Prefiro sanduíche de lagosta, que tem em toda parte.

Ou então... ah... só de lembrar, salivo. Vou contar para você: existe um restaurante italiano em Newton, que é uma cidadezinha próxima a Brookline, onde eu morava. Esse restaurante se chama Tartufo e serve um prato, "Lobster Arrabiatta", que é massa tagliatelle com molho de lagosta. Oh, que saudades sinto do Lobster Arrabiatta! Jantar uma massa com molho de lagosta é realmente algo especial, meu amigo.

Pois esse homem mergulhava exatamente para buscar essas lagostas tão apreciadas na Nova Inglaterra. Ele já se encontrava a 15 metros de profundidade, quando sentiu uma pancada forte e desmaiou. Acordou dentro da boca de uma baleia e percebeu que ela estava tentando engoli-lo! Pensou: pronto, acabou, é assim que vou morrer, comido por uma baleia.

Mas, por algum motivo, a baleia não gostou da refeição, subiu à superfície e vomitou o homem a metros de distância. Ele voltou para casa meio zonzo e mancando de uma perna, mas aliviado. Vi sua foto na cama de um hospital: estava sorridente e parecia se sentir vitorioso.

É claro que me lembrei da história bíblica de Jonas, que desobedeceu a uma ordem do Senhor e, como punição, foi engolido por uma baleia. Como o homem de Cape Cod, ele foi vomitado, só que, antes, passou três dias e três noites dentro do bicho, rezando e prometendo a Deus que seria obediente dali em diante.

O grande Zé Rodrix compôs uma canção inspirada nessa lenda:

"Dentro da baleia mora mestre Jonas
Desde que completou a maioridade".

É um tema fascinante: um homem, ainda vivo, repoltreando-se nas entranhas de um animal gigantesco.

Dois fatos me chamaram a atenção, tanto no mito bíblico quando na história atual. O primeiro é que o Profeta Jonas e o pescador de Cape Cod continuaram refletindo e tecendo considerações sobre o que fazer, mesmo estando naquela situação bizarra. Uma vitória da racionalidade.

O segundo é que a baleia os rejeitou. Como quando você bota na boca uma comida estragada e imediatamente a cospe fora, assim que lhe sente o gosto. A baleia, pura demais, imaculada demais, não quis comer o homem. Posso compreendê-la. Fosse eu uma baleia, também sentiria nojo de alguns representantes dessa confusa espécie do *Homo sapiens*.

Medo de injeção

23/06/2021

Se você parar para ver os telejornais, inevitavelmente assistirá às reportagens sobre a vacina contra a covid-19. E, nessas reportagens, verá meia dúzia de vezes a cena daquela agulha entrando no braço de quem se vacina. É uma agulha comprida. Terá... o quê? Uns quatro centímetros? Por aí. E os enfermeiros introduzem-na inteira no músculo da pessoa, antes de premer o êmbolo da seringa.

Contei, outro dia, na rádio, que a Marcinha não pode ver essa cena. Quando vê, ela geme, "ai!", e vira o rosto para o lado.

Foi eu contar isso e vários ouvintes me mandaram e-mails dizendo que eles também têm problemas com a visão de agulhas penetrando braços indefesos. Trata-se do ancestral medo de injeção, que nos assola desde a infância.

Fiquei pensando se, diante daquela cena, alguns não desistem de tomar a vacina por medo da picada. Porque tem de haver um motivo psicológico profundo para os que se negam a se vacinar, que não são tão poucos assim.

Até entendo que o princípio da vacina pode ser assustador. Afinal, um simulacro da doença é inoculado em você a fim de alertar o seu sistema de defesa. Isso é perturbador. Na Revolta da Vacina, de 1904, até cabeças privilegiadas, como a de Ruy Barbosa, se rebelaram contra essa ideia. Em discurso no Senado, ele vociferou:

"Assim como o direito veda ao poder humano invadir-nos a consciência, assim lhe veda transpor a epiderme. Logo, não tem nome, na categoria dos crimes do poder, a temeridade, a violência, a tirania a que ele se aventura, expondo-se, voluntariamente, obstinadamente, a me envenenar, com a introdução no meu sangue de um vírus em cuja influência existem os mais fundados receios de que seja condutor da moléstia ou da morte!"

Mas isso foi há quase 120 anos. De lá para cá, as pessoas se acostumaram a tomar vacinas. O meu filho, quando nasceu, estava nos meus braços depois de ter tomado seu primeiro banho, quando a enfermeira veio de lá com uma injeção GIGANTE.

– O que é isso? – perguntei, receoso.

– Vacina.

E, em seguida, sem me dar muita atenção, ela simplesmente tomou a perninha do menino e lhe enfiou aquela lança, tão grande que acho que poderia atravessá-lo. Meu filho, obviamente, começou a chorar, chocado com aquela primeiríssima agressão do mundo exterior, enquanto eu tentava consolá-lo, embalando-o. Quando finalmente consegui fazer com que ele se acalmasse, a enfermeira voltou com outra injeção.

– Mais uma vacina? – me surpreendi.

– Mais uma – ela disse, e rapidamente tomou a outra perninha do menino e PÁ!, deu-lhe outra agulhada. E o meu filho, mais uma vez, caiu num pranto entremeado de soluços, constatando, tão cedo, que aqui é mesmo um vale de lágrimas.

De lá para cá, ele tomou dezenas de vacinas. Dezenas. Aí é que está: todo mundo toma vacina. Por que esse drama, agora, com a necessária vacina contra a covid-19? Vocês não entenderam ainda que todo mundo tem de se vacinar para podermos sair juntos dessa enrascada? Chega de medinho! Chega de frescura! Vai se vacinar, rapaz!

Aquelas velhas madrugadas

25/06/2021

O Doctor Jekyll tinha uma cabeça de onça pendurada em cima da escada que levava para o segundo piso da casa. Era exatamente embaixo daquela onça que o Professor Juninho se posicionava. Ele pegava uma cervejinha longneck no bar e ficava ali, com um meio sorriso de Monalisa intrigando quem entrava. Intrigava as mulheres, óbvio. A gente se distraía e, quando voltava a cabeça para conversar com ele, já havia uma moça ao lado, rindo e comentando:

– Ai, Professor...

O Doctor Jekyll tinha a cerveja mais gelada da cidade e o melhor som. Só clássicos do rock 'n' roll. Ficava ali no Largo da Epatur. Às vezes nós saíamos do bar e deparávamos com a feira sendo montada e as donas de casa já se acercando para comprar chicória e couve-flor. Vou dizer: se tem uma coisa de que um noctívago não gosta é de estar na rua quando o sol nasce. É o princípio do Conde Drácula: o sol faz o boêmio derreter. Lembro daquela música belíssima do Chico:

"Eu faço samba e amor até mais tarde
E tenho muito sono de manhã".

É um hino da boemia. Um diamante. Conta com precisão o que sente o boêmio.

Já fui boêmio. Seria ainda, se a vida não tivesse me empurrado para outro lado, para o lado das manhãs. Mas não lamento. A vida, quando decide que você tem de seguir por um caminho, você obedece, vai sem reclamar e tenta aproveitar a paisagem.

É o que faço. E, fazendo assim, até me esqueço de alguns detalhes de como era naquela época. Imagine que eu não saía da cama antes das 10 horas. Como diz na música do Chico:
"Não sei se preguiçoso ou se covarde
Debaixo do meu cobertor de lã
Eu faço samba e amor até mais tarde
E tenho muito sono de manhã".

Bem, eu era exclusivamente um jornalista de jornal. Chegava à redação depois do almoço e, antes de começar a trabalhar, ia direto para o bar, tomar um café restaurador. Então, reencontrava meus companheiros da noite, o Juninho, o Ricardo Carle, a Mariana Bertolucci e outros mais. Sentindo a cabeça ainda mareada, nós prometíamos que naquele dia iríamos cedo para casa. Mas aí voltava a entrar em ação o princípio do Conde Drácula: quando o sol se deitava no Guaíba, nós nos assanhávamos:
– Vamos?
– Vamos!
E íamos.

Está certo, éramos jovens. Hoje não teríamos preparo físico para aquelas jornadas. A noite foi perdendo sua força à medida que a idade avançou. Mesmo assim, estava acostumado a tomar chopes cremosos com os amigos, a compartilhar churrascos, a frequentar restaurantes.

Até que a vida empurrou a mim, e a todos os outros bilhões de terráqueos, para outro lado. A vida noturna foi mutilada pela pandemia. E eu, agora, mesmo tendo tomado as duas doses da vacina contra a peste, mesmo estando vivo e bem, eu, agora, sabe o que me aconteceu? Como diria Mario Quintana, "perdi um jeito de sorrir que eu tinha". Estou desasado, receoso, sem naturalidade para usufruir dos prazeres da noite, ainda que seja uma noite breve.

    Novas e agressivas cepas, variantes malvadas, esse vírus não nos deixa em paz. Não voltarei aos meus tempos de viver na madrugada, é claro, isso já passou, mas quero poder beber chopes cremosos com os parceiros sem medo de ser contaminado pelo garçom. Maldito corona! Até quando vai nos aprisionar? Até quando atormentará o mundo? Como perguntou o Chico naquela bela canção:

    "Será que é tão difícil amanhecer?"

É PRECISO DIVIDIR A VIDA

02/07/2021

Já vi crepúsculos. Repare que sou de uma cidade que se orgulha do seu pôr do sol e, de fato, é bem bonito o entardecer às margens do Guaíba. Além disso, vi o sol se deitar atrás dos montes e em frente ao mar, o que também é belo. Mas houve um dia em que um crepúsculo me encantou mais do que todos. Eu estava em Brookline, onde morava, fazendo coisas na rua. Decidi, então, tomar um café em um lugar do qual gostava muito, chamado Allium. Tudo lá era bom, tudo, mas a mufaletta era imbatível.

Assim, pensando nas delícias da mufaletta, atravessei a primeira faixa da avenida e parei no canteiro, esperando que o sinal abrisse para mim. Aí, olhei para o lado, para o horizonte e lá estava ele: o sol. Imenso, cor de laranja, colorindo o mundo em diversos tons de púrpura e amarelo. "Oh!", exclamei, e prendi a respiração. Notei que, ao meu lado, no canteiro, as pessoas sacavam de seus celulares para filmar a cena. Peguei do meu também. Mas não para filmar. Liguei para a Marcinha:

– Tu estás na rua?

– Estou.

– Então vem aqui pra Beacon, na frente do Allium. Tu precisas ver esse pôr de sol!

– Mas eu acho que posso ver daqui.

– Não, não, onde estou é o melhor ângulo. Está incrível. Vem pra cá depressa!

E ela veio. Veio rápido, andava por perto. Parou na esquina e chamei:

– Aqui! Aqui!

O sinal estava fechado. Enquanto ela esperava abrir, o planeta continuou girando, como faz há 4 bilhões de anos, e o sol foi se escondendo na linha do horizonte. Quando ela enfim chegou, metade do corpo do sol já estava lá embaixo, iluminando o Japão.

– Que lindo! – ela disse.

– Mas estava muito mais lindo antes – respondi. – Pena que tu perdeu...

Lembro bem desse pôr do sol, mas não exatamente por causa da sua beleza, e sim porque chamei a Marcinha para vê-lo.

Por que fiz isso?

Porque precisava de uma testemunha daquele momento. Precisava compartilhar aquela beleza para que, mais tarde, alguém lembrasse dela junto comigo.

É o que torna a vida real. Se você vive algo maravilhoso e guarda só para si, se ninguém sabe daquela experiência, ela começa a desaparecer. Logo, até sua própria memória passa a duvidar de que aquilo foi real.

As redes sociais cumprem um pouco essa tarefa. Quando as pessoas postam fotos dos seus pratos de comida, elas estão na verdade buscando testemunhas: vejam como foi bom o meu almoço. Claro que o melhor seria partilhar a refeição com outras pessoas, para que, mais tarde, elas pudessem comentar não apenas a aparência do prato, mas o sabor. Em todo caso, as redes sociais conseguem atenuar um pouco da solidão.

Um pouco.

Porque o ideal é dividir a vida com outras pessoas. Veja como isso é bonito: quanto menos egoísta você for, mais verdadeira será a sua existência. Caso contrário, mesmo o mais belo pôr de sol vai se apagando, vai ficando sem sentido e sem cor. Até parecer que nunca aconteceu.

A falta que faz o pai

06/07/2021

A todo instante alguém descobre o problema do Brasil. A pessoa diz: "O problema do Brasil é que...". E nas reticências encaixa uma de nossas mazelas, que são tantas...

Eu brincava que o problema do Brasil não é a miséria, e sim a interpretação de texto. Mas fui mal interpretado, então parei de fazer essa brincadeira.

Agora, sério, vou dizer qual é o maior problema do Brasil: somos nós, homens.

Já contei aqui sobre minha experiência na Fase, não? Contei, mas repito. Fui diversas vezes à Fase para dar palestras aos internos e tal. Pois bem. Conversando com os meninos que lá estão recolhidos, nunca encontrei um único que tivesse a família constituída, pai e mãe cuidando dele, como deve ser. Na maioria dos casos, o menino tinha uma mãe mais ou menos atenta e um pai ausente, que ele não conhecia, ou que era violento ou bêbado ou drogado.

O mesmo você vai constatar se falar com as crianças que estão debaixo das sinaleiras, pedindo moedas ou vendendo balinhas. E, se for a uma das várias vilas de Porto Alegre e procurar os meninos que estão rolando soltos pelas ruas, verá idêntica situação.

Grande parte das famílias brasileiras pode até ter um homem, mas não tem um pai. Em algum momento da história do Brasil, os homens se desconectaram dos valores familiares.

Isso fica demonstrado inclusive pelos casos de violência doméstica, que parecem aumentar a cada dia. O homem não cultiva um sentimento paterno, nem de companheiro da mulher que está com ele. Ele cultiva um sentimento de posse. Ele é proprietário daquelas pessoas. Ele não tem que cuidar delas, ele quer dispor delas.

A decadência da família brasileira é a causa da decadência moral do Brasil. Por isso somos cínicos, inconfiáveis e manhosos. Por isso somos capazes de roubar até na vacina que salva vidas.

Houve época em que os homens se orgulhavam de trabalhar duro para sustentar suas famílias. Meu avô era assim. O trabalho o engrandecia. Mas, de repente, os homens passaram a se ver como vítimas – o trabalho duro, em vez de ser encarado com orgulho, passou a ser aviltante, e os homens começaram a procurar expedientes para sobreviver. Não poucas vezes, expedientes fora da lei.

O que produziu esse nosso afrouxamento moral? O que tornou raros os pais do Brasil?

Tínhamos que descobrir as respostas a essas perguntas, porque elas são centrais, elas podem apontar um caminho para o futuro.

O Brasil não precisa de heróis, de mitos ou de salvadores da pátria.

O Brasil precisa de pais.

Uma vida lidando com a mentira
07/07/2021

Estava conversando com uma enfermeira experiente, e ela me contou que, às vezes, ao caminhar pela rua, vê o braço de alguém e pensa: "Que veia boa para puncionar tem aquele ali!".

A vontade que ela sente é de deter a pessoa e dizer:

– Me desculpa, mas vou ter que te dar uma puncionada!

E já tiraria da bolsa a agulha e o garrote e já picaria aquela veia tão formosa e oferecida.

E você? Alguma vez você imaginou que, ao passear com os braços nus por aí, despertaria em alguém o desejo de puncioná-lo?

É evidente que não imaginou, porque você não sabe nada sobre a rotina da enfermagem, só sabe sobre seu próprio trabalho.

Tempos atrás, estava pensando no meu médico, o André Fay. Ele passa o dia vendo nódulos, micronódulos e tumores, passa o dia ouvindo queixas das pessoas, e não são quaisquer queixas, é coisa séria: o André é oncologista. Pois bem. Como se sentirá um oncologista ao entardecer, depois de ter lidado com a dor, miséria humana e, não raro, com a morte?

Foi o que perguntei para o André, e ele me respondeu:

– Às vezes é duro, mas, quando posso ajudar uma pessoa, compensa.

Fiquei ponderando sobre aquilo. Essa sensação, de livrar uma pessoa da dor ou mesmo de salvá-la da morte, deve ser, de fato, algo especial. É o tipo de recompensa que não terei com o meu trabalho, eu que passo o dia inteiro escrevendo, manuseando advérbios e adjetivos, em vez de fazer alguma coisa realmente importante, como estancar uma metástase.

Um policial talvez tenha uma sensação parecida com a do médico – ele protege as pessoas do mal, ele também salva vidas.

O meu avô era sapateiro. Quando ia consertar um sapato, colocava naquela tarefa uma concentração e uma energia que me deixavam encantado. Era só uma meia-sola e um saltinho que seriam trocados, mas, no momento em que ele se dedicava ao trabalho, não havia nada de mais importante no mundo.

Então, meu avô concluía o conserto e me mostrava como o sapato ficara feito novo. Ele se orgulhava do que fizera, e eu me orgulhava do seu orgulho. Depois, o cliente vinha pegar o sapato e eu prestava atenção em sua reação. Era sempre positiva:

– Nossa, seu Walter, ficou lindo! Parece novo!

Era bom de ouvir aquilo.

Cada trabalho guarda seus prazeres e angústias.

Agora, calcule como deve ser a vida de um político brasileiro. Ele passa o dia se refocilando na mentira, no engodo e no cinismo. Ele tem inimigos que querem destruí-lo e que ele quer destruir. Ele, às vezes, não pode confiar nem nos amigos. Ele está eternamente cercado de tentações, ele está eternamente ouvindo propostas indecorosas. Como ser reto e justo, se você vive entre o que é torto e injusto? Difícil. Por isso, desconfie dele, amigo leitor e eleitor. Desconfie sempre. Políticos não têm de ser idolatrados; têm de ser vigiados.

O cafezinho perfeito

13/07/2021

Agora mesmo fiz um cafezinho ótimo. Fiz na moca. Ou mocha, tem uns que chamam de mocha. A Marcinha insiste que o café preparado na moca tem de ferver em fogo baixo. Ela viu isso em algum desses programas de culinária na TV. Então, estou fazendo o café e ela vai lá e abaixa o fogo. É irritante. Mas agora ela não estava por perto, aí aqueci meu café em fogo alto, altíssimo, o mais alto dos fogos, e ficou excelente. Quer dizer: essa história de fogo baixo é balela.

Quando meu café havia fervido e fumegava feito a cabeça do Sargento Tainha, eu o derramei numa xícara branca de porcelana. Não uma caneca; uma xícara. E, debaixo da xícara, acoplei um pequeno pires também branco. Adocei com um desses açucares marrons. *Brown sugar*, diria o Mick Jagger. Mexi com minha colherinha que deveria ser de prata.

E experimentei.

Estava perfeito. Que cafezinho bem bom, esse que fiz. Lembrei dos cafés que são servidos nos Estados Unidos. Eles botam aquele café aguado, quase um chá, num enorme copo de papel e fecham com uma tampinha de plástico e dão para o cliente, que sai à rua bebericando e sorrindo. Em volta do copo eles colocam uma espécie de cinturão de papelão, para você não queimar os dedos. Tempos atrás, uma mulher se queimou com o café e processou a lanchonete. Ganhou um monte de dólares. Aí algum esperto inventou esse cinturão de papelão, vendeu para as redes de café e ficou rico. Uma única ideia engenhosa, e o cara nunca mais precisou trabalhar.

É como aquele sujeito que inventou a mesinha de plástico, de três pernas, que fica no meio da caixa de pizza. Aquela coisinha impede que a tampa da caixa bata na cobertura da pizza, melecando tudo. Pois teve um bidu que bolou a mesinha e também ficou rico com a ideia, que nem o do cinturão de papelão.

Eu mesmo já tive diversas ideias assim simples e geniais, como o celular de pulso, e não fiquei rico. Estou fazendo algo errado.

Mas estava falando do meu cafezinho. Um café na temperatura ideal, adoçado com a quantidade ideal de *brown sugar*, servido numa adequada xícara branca de porcelana. Enquanto o sorvia, congratulei-me comigo mesmo, sorri de satisfação e então pensei na dor.

Passei muito tempo sentindo dor desde o fim do ano passado. Não vou entrar em pormenores, para não aborrecê-lo, enfarado leitor, só digo que foi uma falta de sorte, porque uma dor gerava a outra e as moléstias foram se acumulando, até que chegou o momento em que só existia dor, para mim.

Era aonde queria chegar: é impossível sentir o prazer que senti com meu cafezinho, se estou com dor. Eu poderia fazer o café perfeito, como fiz, e não conseguiria usufruí-lo. Seria um desperdício de perfeição de café.

A dor distorce a realidade, tira a beleza da vida. Isso vale para uma pessoa, prisioneira que é do seu próprio corpo, e para um país. O Brasil, ultimamente, só sente dor. Como uma nação pode produzir uma bossa nova, por exemplo, se está sentindo dor? Não, a bossa nova é de um tempo mais ameno, um tempo em que se sentia o prazer de um cafezinho bem-feito. Se não conseguimos nos curar de todos os nossos males, tínhamos de sanar essa dor mais urgente, a da divisão política, que ora nos atormenta. Que analgésico nos salvará? Não sei. Talvez estejamos prestes a descobrir.

Um lugar proibido para brasileiros
26/07/2021

Durante a cobertura da Copa do Mundo do Japão, em 2002, deparei com um curioso cartaz colado no muro de uma rua de... que cidade era mesmo?

Hamamatsu. Acho que foi Hamamatsu.

O cartaz avisava: "Proibido andar de skate". Detalhe: a advertência estava escrita em português. Quer dizer: era para ser lida por brasileiros.

Embora não tenha total certeza de que o cartaz estava em Hamamatsu, faz todo o sentido que estivesse lá, porque aquela cidade é a que abriga a maior colônia de brasileiros no Japão. A conclusão é óbvia: os brasileiros, ao contrário dos japoneses, andavam de skate nas áreas públicas da cidade, irritando as autoridades locais.

Quem diria que, duas décadas depois, os brasileiros se consagrariam no Japão exatamente pela prática do skate? E quem diria que os grandes rivais dos brasileiros no skate fossem, exatamente, os japoneses?

Pode-se dizer que ambos, brasileiros e japoneses, tenham alcançado o mesmo resultado (a excelência no skate) empregando métodos diferentes: os japoneses com sua disciplina, praticando o esporte apenas em áreas permitidas; os brasileiros anárquicos, invadindo ruas, rompendo com normas de trânsito, atropelando transeuntes.

Vi outros cartazes escritos em português, no Japão. Em alguns bares, eles alertavam, simplesmente: "Proibida a entrada de brasileiros".

Pô!

Escrevi colunas sobre isso, na época, e, quando voltei da Copa, recebi um amável convite para jantar com o cônsul do Japão em Porto Alegre. Aceitei o convite. O cônsul foi gentil, disse que havia gostado muito das colunas que eu escrevera sobre o Japão e fez questão de explicar acerca daqueles cartazes.

– É que a cultura de brasileiros e japoneses é muito diferente – observou. – Por exemplo: no Japão, nós temos cinco tipos de lixo, mas os brasileiros não estão acostumados com essa separação, e acabam misturando os materiais na mesma lata.

O exemplo que ele forneceu foi bastante ilustrativo, até porque, naquele tempo, mal e mal estávamos começando a dividir o lixo entre seco e orgânico.

Entendi perfeitamente o que o cônsul quis dizer. O que nos separa do Japão é mais do que meio mundo. São formas de pensar e de ver a vida quase que opostas. Os japoneses têm um senso de coletividade que nós dificilmente atingiremos, no Brasil. A começar pela geografia. Lá há pouco espaço. O Japão é uma península. São ilhas rochosas e inférteis habitadas por mais de 125 milhões de pessoas. Há muitos japoneses por toda parte, eles estão sempre próximos uns dos outros. Então, é preciso se respeitar. O japonês não fala alto em público, o japonês evita tocar em outras pessoas, o japonês sempre usou máscara ao ficar gripado, o japonês não anda de skate em áreas proibidas.

O brasileiro espera que o Estado ou as instituições ou algo vago como "a sociedade" resolvam os problemas por ele. Ele, brasileiro, é cioso dos seus direitos. O japonês entende que tem de fazer sua parte na solução dos problemas. Ele, japonês, é consciente dos seus deveres. São quase antagônicos. Mas os dois são bons no skate.

Caiu a ficha

29/07/2021

Tem uma pergunta que useira e vezeiramente é feita pelos repórteres de TV aos vencedores de alguma competição e que vem sendo bastante repetida na Olimpíada de Tóquio. Gosto dessa pergunta:

"A ficha já caiu?"

A resposta é sempre a mesma: a ficha ainda não caiu. Quer dizer: o conquistador está perplexo com sua própria conquista, e pouco do frêmito do povo embevecido e agradecido chegou a ele.

Trata-se de uma resposta modesta, como bem cabe a um vencedor. Quer dizer: ele venceu, mas continua sendo a pessoa que sempre foi. A vitória não teve tempo de modificá-lo, ele nem sequer compreendeu o tamanho da sua conquista.

Queria um dia responder a essa pergunta. É um desejo que acalento. Eu, cercado de repórteres entre sorridentes e ansiosos, os microfones apontados para mim, aí um deles, de preferência da Globo, faz a pergunta que sempre quis ouvir:

– David: a ficha já caiu?

Eu fingiria pensar na resposta, mas na verdade já a tenho pronta e ensaiada:

– Sabe que não? A ficha realmente não caiu. Hoje de manhã, seis horas, acordei e fiz o que faço todos os dias: tomei meu desjejum com frutas da estação e saí para distribuir alimentos para os meninos pobres da minha rua. Tenho uma relação muito bonita com eles, sabe? Eu os trato como se fossem meus filhos. Acho que temos obrigação de ser solidários. Ver a gratidão nos rostinhos deles quando lhes dou um simples sanduíche é a minha maior recompensa. Bem. Depois, fui fazer meus exercícios matinais. Yôga. Precisamos cuidar do corpo. Em seguida, parei tudo e fui meditar. É muito bom sentir aquela paz e se afastar de toda a agitação do mundo. A vida não é só produzir e produzir e produzir. Só agora, quando vocês chegaram, é que pensei: eu venci! Eu sou o número 1! Que loucura isso. Chega a ser perturbador para quem tem um passado de dificuldades como eu. Mas é muito positiva toda essa energia que sinto das pessoas em relação a mim. Só posso dizer uma coisa a todos que estão me assistindo neste momento: jamais desistam dos seus sonhos. Jamais!

Considero o meu discurso perfeito: mostra como sou esforçado, acordando às seis da manhã, e, ao mesmo tempo, elevado, meditando e tudo mais. Mostra como me preocupo com os mais necessitados, como sou humilde e, por fim, dá às pessoas um conselho inútil, mas que demonstra a minha força de vontade: "Jamais desistam dos seus sonhos".

Há um outro trecho do meu discurso que me empolga: a parte da energia. É bom imaginar raios invisíveis saindo das pessoas, vindo em minha direção, me tornando mais forte. É um pensamento agradável. Se milhares de pessoas, se um país inteiro torcer por mim, vou me dar bem. O problema é se torcer contra mim. Bem, mas isso não acontece com um cara que tem de responder se a ficha já caiu. Ah, não.

Ser perguntado sobre isso, sobre a ficha cadente, é o que basta para uma pessoa se sentir realizada. Acredite em mim: não desisto dos meus sonhos. Graças a sua energia positiva, ainda vou responder se a ficha já caiu.

O imortal Catimba
28/07/2021

Quando eu e o Nico Noronha terminamos de escrever a primeira edição de *A história dos grenais*, no começo dos anos 90...

Aliás, preciso pagar uma penitência: devia ter feito mais homenagens ao Nico Noronha quando ele morreu, no começo de 2018. Não as fiz talvez porque estivesse em férias, mas as farei oportunamente, prometo.

Por ora, tenho de contar que, quando eu e o Nico Noronha terminamos de escrever a primeira edição de *A história dos grenais*, no começo dos anos 90, passamos a decidir que fotos seriam publicadas na capa. A ideia era fazer algo diferente: o leitor gremista compraria o livro com uma capa com gol do Grêmio; o colorado com um gol do Inter. Para isso foram impressas duas versões: uma com a foto do gol do Grêmio na frente e o gol do Inter na contracapa, e a outra abria com a do gol do Inter e tinha a do gol do Grêmio atrás. Foi uma bossa que achamos que seria considerada genial, mas ninguém deu muita bola para a nossa invenção.

As fotos que escolheríamos tinham de ser simbólicas, deviam sintetizar a própria história do clube. Ficamos semanas discutindo qual seria a foto do Inter, porque a do Grêmio já estava decidida. Foi fácil: concordamos no primeiro minuto do primeiro tempo que seria a do gol de André Catimba no Gre-
-Nal decisivo do Gauchão de 1977. É uma imagem poderosa, captada no momento mais emocionante de um jogo histórico. O Inter era octacampeão gaúcho e o Grêmio havia montado

um time para interromper aquela série de títulos. Em meio ao clássico, pênalti para o Grêmio. Tarciso, que estava no clube havia cinco anos, foi bater. Chutou o chão, e a bola saiu para fora. Foi tão dramático que os jogadores do Inter correram para consolá-lo. Se o Grêmio perdesse, dificilmente a torcida perdoaria o "Flecha Negra". O Grêmio não podia perder.

Não perdeu.

Aos 42 minutos do primeiro tempo, Iúra, o "Passarinho", deu um passe suave, de perna esquerda, por dentro da defesa do Inter, para André Catimba, que entrava na área em velocidade. A forma como André posicionou o corpo em relação à bola sugeria que ele chutaria de perna esquerda, rasteiro, no lado esquerdo do goleiro Benitez. Mas ele chutou de perna direita, alto, no lado direito. Gol. O gol do título.

Emocionado, André correu para comemorar como de costume: desde que era guri, em Salvador, ele festejava os gols nas peladas de praia dando saltos mortais que encantavam os turistas em visita à Bahia. Naquela tarde de setembro, no Olímpico, ao marcar o gol mais importante da sua carreira, ele tinha de fazer o mesmo. Fez. Só que deu errado. No meio do salto, André sentiu uma distensão na coxa e se esborrachou no chão. Foi esse momento que o fotógrafo de *Zero Hora*, Armênio Abascal Meireles, capturou, e que nós reproduzimos na capa do livro: a bola está na rede e o meia Tadeu Ricci corre para dentro do gol, olhando para ela, pronto para abraçá-la. Ao lado da trave, de costas para o fotógrafo, o goleiro Benitez está ajoelhado na grama, devastado pelo revés. E, em primeiro plano, André Catimba voa. Voa mesmo, ele está à altura do travessão, na horizontal, feito um super-herói que decolou da superfície e partiu rumo à imortalidade. Bonito. E verdadeiro. Porque é isso que André Catimba é. Morreu nessa quarta-feira gelada, mas é imortal.

Ratos e homens
02/08/2021

Nós somos muitos. Estou falando de nós seres humanos. Há 8 bilhões de *Homo sapiens* debaixo do sol, e esse número continua aumentando. É gente demais. Quando nasci, menos de 60 anos atrás, éramos 3 bilhões. Quase triplicamos, de lá para cá, e os espaços que o mundo oferece são os mesmos. Por isso está tudo sempre lotado. Aonde você vai você encontra gente.

Na classe dos mamíferos, talvez só os ratos nos superem. Os cientistas fazem um cálculo: existem três ratos para cada ser humano. Ou seja: são 24 bilhões de ratos no planeta.

Houve uma invasão de ratos nas fazendas da Austrália. Vi as cenas dos vídeos gravados pelos australianos. Ratos por toda parte, subindo nas mesas, entrando nos carros, enfiando-se nas fronhas e aninhando-se debaixo dos lençóis, devorando plantações, colheitas e os mantimentos das despensas. Tantos, mas tantos ratos, que os fazendeiros dizem que o chão treme quando eles correm.

Um cientista disse, numa entrevista, que a quantidade de ratos na Austrália é tamanha que a Natureza ainda vai levar algum tempo para reagir e reequilibrar o sistema ecológico. Aos poucos, porém, deve aumentar o número de predadores dos ratos, ou eles serão vitimados por doenças e morrerão, e a situação se normalizará. Porque a Natureza está sempre em busca do equilíbrio, ela cria sistemas de compensações para que a vida siga seu curso sem maiores traumas.

Bem. Isso me levou a pensar em nós, humanos, que não paramos de nos reproduzir, como... bem, como ratos. A Natureza, sábia que é, deve estar preocupada com essa explosão demográfica. Nós estamos ameaçando as outras espécies, estamos ameaçando o próprio planeta.

Algumas coisas que fazemos são belas, é verdade. As sinfonias de Bach e Beethoven. As músicas dos Beatles. As pinturas impressionistas. As esculturas de Michelangelo. Além disso, da nossa espécie surgiu Marina Ruy Barbosa. Agora: você já viu o que fizeram com Camboriú? Está certo: muita gente gosta daquele tipo de praia, mas será que a Natureza aprova uma doce baía tomada por arranha-céus que tapam o sol e bloqueiam os ventos?

Manhattan eu entendo. Há pouco espaço horizontal em Manhattan. Assim, os americanos optaram pela solução ousada, os prédios altíssimos que já tinham mudado a paisagem de Chicago foram adotados pela ilha e acabou ficando típico, cult, clássico, um charme.

Mas nem todo lugar é Manhattan. Lembre-se disso, construtor de arranha-céus: nem todo lugar é Manhattan.

Enfim, o que quero dizer é que, no nosso pouco tempo de civilização, começamos a bagunçar o mundo seriamente. É assustador. Pense: a Terra, esse lindo planeta azul, tem cerca de 4 bilhões de anos de idade. A vida sobre a Terra é mais nova: 3 bilhões. E nós, humanos, fomos nos diferenciar dos chimpanzés há apenas 6 ou 7 milhões de anos. Mas, naquela época, tudo bem, éramos poucos – o cálculo é que, há 10 mil anos, não passássemos de 1 milhão. O problema foi a partir daí, quando tudo mudou. É que, nesse período, foi inventada a civilização. Passamos a comer melhor e a ter melhores condições de higiene, passamos a nos defender com mais eficiência de predadores e intempéries, passamos a nos reproduzir com mais segurança e com maior velocidade.

E aqui estamos. Em nada mais do que 10 mil anos, saímos de 1 milhão para 8 bilhões. É claro que a Natureza vai procurar formas de nos controlar. Donde, o aparecimento de ameaças à vida humana, como o coronavírus. Preciso desenvolver essa ideia. Mas, como ocorre em Camboriú, estou sem espaço. Ocuparei a próxima coluna com isso.

Hipopótamos e homens
03/08/2021

Estou sempre procurando notícias sobre os hipopótamos do Pablo Escobar. Você deve conhecer a história: Pablo Escobar gostava muito de hipopótamos, por isso importou quatro deles para seu zoológico particular, na Colômbia. Eram três fêmeas e um macho, só que um macho muito fogoso, cheio de entusiasmo pelo sexo oposto. Ele logo emprenhou as fêmeas e, depois da morte de Escobar, seguiu emprenhando-as, e seus descendentes também se puseram em fremente atividade carnal e o resultado foi que, hoje, a Colômbia é o lugar do mundo em que vivem mais hipopótamos fora da África. Há dezenas deles por lá, talvez centenas.

Os hipopótamos se adaptaram muito bem à Colômbia. Não há predadores que os incomodem, eles são os reis dos rios. A Colômbia, porém, não se adaptou tão bem a eles. A fauna e a flora locais começam a ser abaladas pela presença imponente dos hipos. Por exemplo: se um bando numeroso se instala num rio pequeno, eles podem simplesmente matar esse rio. Porque os hipopótamos comem muito e, por consequência, fazem muito cocô. Essa quantidade de excremento muda a composição das águas do rio e pode liquidar com os peixes que nele nadam inocentemente.

Além disso, os hipopótamos enganam as pessoas com aquela sua cara de moscões. Ao contrário do que parece, eles são agressivos e têm pouca paciência. Alguns colombianos já se machucaram ao se aproximar demais deles a fim de alimentá-los, como se eles fossem pombos.

Por isso, cientistas e autoridades da Colômbia queriam dar um jeito de conter a reprodução dos hipopótamos. Primeiro, eles tentaram castrá-los, mas vá você capar um hipopótamo. Ele, compreensivelmente, não quererá permitir e pode se irritar e se tornar bem desagradável.

Assim, os colombianos acharam melhor simplesmente abater os hipopótamos. Um até foi executado, mas a população se revoltou. O fato é que as pessoas se afeiçoaram aos hipopótamos e não admitem que eles sejam mortos.

Ou seja: os colombianos vivem um impasse. Não podem conviver com os hipopótamos, mas não querem se afastar deles.

Estou contando essa história dos hipopótamos para compará-los conosco, nós, seres humanos. Ambos, homens e hipopótamos, podemos nos tornar um estorvo. Primeiro cheguei a pensar em nos comparar aos ratos e sua velocidade de reprodução. Mas, não. Os ratos são furtivos, escondem-se nas trevas dos esgotos, enquanto nós e os hipopótamos tomamos conta do ambiente em que habitamos.

Nós, sendo tantos, como somos, decerto que estamos provocando a reação da Natureza, como escrevi ontem. É a lei de compensações biológica. Então, é de se esperar que surjam mecanismos que nos contenham, e não duvido de que o coronavírus tenha sido um desses ardis do universo. Porque, seguindo certo nexo evolutivo, o coronavírus parecia decidido a eliminar os velhos, os obesos e os doentes. No entanto, a Humanidade reagiu, criou rapidamente vacinas para impedi-lo, e agora ele está em busca de uma saída. Novas variantes estão sendo lançadas, o vírus está se adaptando.

O que virá a seguir? Um vírus que atacará os estressados? Um vírus que terá a tristeza como alvo? Qual será a lógica evolutiva do coronavírus? Que tipo de ser humano ele quererá remover do planeta? Precisamos ter cuidado. A Natureza está de olho em nós.

Uma confissão perigosa
06/08/2021

Eu confesso: gosto do Phil Collins. Gosto, podem me criticar, podem tecer sarcasmos no Twitter. Não me importo.

Você tem de ser verdadeiro. Não tem de ligar para a opinião dos outros. Quer saber outra? Odeio fondue. Talvez me torne persona non grata em Gramado por revelar isso, mas odeio. Onde já se viu? Você pega um pedaço de carne, mergulha em queijo derretido e acha o máximo. Ora, se você quiser filé com queijo, peça um à parmegiana! O Tartare serve o melhor parmegiana da cidade.

Mas o pior é o fondue de chocolate. Os caras afogam pedaços de banana no chocolate derretido e comem aquilo. Sério, por Deus.

E quem é que inventou que fondue é romântico? Cristo! Você sai todo enfumaçado do jantar, como é que pode haver romance depois disso?

Enfim.

Mas não quero ficar mal com o pessoal de Gramado, até porque adoro aquela região. Não faz muito, inclusive, passei dois dias aprazíveis em Canela. Estava ótimo. Uma tarde, por insistência do meu filho, fomos ao Sky Glass. Você sabe o que é o Sky Glass? É uma plataforma de vidro que eles construíram sobre um precipício. Você caminha no vidro, olha para baixo e vê que o solo está a 360 metros de distância. É assustador, mas bem bonito.

Fui na coisa, tudo bem, fui me segurando no corrimão. Mas chegou um momento em que, instigado pelo meu filho, tive de sair do meu canto e andar sobre o vidro sem ter nada para me apoiar ou segurar. Não era minha ideia fazer aquilo, mas um pai não pode decepcionar seu filho, sobretudo em questões de bravura. Quando estava no meio do troço, pisando em vidro fino, com o abismo se abrindo aos meus pés, pensei: "Que é que estou fazendo aqui?". Mas fui em frente, tentando demonstrar valentia. Ao alcançar a parte em que o chão é de ferro, meu filho perguntou:

– Sentiu medo?

– Nenhunzinho.

Se você é destemido, vá, que é um belo passeio.

Mas estava falando do Phil Collins. Outro dia, tocou no rádio uma antiga música do Phil Collins, do tempo em que ele era do Genesis. Gostava do nome dessa banda. Volta e meia, quando ouvia algum som dela, pensava:

"No princípio, Deus criou o céu e a terra. A terra estava deserta e vazia, as trevas cobriam o abismo e o Espírito de Deus pairava sobre as águas".

Que imagem poderosa essa, do Espírito de Deus pairando sobre as águas! Um dia escrevo sobre isso. Por ora, voltemos à banda Genesis. A música a qual me referi era "Follow You, Follow Me", que tocava muito nas reuniões dançantes dos anos 70. Estava com meu filho Bernardo e disse para ele:

– Eu dançava essa música nas reuniões dançantes! Eu era o cara das reuniões dançantes! O campeão da música lenta!

Ele me olhou sem dizer nada.

Aquela música me fez sentir certa nostalgia. A música tem esse poder. Ela se comunica diretamente com a alma, sem intermediários. Lembrei de uma vez em que, durante uma cobertura internacional, num país da Europa, encontrei um colega mais velho e ele me pareceu abatido. Ele me pareceu realmente abatido. Como tínhamos algumas horas de folga, convidei-o para almoçar em um pequeno restaurante que havia ali perto, a fim de animá-lo. Sentamo-nos a uma mesa diante da janela e ele ficou espiando o vazio lá fora. Então, uma música se derramou do sistema de som. Ele olhou para cima, para o lugar de onde vinha o som, e murmurou:

– Essa música tocava quando eu tinha 16 anos...

E começou a chorar.

Fiquei perplexo, não sabia o que dizer para consolá-lo. Percebi que o passado tomara conta do peito dele, e o passado, quando volta, é perigoso.

Pois ao ouvir a música do Genesis, o passado veio a mim e me fez suspirar e eu também espiei o vazio e disse para mim mesmo:

– Agora sei o que sentiu o meu velho colega...

Meu filho franziu a testa e perguntou:

– O que foi, papai? Não entendi.

– Nada – respondi, sorrindo. – Já passou.

Eu ia lhe chamar enquanto corria a barca

11/08/2021

Tocou "Preta Pretinha" no rádio do carro. Comecei a cantar: "Eu sou um pássaro que vivo avoando, vivo avoando sem nunca mais parar...".

Houve uma vez um verão em que fui acampar em Cidreira com a turma da faculdade. Certa noite, estávamos sentados na areia da praia, numa rodinha em que se bebia e se fumava e se dizia bobagem, aí alguém tomou do violão e puxou o laiá laiá de "Preta Pretinha". Todo mundo acompanhou, mas, na hora do refrão, a turma se dividiu por instinto. Metade cantava:

"Eu ia lhe chamar!"

E a outra metade:

"Enquanto corria a barca!"

Sabe que foi bonito? Hoje, cada vez que ouço "Preta Pretinha" me lembro daquele antigo verão.

Os Novos Baianos viviam como todos queríamos viver: numa república que instalaram em um sítio na periferia do Rio. Passavam o dia jogando futebol e cantando. Tem no YouTube um vídeo que mostra exatamente isso. Eles estão jogando bola e, de repente, o Moraes Moreira sai da pelada, toma do violão e começa a cantar "Preta Pretinha". Logo se juntam a ele Pepeu Gomes, Paulinho Boca de Cantor, todos os Novos Baianos, com destaque para Baby Consuelo empunhando, muito concentrada, dois chocalhos.

Moraes Moreira contava que, um dia, uma moça disse para ele que seu sonho era morar com os Novos Baianos no sítio do Rio. Ele respondeu:
– Tome juízo. Você não sabe o que acontecia lá.

Ou seja: era para lá que todos nós devíamos ir, nós, que ainda acalentamos o sonho de uma vida leve, vivida entre amigos e amores, com muitos risos e poucas dores, uma vida em que experimentaríamos o máximo possível desse bem intangível e inatingível, a liberdade.

Só que nós envelhecemos, é isso que aconteceu conosco. Quando você fica velho, deixa de frequentar as quadras de futebol e passa a frequentar farmácias. Você adquiriu responsabilidades, despesas e filhos que não tinha na juventude. Ou seja: a vida em uma comunidade hippie seria impossível, depois de certa idade.

Ou será que é possível?

Ouvindo "Preta Pretinha" no rádio do carro, fiquei pensando nisso. E se nós, velhos amigos velhos, decidíssemos morar AGORA em uma república, o que seria de nós? Será que não seria mais divertido? Será que não nos ajudaríamos mutuamente, cuidando uns dos outros? Será que não seria até mais saudável?

Quantos amigos moraríamos juntos em um aprazível condomínio à beira-mar? Dez? Vinte? Posso imaginar nossa vida em comum. Posso nos ver compartilhando refeições, bebendo juntos, rindo e sorrindo, e talvez até cantando:

"Abre a porta e a janela

E vem ver o sol nascer".

Os talibãs dos trópicos
17/08/2021

De todas as fortes cenas da retirada americana do Afeganistão, nenhuma é mais chocante do que aquela registrada no aeroporto de Cabul: um cargueiro americano está taxiando para decolar, e os afegãos simplesmente tentam pará-lo à unha. Um grupo instala-se numa aba do lado de fora da aeronave e de lá não sai. O avião levanta voo com os afegãos agarrados à fuselagem. Alguns conseguem se equilibrar até o avião já estar bem alto, mas aí não resistem, caem e se espatifam no chão.

Será que esperavam viajar até os Estados Unidos naquelas condições? Imagine o desespero dessas pessoas, para cometer tamanho desatino a fim de fugir do país.

O medo é compreensível. Os talibãs são mesmo radicais perigosos e imprevisíveis. Talibã significa "estudante", porque o movimento foi fundado por 40 estudantes muçulmanos nos anos 90. Ou seja: eles eram jovens. Não surpreende. Só os jovens, com sua energia, com sua rebeldia, com sua ânsia de mudar o mundo, são capazes de se radicalizar a esse ponto.

Baden-Powell, não o violonista brasileiro, mas o general inglês, percebeu essa característica dos jovens durante um cerco na Guerra dos Bôeres, na África do Sul. Ele estava na cidade sob sítio e estava quase perdido, até que decidiu usar os meninos do lugar para tarefas auxiliares, porém arriscadas. Os meninos, convencidos de que o trabalho era importante, portaram-se com bravura incomum e faziam coisas que soldados experientes vacilariam em fazer. Depois disso, e também devido a isso, Baden-Powell fundou o escotismo.

Outro que soube usar o arrebatamento da juventude a seu favor foi Hitler, que criou a nefanda Juventude Hitlerista. Os jovens, fanatizados, chegavam a acusar os próprios pais de traição aos princípios do Führer.

Jovens são ideais para organizações paramilitares porque eles precisam da sensação de pertencimento a um grupo, e esse grupo, em geral, surge com a ideia de renovação, de transformação. Foi assim que Mao deflagrou a Revolução Cultural na China, nos anos 60. No centro da Revolução Cultural estavam, exatamente, os jovens que formavam a Guarda Vermelha. Não por acaso, eles lutavam contra os "Quatro Velhos": velhas ideias, velha cultura, velhos hábitos, velhos costumes. Jovens enfrentando velhos para transformar o mundo. O que pode ser mais atraente? O que pode parecer mais revolucionário? O que poderia atender melhor ao ardor juvenil de se diferenciar de gerações passadas?

Movidos por esse dogma, os jovens chineses humilharam professores e intelectuais, espancaram suspeitos de atos antirrevolucionários, prenderam, torturaram e mataram.

O Brasil, que é um país adolescente há 521 anos, experimenta essas sensações a cada eleição. Os candidatos sempre se apresentam como "o novo", juram não pertencer à "política tradicional" e prometem mudanças. As pessoas acreditam e votam neles. São nomes novos que vão acabar deixando tudo igual. Mas o pior é quando os brasileiros aderem com ardores juvenis a um suposto líder iluminado. Aí eles se comportam como se estivessem na Juventude Hitlerista ou como se fossem os Guardas Vermelhos de Mao. Viram crianças fanatizadas. Viram talibãs. Para fugir deles, vale até se dependurar nas asas do avião.

A ilusão da liberdade
18/08/2021

O homem passa a vida tentando não morrer. Ele quer ser imortal. Então, ele escreve um livro, compõe uma música, pinta um quadro, torna-se rei ou ditador ou presidente. Ou tem um filho. A natureza clama que a espécie se reproduza e a psique humana clama por se ver reproduzida em outros indivíduos.

Eu, quando olho para meu filho, me vejo com a idade dele. Ele fez 14 anos nesta semana. Fiquei tentando lembrar como eu era com 14 anos. Essa idade é um marco. As maiores transformações do ser humano se dão de sete em sete anos. Até os sete ele está na primeira infância; dos sete aos 14, na segunda; dos 14 aos 21, na adolescência; dos 21 aos 28 é um jovem; a partir dos 28 começa a vida adulta. E assim vai.

Não por acaso o sete é considerado o número perfeito pelos estudiosos da Bíblia. Deus criou o mundo em sete dias. O faraó sonhou com sete vacas magras. Sete anos de fome assolaram o Egito. O sete aparece a toda hora no Livro. Mais de 350 vezes, alguém já contou.

O que faz todo o sentido, porque 350 é metade de 700.

O 12 também tem prestígio. São 12 os meses do ano, o dia tem 24 horas, que é 12 mais 12, e um minuto contém 60 segundos, que são cinco vezes 12. Jesus tinha 12 apóstolos. Na verdade, 72. Sim, Jesus convocou 72 apóstolos, que são seis grupos de 12. Quem eram eles? Não sei. Pergunte ao Google.

Mas não queria falar em numerologia, queria falar de um pai que olha para seu filho que acabou de completar 14 anos e tenta se ver nele. O problema que existe para se fazer esse exercício é que eu vivia em um mundo diferente. Era outro planeta, e não apenas porque não havia internet, celular e coronavírus, e sim porque a forma de encarar a vida mudou.

Sabe no que eu pensava, quando tinha 14 anos?

No dia em que iria morar sozinho.

Sério. Eu queria trabalhar e viver minha própria vida, do meu jeito, sem interferências. Não passava de um pirralho, mas pensava muito nisso. Pensava na liberdade. Achava que, a certa altura da existência, seria livre. Essa não era uma ânsia só minha. Praticamente todos os meus amigos pensavam da mesma maneira e alguns até já haviam conseguido emprego como office-boys, já ganhavam seu dinheiro e acreditavam estar marchando para a independência.

Que eu saiba, meu filho e os amigos dele não têm essas ideias. Será que terão mais tarde? Ou será que a vontade de ser livre foi coisa de época?

Não sei, mas sei que a ilusão da liberdade é exatamente isso: uma ilusão. Nunca fui livre, nunca conheci ninguém que fosse realmente livre.

A liberdade é uma miragem. Talvez as novas gerações não se deixem mais enganar. Talvez elas sejam mais práticas. Talvez as ilusões tenham sido perdidas nas últimas décadas.

É o que sinto. Sinto-me vivendo num mundo novo. O mundo dos desiludidos.

Dois banhos por dia
19/08/2021

Depois de todos esses anos, cheguei à conclusão de que sou um homem que precisa de dois banhos quentes por dia. Dois banhos quentes, sim, senhor. Às vezes sou censurado pela Marcinha:

– Pra que tanto banho?

Não é uma questão de higiene. É uma questão de bem-estar. A propósito: essa palavra, bem-estar, é uma das mais importantes, senão a mais importante da existência humana. Tudo se resume ao bem-estar. Um país não é desenvolvido quando tem dinheiro, é desenvolvido quando proporciona bem-estar à sua população. Não basta você ser rico, famoso e bonito, você tem que ter bem-estar.

O meu livro preferido de Freud é *O mal-estar na civilização*. Hoje, alguns traduzem por *O mal-estar na cultura*, mas está errado. É a civilização que nos reprime e nos causa mal-estar. A cultura é subalterna à civilização.

Não fosse a civilização, nós viveríamos como os bichos que somos, partilhando a comida colhida ou caçada, criando os filhos como se eles fossem de toda a comunidade, sem restrições quanto à diversão, o descanso ou o sexo. É a civilização que nos impõe regras. Queremos mais do que comer, dormir e se reproduzir? Queremos construir, descobrir, inventar, realizar? Queremos que a vida tenha sentido? Bem, há um preço a pagar por isso, garoto. E o preço é que, às vezes, você sentirá um profundo e invencível mal-estar, você pensará que tudo está errado, achará que não tem saída e procurará um terapeuta.

Bem. Quero dizer a você que superei esse estágio. A civilização já não tem mais todo esse poder sobre a minha pessoa. Porque, mais do que tudo, sou indulgente comigo mesmo. Eu me perdoo, eu me desculpo, eu digo de mim para mim: "Você não fez por mal. Você é um cara bacana".

Isso tem feito grande bem à minha consciência. Ela está leve, ela está relaxada, ela vive passando a mão na minha cabeça e relevando: "Tudo certo, sem problemas, vamos tomar um chope cremoso para esquecer".

Em resumo, como diria o Lulu Santos, você tem de se permitir. Não vá atrás desses caras que se gabam:

– Eu sou o meu juiz mais duro!

Não faça igual. Seja um juiz amigo, um juiz que o perdoe docemente e até o recompense. Então, esse é o segredo: você quer dormir até mais tarde? Durma. Você quer beber mais uma dose? Beba. Quer assistir a um filme até de manhã numa segunda-feira? Assista.

Já eu tomo dois banhos quentes todos os dias. Um ao acordar, outro antes de dormir. Assim, começo as manhãs bem-disposto e termino as noites bem sossegado. Ao finalmente deitar a cabeça no travesseiro, solto um suspiro profundo e, antes de adormecer, murmuro baixinho: "Dane-se a civilização".

O alemão que ia ser comido pelos índios

24/08/2021

Tenho aqui em casa um livrinho de aparência despretensiosa, mas ideal para dar inveja ao Peninha e a outros amantes da História com agá maiúsculo e dos livros, livros à mancheia, como diria o Castro. Trata-se de *Meu cativeiro entre os selvagens do Brasil*, do alemão Hans Staden. Foi escrito em meados do século XVI e, em 1925, tornou-se a primeira obra publicada pela Companhia Editora Nacional.

Essa editora histórica foi fundada por Monteiro Lobato, que, por sinal, assina a ordenação literária do livro de Staden. A minha edição é daquela época, escrita em português do começo do século XX, tanto que o cativeiro do título é "captiveiro".

A história que Hans Staden relata é mais do que singular; é extraordinária, repleta de lutas, naufrágios e perigos. Mas o mais espetacular ocorre quando ele é capturado pelos índios tupinambá, que o levam para a aldeia a fim de comê-lo.

Escrevo "comê-lo", e é comê-lo mesmo, na acepção literal da palavra. Os tupinambá, como outros tantos indígenas brasileiros, praticavam alegremente o canibalismo.

Então, veja a situação de Staden: ele foi despido e amarrado. Ao chegar à aldeia, os guerreiros o obrigaram a entrar pulando e gritando:

– A vossa comida chegou!

Desagradável.

Mas o alemão acabou não sendo comido, como você deve ter suspeitado, porque, afinal, ele escreveu o livro. Permaneceu por nove meses prisioneiro dos tupinambá, participando inclusive de guerras, vendo outros cativos serem devorados no banquete antropofágico, até que conseguiu a liberdade, voltou para a Europa e compôs esse clássico. Se você gosta de aventuras, tem de ler essa obra-prima.

Monteiro Lobato era um entusiasta desse livro, tanto que o publicou. E fez mais: mais tarde, colocou Hans Staden junto com a turma do Sítio do Pica-Pau Amarelo e apresentou a incrível história do alemão às crianças. Lobato dizia que as aventuras e desventuras de Staden deviam fazer parte do currículo escolar, para que as crianças se afeiçoassem aos primórdios da história do Brasil.

Ele tinha dessas coisas, Monteiro Lobato. Ele não pensava apenas em fazer sucesso ou ganhar dinheiro, ele não pensava apenas em sua própria grandeza, pensava na grandeza do Brasil. Sua editora revolucionou o mercado livreiro, popularizando autores nacionais numa época em que os grandes escritores só publicavam por editores estrangeiros. Seus livros infantis encantaram gerações e foram lidos por mais de 40 milhões de brasileiros. Além disso, Monteiro Lobato foi o mentor intelectual da campanha que criou a Petrobras.

Era um patriota de verdade, Monteiro Lobato, não desse patriotismo vazio, rançoso, populista, que precisa de inimigos internos para se afirmar, mas de um patriotismo construtivo e empreendedor. Dizia ele que um país se faz de homens e livros. Hoje, faltam-nos ambos.

O homem que era uma onça
27/08/2021

O que o Cunhambebe pensaria, se visse hoje a reunião dos índios em Brasília?

Cunhambebe foi, talvez, o índio brasileiro mais temido pelo homem branco, em 521 anos de convivência. Verdade que houve outros índios ferozes. Os indomáveis charrua, aqui, no Sul, e os poderosos goytacaz, no Rio de Janeiro.

Dos charrua escrevi dias atrás, eles jamais se renderam ao homem branco. Os goytacaz também não. Os goytacaz eram mais altos do que a maioria dos índios do litoral brasileiro. Usavam cabelos compridos, quase até a cintura, e eram corredores e nadadores invencíveis. Os goytacaz apreciavam comer carne humana, e o faziam por diletantismo ou fome, não como ritual.

Outro hábito dos goytacaz era caçar tubarão à unha. Repare que escrevi "caçar", não "pescar", porque era isso mesmo que eles faziam. O índio goytacaz se jogava nas águas do mar à procura de um tubarão. Quanto o tubarão o via, atacava. Mas o goytacaz contra-atacava dando um soco bem no nariz do bicho, que, perplexo com aquela ousadia, abria a bocarra. O goytacaz se aproveitava desse momento de surpresa e enfiava um galho na boca do tubarão, impedindo-o de movimentar a mandíbula. Depois disso, o índio metia o braço DENTRO do tubarão e arrancava-lhe o coração!

Agora me diga: alguém podia ser mais galo cinza do que um índio goytacaz?

Podia. Cunhambebe era.

Cunhambebe era um tupinambá de dois metros de altura e forte ao ponto de, nas batalhas, carregar dois canhões que havia subtraído dos portugueses, um embaixo de cada braço. Ele adorava comer portugueses. Contam que devorou mais de 60.

– Eu sou uma onça – dizia, e os inimigos estremeciam.

Cunhambebe liderou a chamada "Confederação dos Tamoios", que foi uma revolta indígena contra os portugueses. Conseguiu reunir milhares de guerreiros, pelo menos três vezes mais do que os 6 mil índios que nesta semana acamparam em Brasília. Esse exército formidável estava pronto para cair sobre os portugueses e, se o fizesse, os dizimaria, mas os europeus, cheios de promessas e jurando arrependimento, conseguiram convencer Cunhambebe a assinar um pacto de paz.

Com tempo para se reorganizar, os portugueses foram derrotando seus inimigos um a um. Cunhambebe, desolado, não foi batido em batalha, mas acabou morrendo de varíola. Assim, os tupinambá foram, na prática, extintos.

A mesma sorte coube aos goytacaz. Percebendo que não os derrotariam na guerra convencional, os portugueses apelaram para a guerra biológica. Deixaram roupas contaminadas com varíola perto das aldeias goytacaz. Os índios pegaram as roupas e as levaram para a aldeia, assim como os troianos levaram para dentro dos muros da sua cidade o cavalo de madeira dos gregos. A varíola dizimou praticamente todos, matando mais de 10 mil índios.

Hoje não existem mais índios goytacaz, mas existe a cidade de Campos dos Goytacazes, que fica onde eles viveram e morreram, no Rio de Janeiro.

De Cunhambebe o que resta é uma estátua no "Parque dos Tupiniquins", em Bertioga, São Paulo. Ainda quero ver de perto essa estátua, que só vi em fotos. Vou parar diante daquele personagem impressionante, agora imobilizado em bronze, e vou imaginá-lo repetindo o seu bordão que fazia estremecer o homem branco:

– Eu sou uma onça.

As coisas importantes da vida o dinheiro não compra

29/08/2021

Educar um filho é uma tarefa muito complicada. Muito. Você está formando um ser humano, afinal. Só que, neste caso, você não pode se considerar autor. Não é como escrever um livro, por exemplo, ou pintar um quatro, ou construir uma casa. Não. O livro, o quadro e a casa serão aquilo que você fizer deles. Uma pessoa, não. Porque a pessoa sofre outras influências. De outras pessoas, do meio ambiente, de suas próprias demandas internas.

Então, você, como pai, passa o tempo todo em dúvida: será que estou forçando muito? Será que estou sendo muito frouxo? Qual é a medida certa?

É inegável que o exemplo é o mais importante. A vida não está pronta para ninguém. Assim, você faz as coisas de um jeito e, se o seu filho o tem como modelo, é nisso que ele vai se basear.

Atitudes, portanto, são mais eficientes do que palavras. Mesmo sabendo disso, sempre repeti algumas máximas para o meu filho, com o objetivo de introduzir aquilo em sua cabeça. É a tática da propaganda. Uma das frases que sempre lhe digo é:

– Nós comemos de tudo.

Deu certo. Meu filho come brócolis, mocotó, polvo e massa com sardinha. Sem frescura. Claro, um lema pode acabar se voltando contra você, e isso aconteceu comigo. Meu filho tinha uns quatro anos de idade e nós estávamos à mesa. A Marcinha foi me servir de um pedaço de galinha e recusei:

— Não, não, obrigado. Não estou a fim de galinha.

Ele, pequeninho, mas grandemente sarcástico, me lançou um olhar comprido e perguntou:

— Ué? Nós não comemos de tudo?

Tive de comer a galinha.

Outra que sempre digo para meu filho é:

— As coisas mais importantes da vida o dinheiro não compra.

E arremato: o dinheiro compra companhias, não amigos; o dinheiro compra remédios, não saúde; o dinheiro compra prazer, não amor.

Óbvio que o dinheiro é fundamental para você ter uma vida digna e suprir suas necessidades, mas as coisas realmente importantes não podem ser medidas em dólar.

Estou criando uma alma desapegada a valores materiais, pensava eu, com certo orgulho, até porque volta e meia meu filho repetia a frase: "As coisas mais importantes da vida o dinheiro não compra". Só que, neste final de semana, alguém fez a ele aquela pergunta que os adultos adoram fazer às crianças:

— O que tu quer ser quando crescer?

E ele, sem hesitar:

— Quero ser rico. Muito, muito, muito rico!

Olhei para ele, incrédulo, e repeti em silêncio para mim mesmo a máxima mais verdadeira de tudo isso que escrevi: educar um filho é, mesmo, uma tarefa muito complicada.

O que é importante falar na hora da morte

10/09/2021

Houve um tempo glorioso da minha vida em que eu só saía da cama depois das 10 da manhã. Podia acordar mais cedo, não importava. Continuava deitadão, lendo, no mínimo até as 10h. Questão de princípios.

Numa dessas manhãs de ócio criativo, estava ainda debaixo das cobertas, mas com as costas apoiadas nos travesseiros, sorvendo um romance do Ed McBain, quando o telefone fez o que às vezes faz só para me irritar: tocou. Era a minha mãe, com voz nervosa:

— David! Um avião bateu numa das Torres Gêmeas!
— Como assim?
— Liga a TV!
— Hein?
— LIGA A TV!

Percebi que a coisa era urgente. Pulei da cama, fui até a sala, liguei a TV e, de fato, uma aeronave havia mergulhado num andar alto de uma das Torres Gêmeas. De imediato, lembrei que isso já ocorrera antes: um avião havia colidido com o Empire State nos anos 40. O edifício não fora abalado, naquele tempo, mas, agora, o dano parecia maior.

"Ah, a superioridade das antigas construções!", murmurei, enquanto preparava um café rápido para bebericá-lo diante da TV. Inclusive, quando as Torres Gêmeas estavam sendo erguidas, nos anos 70, muitos americanos faziam esse mesmo raciocínio. Apontavam para o Empire State e para o prédio da Chrysler e diziam:

– Esses são os edifícios mais bonitos de Nova York.

Em seguida, mostravam as Torres Gêmeas e completavam:

– E essas são as caixas em que eles vieram.

Também acho que o Empire State e o prédio da Chrysler são lindíssimos, mas gostava da arquitetura arrojada e, ao mesmo tempo, despojada das Torres Gêmeas. Elas combinavam com a paisagem de Nova York.

Mas o que queria contar é que, logo depois que meu café ficou pronto, o segundo avião atingiu a outra torre, e ficou claro para o mundo de que não se tratava de um acidente. "A América está sob ataque!", sussurrou o assessor da presidência no ouvido de Bush, naquele momento, numa escola da Califórnia. E era verdade. Sabedor disso, corri para a redação de *Zero Hora*, a fim de me integrar à equipe que estava tratando do assunto. Fizemos uma reunião com o Marcelo Rech, então diretor de redação. Logo percebemos que estávamos testemunhando um marco histórico. Seria como assistir à queda de Constantinopla ou à crucificação de Jesus, com a diferença de que nós já tínhamos ideia de que o mundo mudaria depois daquilo.

As notícias dos ataques eram despejadas aos quilos na redação. Tanta informação, mas tanta, que a nossa maior dificuldade era organizar o conteúdo. No meio disso tudo, li um texto que abordava um tema tocante: as últimas mensagens das pessoas que sabiam que iam morrer.

Naquela época, exatos 20 anos atrás, as pessoas já tinham celulares, embora os aparelhos não fossem sofisticados como os de hoje. Não sei se você recorda: além dos dois aviões que foram atirados contra o World Trade Center, outro caiu no prédio do Pentágono e um quarto seria arremessado sobre a Casa Branca. Neste último, os passageiros se rebelaram, dominaram os terroristas e derrubaram o avião num local ermo. Pois bem. Vários passageiros, compreendendo que morreriam em seguida, tomaram de seus celulares para fazer sua última ligação. Isso aconteceu também com muitos dos que estavam presos nas Torres Gêmeas e sabiam que não sairiam dali com vida.

O texto que li contava sobre essas ligações derradeiras. O que me impressionou é que todas ou quase todas as ligações foram semelhantes. A pessoa que ia morrer ligava para um de seus afetos para dizer uma última frase:

"Eu te amo".

Ninguém falou de dinheiro, de poder ou de trabalho. Ninguém ligou para fazer um insulto final, para dar um conselho ou para deixar uma mensagem para a posteridade. Não. As pessoas ligaram para dizer a outras pessoas que as amavam. Ou seja: quando tudo ia terminar, as pessoas entenderam instintivamente o que é mais importante: o amor. Talvez muitas delas só tivessem compreendido isso porque sabiam que estavam na hora da morte. Mas pelo menos tiveram chance de falar. Certamente um consolo para quem ouviu. E uma lição para quem está vivo.

Tudo vai melhorar

22/09/2021

Estou com bons pressentimentos para essa primavera que chega. É verdade que me desacostumei a celebrar a inauguração da primavera, coisa que muito faziam antigos cronistas e eu mesmo, nas redações de colégio, instado pela professora:

– Escrevam 30 linhas sobre a primavera.

Cristo! Como escrever 30 linhas sobre a primavera? Aquela história da estação das flores é batida, todo mundo escreve isso. A verdade é que a primavera é a estação em que as plantas fazem sexo. Aquelas flores desabrocham, ficam coloridas e perfumadas. Para quê? Para atrair os insetos polinizadores. É só essa a ideia delas: a reprodução. Só! Depois de cumprida a tarefa, elas murcham e os polinizadores que se virem.

A questão é que aqui, nos trópicos, ou subtrópicos, esse momento de repoltreio vegetal pode ocorrer em qualquer parte do ano. Há pouca diferenciação entre as estações. No Sul amado são dois tipos de clima: mais frio e mais quente. No Norte brasileiro é calor o ano inteiro (rimou!), com mais ou menos chuvas.

Já no Nordeste americano, onde vivi por seis anos, as estações são realmente marcadas. No verão, tudo está verde-escuro, luminoso e vibrante. Aí, no belíssimo outono, as folhas amarelecem ou avermelham e, um dia, flutuam docemente para pousar no solo. Quando as árvores estão nuas e secas, vem o inverno branco, rigoroso, ameaçador. Até que, finalmente, o frio cede para a entrada gloriosa da primavera. Aí, sim, a cidade toda fica colorida e tudo, plantas, insetos e animais de grande porte, como os humanos e os elefantes, tudo está em festa.

Essa mudança do inverno exigente para a suave primavera é uma bênção. A vida muda e fica mais alegre. As pessoas guardam os casacos pesados e as botas impermeáveis e saem às ruas, para beber, rir e confraternizar. As mulheres põem as pernas nuas e os homens correm para os parques para jogar com a bola redonda ou a elíptica. É lindo e excitante. Donde, o prestígio da primavera.

Essas alterações de clima ocorrem como mágica, quase que de um dia para outro, como se, ao acionar uma alavanca, a paisagem se transformasse. Assim, existe lógica em você comemorar:

– Oba! Chegou a primavera!

Mas, no Brasil, não. No Brasil, as variações meteorológicas são mais sutis, quase imperceptíveis. Vai esfriando ou vai esquentando, no gerúndio, aos poucos. No entanto, neste ano, em especial, não. Neste ano, no momento em que a primavera chegou, eu a senti. Não sei se foi uma aragem nova, um sopro macio que veio do rio, ou um raio de sol furtivo que me aqueceu os ombros e a nuca, não sei exatamente o que foi, mas sei que a percebi. De repente, cheirei o ar e sorri. "É ela!", exclamei para mim mesmo.

"É a primavera!" Ela veio, depois de tanto tempo, depois de um longo e escuro inverno, e tudo vai melhorar. Acredite: tudo vai melhorar.

A TEIMOSIA DA VIDA
24/09/2021

Vinha rodando pela cidade quando vi que, em um carro vermelho que deslizava à minha frente, o motorista abriu a janela e jogou fora uma sacola plástica. Cara, aquilo me deu uma raiva. Olhei para a sacola, que agora jazia no leito da avenida, e decidi ver quem era aquele motorista de péssima educação. Dei um jeito de avançar, troquei de pista e emparelhei com o carro dele. Na verdade, ela: uma mulher de punho gordo. Nisso reparei. No rosto prestei pouca atenção, mas aquele punho, que estava logo atrás da mão que segurava o volante, era tão gordo que tinha dobras.

Não podia fazer nada para obrigar aquela mulher de punho gordo a parar o carro, descer e ir buscar a sacola plástica que ela atirou na rua, mas, com toda a minha força e a minha fé, roguei-lhe uma maldição:

– Que o lixo com o qual você emporcalhou a cidade volte para você, mulher de punho gordo! Que, de alguma forma, você reencontre essa sacola plástica, talvez lhe entupindo a calha da casa, talvez obstruindo um cano, o que causará inundação em seu banheiro imundo! Ele vai voltar, mulher de punho gordo! Ele vai voltar!

Segui meu caminho meio irritado com o desleixo das pessoas com sua própria cidade, mas decidi que aquilo não ia me aborrecer, não ia estragar meu dia. Fazia uma linda tarde de primavera, de temperatura amena e sol festivo, não havia razão para me aborrecer. Acionei a minha playlist e, de primeira, a música que veio foi uma bela e suave do Tom Waits, em que ele diz que espera não se apaixonar por certa moça.

O som combinou com a paisagem. A brisa da primavera balançava as folhas nas copas das árvores e a luz amarela do sol a tudo aquecia e a voz rouca do Tom Waits parecia dar ritmo ao movimento vagaroso e bom da natureza. Foi assim que esqueci a raiva da mulher de punho gordo e passei a me sentir feliz.

Continuei rodando macio com meu carro e ouvindo a música e admirando a cidade que passava e então vi, ao longe, o famoso guapuruvu da 24 de Outubro. Escrevi sobre ele no ano passado: trata-se uma árvore imponente, de 50 anos de idade e tronco majestoso. Durante décadas, ela coloriu a avenida com suas flores amarelas, mas, um dia, um de seus galhos caiu sobre um carro estacionado e o amassou. Foi o que bastou para o guapuruvu ser condenado à morte. Os homens vieram e lhe amputaram os galhos pequenos e lhe arrancaram as folhas e o que resta do guapuruvu é seu tronco e quatro galhos grossos que partem dele e se elevam, despidos, aos céus, como se estivessem em oração.

Foi essa a imagem que vi do meu carro, e ela me entristeceu.

Então, eu ficara com raiva da mulher que jogou a sacola na rua, depois alegre com a música e a paisagem doces e, finalmente, me senti triste por causa do guapuruvu mutilado. Tudo isso em poucos minutos.

Mas fui me aproximando, fui chegando perto da grande árvore e, como tive de me deter devido ao trânsito pesado, pude olhar com cuidado para o alto, e então vi: dos troncos atorados do guapuruvu brotavam galhos, e desses galhos pendiam folhas. Fiquei abismado. Será que o guapuruvu estava renascendo? Será possível que ele volte a ser frondoso e ostente novas flores amarelas na primavera e no verão?

Aquela ideia me encantou e, encantado, retomei a felicidade. Tom Waits continuava cantando, o vento ainda balançava as copas das árvores e a cidade estava azul e amarela e a vida insistia em vicejar no guapuruvu de membros decepados pelos homens. Pode ter sua doçura uma tarde de primavera em Porto Alegre.

O que queremos nós, os normais
27/09/2021

Angela Merkel é uma senhora meio encurvada, de olhar triste, que nunca bate no peito para dizer que é a melhor, que jamais é grandiloquente, que em tudo é uma pessoa comum. Podia ser a tia distante de qualquer um de nós, ou a diretora do colégio. Lembra-me, a propósito, dona Eunice, a diretora do Costinha, nos fundos do Parque Minuano, onde fiz o primeiro grau.

Angela Merkel não tem graça nenhuma e essa é sua maior graça. Porque ela é a antipopulista, ela é a antidemagoga. Angela Merkel nunca dirá algo para agradar ao ouvinte. Dela se espera a verdade dura, não a mentira alegre. Ela apresenta os problemas da realidade e busca soluções para resolvê-los. Sem dramas. Sem heroísmos. Sem lágrimas de júbilo ou de desespero. Não. Angela Merkel está ali para fazer seu trabalho da melhor maneira possível, ela é uma funcionária dedicada, nada mais do que isso. Mas o que poderia ser maior do que isso?

É de uma Angela Merkel que precisamos, nós, pobres brasileiros. Mas será que teríamos maturidade para eleger alguém assim? Será que seríamos capazes de não nos deixar seduzir pelas promessas vãs? Será que resistiríamos à tentação de ungir salvadores da pátria?

A paixão que os brasileiros sentem por Lula e Bolsonaro me diz que não. Não estamos prontos para administradores eficientes, porém sóbrios. Ainda ansiamos pelo super-homem, ainda esperamos por alguém que resolva por nós os nossos problemas.

Mas, ao mesmo tempo, sinto que essa situação está se transformando. Talvez minha percepção seja equivocada, mas vejo aumentar, a cada dia, o número de "pessoas normais", que não estão cegas de amor por um candidato e que observam o que ocorre no país com parcimônia.

Seria a chance da chamada terceira via. Só que, para dar certo, a terceira via não pode ser como os polos entre os quais ela habita. Não pode ser vistosa, ruidosa ou radiante. Nada disso. Nós, os normais, precisamos de gente sem carisma. De funcionários tão competentes quanto discretos, que não contam piadas, que não fazem gracinhas, que não usam a linguagem do futebol para falar de economia, que saibam conversar mais do que discursar.

Nós, os normais, queremos um governo que trabalhe em silêncio e que entenda que a melhor política é a boa administração. Nós, os normais, não queremos que o governo lute contra inimigos, mas que apenas cumpra bem as suas tarefas. Nós, os normais, queremos paz.

Acordei rico

29/09/2021

Ontem acordei me sentindo rico. Foi uma sensação agradável. Em primeiro lugar, porque ricos dormem bem. O sono deles é restaurador e macio, eles ronronam feito gatinhos debaixo de edredons brancos e acordam quando tênues raios de sol se esgueiram pela janela. Ricos, já percebi, não gostam de dormir com o quarto totalmente escuro, como gosto. Eles querem sentir a manhã despertar, querem ouvir o canto dos pássaros e tudo mais.

Talvez seja por isso, por desfrutarem de noites de sono perfeitas, que a pele dos ricos é tão boa. Ontem, minha pele estava impecável, graças a minha súbita riqueza.

Tenho a impressão de que sei qual é a origem dessa minha afortunada sensação. Foi um vídeo da Camila Coelho que vi no Instagram. A Camila Coelho morava em Boston na época em que morei lá. Ela é modelo internacional. É morena, pequena e magrinha. Tem uns lábios carnudos e uns grandes olhos negros muito expressivos. E é rica. Sabe como ela enricou? Tornando-se uma das primeiras youtubers de moda do Brasil. A partir daí, o mundo fashion se abriu para ela e os dólares jorraram para dentro de suas bolsas Louis Vuitton.

Neste vídeo que assisti, Camila fala do final de semana que passou em Como, no norte da Itália. Ela começou mostrando a mesa do seu desjejum. Omeletes. Frutas da estação. Aquela coisa. Depois, cenas de um passeio de lancha pelo lago. Na ponta do lago, há uma doce cascata que se derrama entre morros e mansões. Por fim, lá está ela de roupão branco, contando como passou dias trabalhosos em Nova York e Milão e, por isso, decidiu relaxar em Como. Porque é preciso descansar, ensinou. Senão a gente se estressa e não faz as coisas direito. Camila se preparava para uma semana de desfiles em Paris, cidade que a-do-ra, e por isso tinha de estar bem recomposta.

Concordei com Camila e, como estava me sentindo tão rico quanto ela, estendi-me numa espreguiçadeira a fim de tomar um pouco de sol depois do café da manhã. Aprendi que o dia do rico tem de ser assim, ponteado de pausas para relaxamento. Gostei disso. É uma ótima ideia.

Mas tinha de trabalhar, paciência, fui para meu "home office" suspirando e pensando que há ricos que trabalham. Então, aconteceu: vi uma mosca. Ela estava parada no vidro da janela, tentando inutilmente passar para o outro lado. Aquela cena me fez mal. Não há moscas na vida dos ricos. Tudo é limpo, tudo é imaculado, insetos não são bem-vindos em lugares habitados por ricos.

Aquela mosca me fez desabar no solo duro da realidade. Foi como se alguém me sacudisse e gritasse:

– Você não é rico! Você gosta de massa com sardinha!

Voltei, assim, a ser quem sou: um homem sem dólares, sem roupão branco, sem finais de semana à beira do lago Como.

Aquilo me chateou e até senti minha pele piorar. Mas daí a Marcinha veio da cozinha, e trazia nas mãos uma xícara de café e uma fatia de bolo de canela. Sorri. Provei o café e o bolo. Estavam ótimos. Virei-me para ela, agradeci e murmurei:

– Sou mesmo um homem rico.

Uma história extraordinária
05/10/2021

Existe, na Amazônia, um rio chamado Roosevelt. Tem quase 800 quilômetros de extensão, rasga os estados do Mato Grosso, do Amazonas e de Rondônia, no lado oeste do Brasil, perto da Bolívia. Esse rio se chama Roosevelt porque foi exatamente ele, o ex-presidente dos Estados Unidos, o primeiro a explorá-lo, junto com o extraordinário marechal Cândido Rondon, que, como você sabe, é brasileiro da gema e da clara.

Rondon foi um herói. Merece que um Estado inteiro, Rondônia, o homenageie. Suas aventuras se equiparam às dos mais famosos exploradores do planeta, como David Livingstone, Richard Burton e Roald Amundsen. Foi um pacifista convicto. Seu lema era: "Morrer, se preciso. Matar, nunca". Amava os índios. Por inspiração dele, Nilo Peçanha, o primeiro e até agora único presidente negro do Brasil, criou o Serviço de Proteção ao Índio.

Já o companheiro dele de expedição, Roosevelt, era o Theodore, não o Franklin Delano. Theodore foi presidente na primeira década do século XX. Era naturalista, gostava de fazer safáris e caçadas. Uma vez, quando participava de uma caçada a ursos nos Estados Unidos, aconteceu um fato que o tornou ainda mais famoso. Seus companheiros conseguiram prender um urso numa armadilha e o chamaram para que desse o tiro fatal no bicho. Theodore se recusou a fazer isso, alegou que era antidesportivo. No dia seguinte, os jornais contaram a história e um deles publicou uma charge em que o presidente aparecia se negando a abater um ursinho pequeninho e fofo. O título da charge era Teddy Bear. Teddy, o apelido de Theodore, e "bear", que significa urso. É por isso que, até hoje, os ursinhos de pelúcia, nos Estados Unidos, não são ursinhos de pelúcia; são Teddy Bears.

Teddy veio ao Brasil em busca de emoções fortes. Havia deixado a presidência dos Estados Unidos e se sentia enfarado. Quando chegou ao país, conheceu Rondon, que estava prestes a sair numa expedição para mapear um rio desconhecido, que, por ser desconhecido, tinha sido nomeado como "Rio da Dúvida". Roosevelt pediu para ir junto, Rondon topou e lá se foram os dois para empreender uma peripécia formidável, que transformaria o misterioso Rio da Dúvida no Rio Roosevelt.

Essa história é contada por um pequeno seriado de quatro episódios intitulado *O hóspede americano*. Está na HBO. Mas o melhor é ler o livro no qual o seriado se baseia, *O rio da dúvida*, da jornalista americana Candice Millard. Essa moça, Candice, é dona de um texto que o velho Tatata Pimentel qualificaria de pri-mo-ro-so. Suas descrições da selva amazônica são as mais vívidas com que deparei. Ela transforma a história no que ela realmente é: um épico. Há de um tudo nessa trama: desespero, roubo, morte, covardia e heroísmo.

Vou fazer um favor a você, sortudo leitor: vou indicar a leitura deste belo livro para o fim de 2021. Leia-o, se encante e você verá que suportar um ano e meio de peste nem é tão difícil assim.

Não somos mais os mesmos

08/10/2021

Meu avô, o velho sapateiro Walter, dizia sempre:
— O homem se acostuma com tudo.
E é verdade. Ainda que a situação seja ruim, o ser humano vai se adaptando até estabelecer uma rotina. A partir daí, a vida fica mais fácil, porque fica mais previsível.
Aliás, essa é a palavra mágica: rotina. A rotina tem injusta má fama. As pessoas reclamam:
— Não aguento mais essa rotina!
— Preciso fugir da rotina.
Quer dizer: a rotina seria algo tão terrível que as pessoas tentam se afastar dela.
Só que não é assim. Na verdade, as pessoas estão sempre buscando a rotina.
Digamos que você faça uma viagem para "quebrar a rotina". Você chega a um país estrangeiro, se instala no hotel e se prepara para conhecer lugares novos. Em alguns dias, você passa a conhecer o ambiente que o rodeia e já sabe o que fazer em cada circunstância. Você acorda mais ou menos no mesmo horário, come mais ou menos as mesmas coisas no café da manhã, vai à mesma estação de metrô. Ou seja: você montou uma pequena rotina.
A rotina lhe dá segurança. Dificilmente há surpresas desagradáveis, se você caminha em terreno conhecido.
Isso se aplica a qualquer contingência. Restaurantes, por exemplo. Sei que o filé acebolado da Santo Antônio é ótimo.

Então, se estou com vontade de comer um filé acebolado, é lá que vou. Não procurarei novidades, porque posso me decepcionar.

Já as mulheres... Ah, as mulheres... Elas gostam de experimentar restaurantes novos. Elas pedem:

– Vamos a um lugar diferente hoje?

Para que isso? Você já sabe quais são os bons lugares, por que arriscar?

Entenda essa verdade: nós homens somos mais afeitos à rotina. Construímos hábitos e nos afeiçoamos a eles. As mulheres, não. Elas ficam inquietas, elas procuram novidades. Quando as encontram, essas novidades se transformam em novas rotinas. Aí elas procuram novas novidades.

As rotinas da Humanidade inteira foram alteradas agora, no começo da segunda década do século, por causa do coronavírus. Foi algo único na história da Civilização, o que não deixa de ser especial para nós, que estamos vivos. Porque, pela primeira vez, experimentamos um evento planetário. Nem a Segunda Guerra Mundial afetou de forma tão abrangente todas as esquinas da Terra, como essa pandemia.

Durante quase dois anos, os americanos, os japoneses, os paraguaios, os índios, os noruegueses e você compartilharam o mesmo problema, tiveram os mesmos medos e receberam as mesmas soluções. Isso nunca aconteceu antes.

A mudança forçada de hábitos teve consequências, porque novos hábitos se formaram. As pessoas se acostumaram a ficar em casa. Não saem nem para trabalhar, graças ao home office. Passam o dia com roupas moles – pijamas, moletons, abrigos, pantufas. Algumas nem querem mais sair. Quando há algo para fazer fora, elas dão desculpas para ficar em casa. Muitas se satisfazem com os contatos virtuais, pelas redes. Isto é: o toque, o olho no olho, o contato humano, enfim, perdeu prestígio nesses dois primeiros anos da década. Parte da Humanidade se tornou mais caseira do que jamais foi. Viveremos num mundo cheio de ermitões, pessoas que passam o dia trancadas em suas tocas, vendo TV e discutindo política e futebol pelas redes. Não será de todo mau. Sobra mais espaço na rua para nós, que somos normais.

O Cristo Redentor de Porto Alegre

12/10/2021

Entrar, acho que nunca entrei na Igreja São Geraldo. Nem sei o que este santo, o Geraldo, fez de bom para ser beatificado. Para mim, o Geraldo mais famoso é um que foi meia do Flamengo, nos tempos do Zico. Era craque, mas morreu jovem, durante uma vulgar operação de retirada das amígdalas.

Conheço, pelo lado de fora, a Igreja São Geraldo desde que era guri. Meu avô morava no bairro dos Navegantes e, às vezes, caminhava comigo pela Farrapos, contando histórias. Quando chegávamos perto da igreja, puxava-o pela mão e parávamos só para que eu admirasse a estátua do Cristo que está encarapitada no alto da única torre do templo. Sempre achei a estátua linda e meio misteriosa, porque as pessoas não a veem. Ninguém olha para cima naquele ponto da avenida movimentada e cinzenta. Só mesmo alguém que esteja passeando sem destino para se deter na calçada, olhar para o alto e examiná-la com critério.

O Cristo está lá, com o braço estendido, abençoando a cidade que mal toma conhecimento da sua existência. Por que Porto Alegre não festeja o seu Cristo Redentor?

Pensei mais uma vez nisso agora, neste dia 12, quando o Cristo Redentor do Rio completou 90 anos de existência. Gosto do Cristo carioca. É um monumento imponente e delicado ao mesmo tempo. E o melhor: ele é redentor. Quer dizer: ele redime os pecados do Rio, os pecados do Brasil, os nossos pecados. Rubem Braga, numa de suas crônicas mais famosas, "Ai de ti, Copacabana!", escreveu:

"A água salgada levará milênios para lavar os teus pecados de um só verão".

Enganou-se, o velho Braga. O Cristo está lá em cima, no Corcovado, vendo tudo e a tudo perdoando.

Pois tenho cá para mim que o nosso Cristo, o que se eleva na torre da Igreja São Geraldo, também nos redime. É verdade que ele está de costas para a maior parte da cidade. Seu braço estendido e sua mão espalmada lançam bênçãos para uma estreita franja de Porto Alegre e, em seguida, para o rio que nos mata a sede e lava nossos corpos. Mas quem nunca passou sob seus pés? Até os estrangeiros, que descem no aeroporto, rumam para o Centro pela Avenida Farrapos.

Então, as dádivas do nosso Cristo estão à disposição de todos. Não duvido que besuntem até quem o ignora, quem jamais o viu, mesmo tendo nascido aqui. Mas tenho certeza de que serão mais poderosas para quem o contempla. Você, pecador, faça algo por sua própria alma imortal. Admire o nosso Cristo Redentor. E sinta o coração leve, nem que seja uma única vez na vida.

Cabeças esculpidas na pedra do monte

13/10/2021

É óbvio que você já leu *Enterrem meu coração na curva do rio*, de Dee Brown. Afinal, você é um leitor culto. Mas, se por acaso não leu, quero dizer que tenho inveja de você. Porque você vai sair atrás do livro agora, depois de terminar essa crônica, lê-lo hoje mesmo e, assim, experimentar a alegria de sorver uma obra-prima. Li *Enterrem meu coração...* em poucos dias. Quando terminei, tinha vontade de pegar a minha Winchester e sair atirando nos ianques. E mais não direi, para não dar spoiler.

Dias atrás, voltei a falar no Dee Brown, porque o Potter me convidou para participar do podcast "Nós na História", que ele faz com o Peninha e o Arthur Gubert. Foi nesse contexto que o Peninha revelou que, quando escreveu seus livros sobre o descobrimento do Brasil, ele pretendia emular o Dee Brown. Queria ser o Dee Brown caboclo. Admite não ter conseguido, mas sou menos rigoroso ao julgá-lo. Acho que o Peninha fez um trabalho extraordinário e que você também deve lê-lo, se já não o fez.

No podcast, o Peninha citou um livro do Dee Brown que ele não tem, mas eu tenho, e não empresto, que é *O faroeste*, narrando a história da formação do oeste americano.

O Peninha citou essa obra a propósito do seu último capítulo, "Teddy, o cavaleiro destemido", onde, com suave ironia, Dee Brown desmonta o mito construído em torno do ex-presidente Theodore Roosevelt. Na frase que abre o capítulo, Dee Brown já dá uma pista do que virá a seguir: "Sua cabeça de 18 metros, esculpida em granito no Monte Rushmore, nas Black Hills, estende-se sobre a sagrada terra que foi roubada dos índios".

As outras três imensas cabeças de granito, Brown cita, são as de Washington, Jefferson e Lincoln, pais da pátria. A seguir ele acrescenta: "Teria sido mais apropriado se os escultores e os que promoveram esse 'relicário da democracia' para os turistas tivessem esculpido as cabeças de Touro Sentado, Cavalo Doido, Nuvem Vermelha e outros heróis nativos do Oeste".

Brown despreza Teddy por sua propagandeada macheza, que o impelia a matar animais apenas por prazer, seu imperialismo agressivo, que submetia nações mais fracas militarmente, e seu racismo declarado, que o fazia reconhecer:

– Eu não chego a pensar que os índios bons são aqueles que estão mortos, mas acredito que nove entre dez são, e preferia não tecer muitas considerações quanto ao décimo.

Teddy acabou sendo importante para os americanos sobretudo por sua determinação em enfrentar os grandes monopólios, mas, como se vê, pessoalmente talvez não fosse boa companhia para uns chopes cremosos.

Escrevi sobre Teddy outro dia, a respeito da expedição que ele fez na Amazônia, sob o comando do grande marechal Rondon. Naquela oportunidade, ele se deparou com um amante das nações indígenas. Rondon descendia de índios e não admitia que seus soldados atacassem os povos da floresta, nem para se defender. Seu lema era essencialmente cristão: "Morrer, se preciso; matar, nunca".

Fico tentando imaginar o que Roosevelt pensou ao encontrar aquele homem tão bravo quanto ele, melhor explorador do quê ele e pacifista de uma forma que ele, valentão que era, não conseguia compreender. Como Roosevelt deve ter ficado perplexo. Mas, ao cabo daquela convivência de ímpares, o que restou foi admiração. Roosevelt escreveu o seguinte sobre esse herói brasileiro: "O positivismo do coronel Rondon era, na verdade, para ele, uma religião humanitária, um credo que o levava a ser justo, bondoso e útil aos seus semelhantes, a viver sua vida com bravura, e enfrentar a morte com não menos coragem, independentemente daquilo em que acreditava, ou não acreditava, e do que o desconhecido pudesse reservar para ele".

Não é um grande elogio, e muito maior ainda se levarmos em conta quem o deu?

Claro que é. Só que nós, brasileiros, nunca seríamos capazes de esculpir a cabeça de um Rondon, ou de quem quer que fosse, no granito de uma montanha sagrada. Como somos levianos com nossos heróis!

Cem anos de idade

15/10/2021

Dona Adiles Steinert tem 100 anos de idade e diz que é minha fã. Ela falou isso para o pessoal do Atendimento ao Leitor, de *Zero Hora*, dias atrás, e eles me contaram. Fiquei radiante. Mas não é a primeira senhora centenária que gosta de ler minhas crônicas, sério. Tenho prestígio com as avós e as bisavós.

Um dia, estava em algum bar e vi aquela deusa me olhando e sorrindo. Era uma morena lindíssima, de pernas longas e lábios de Angelina Jolie. Fiquei boquiaberto. Pensei: será que ela está olhando para mim mesmo? Estava. E mais: veio de lá na minha direção, e veio ondulando feito a serpente do Paraíso, e veio com um sorriso no rosto de querubim, e veio, e veio, e parou na minha frente. Falou, com voz de amêndoas e mel:

– David...

Suspirei.

Então ela acrescentou:

– A minha avó te a-do-ra!

É sempre assim. Cenas parecidas já se repetiram muitas vezes. Tudo bem, sinto o maior orgulho de ser admirado pela Terceira Idade. Até porque trata-se de admiração mútua. Conheci mulheres singulares com cem anos de idade. A avó da Marcinha, por exemplo, morreu seis meses depois de completar o centenário. Dona Aurinha, seu nome. O Bernardo a chamava de "Bibi". Era doce e inteligente. Gostava de conversar com ela. Um dia, algum tempo depois do seu centésimo

aniversário, nós estávamos almoçando juntos e ela olhou para mim e perguntou:
— Sabe o que que eu tenho?
Ergui uma sobrancelha:
— O que que a senhora tem, Bibi?
E ela, com um meio sorriso divertido:
— Cem anos!

Enquanto morei nos Estados Unidos, meu sonho era promover um encontro entre a Bibi e a Dona Ethel. A Dona Ethel era uma senhora polonesa de 103 anos de idade. Em 1939, ela e o marido fugiram da Segunda Guerra e se instalaram em Brookline, onde abriram um armarinho ao lado da escola Devotion, onde John Kennedy e o meu filho estudaram. Depois de algumas décadas, o marido morreu e ela continuou cuidando da loja. Eu ia até lá, comprava um carrinho para o Bernardo e ficava conversando com ela. Ela colara um cartaz na parede da lojinha: "Eu amo os meus clientes". E amava mesmo. Estava sempre sorrindo, era sempre atenciosa. Numa das férias do Bernardo, nós viemos ao Brasil e voltamos depois de um mês. No primeiro dia de aula, deixei o Bernardo na escola e caminhei até a lojinha. Estava fechada. Um cartaz na porta informava que Dona Ethel morrera antes de completar 104 gloriosos anos.

 Fiquei chateado porque não a veria mais. Mas compreendi que ela vivera uma vida longa e boa. Gostava do que fazia, gostava do lugar onde morava, era uma pessoa feliz. Com Dona Ethel, assim como com a Bibi, o ciclo da existência se completou. Porque o natural seria acontecer o mesmo com todos os seres vivos: eles nascem, crescem, amadurecem, envelhecem e morrem. A morte, portanto, é só mais uma etapa do ciclo, e não uma tragédia. Aprecio esse pensamento, porque, ao diminuir o peso da morte, alivia o da vida. Por isso, sinto vaidade das minhas leitoras que são avós e bisavós. Mas gostaria de sentir vaidade pelas netas também.

Os mais ferozes entre os leões
22/10/2021

Você já ouviu falar nos terríveis Leões Mapogos? Os Leões Mapogos eram uma coalizão de seis leões machos que viviam na reserva de Sabi Sands, na África do Sul. Eram cinco irmãos e um estranho que veio não se sabe de onde, não se sabe por quê. Atingiram um nível de brutalidade e de crueldade jamais visto no mundo animal. Para conquistar território, matavam leões machos e seus filhotes, e tomavam o bando de fêmeas. Se as fêmeas não se submetessem, matavam-nas também.

O objetivo dos Mapogos era formar uma grande descendência, por isso matavam os filhotes alheios – quando o filhote morre, a leoa mãe entra no cio novamente. Assim, os Mapogos asseguravam que todos os filhotes do território fossem seus e não de outros leões mais fracos. Os cientistas da reserva calculam que eles mataram mais de cem leões, leoas e filhotes.

Se fossem pessoas, os Mapogos seriam Gengis Khan, que teve centenas de filhos, tem mais de um milhão de descendentes e vivia repetindo:

– A felicidade do homem é vencer o inimigo, pô-lo de joelhos a sua frente, cavalgar seus cavalos e violar suas mulheres e filhas.

Só que com todos os homens e bichos acontece o mesmo: se eles ficam vivos por muito tempo, acabam envelhecendo. Gengis Khan, ao chegar aos 65 anos, não suportou os efeitos de uma bebedeira e morreu em sua tenda mongol. Já a média de vida de um leão na selva é menor: cerca de 12 anos. Os Mapogos alcançaram essa idade e, assim, se tornaram um bando de velhinhos. Leões, sim, mas velhinhos. Isso encorajou um bando de leões jovens e arrojados a atacá-los e lhes tomar territórios e leoas. Alguns Mapogos morreram em combate, outros foram embora com o rabo entre as pernas e sumiram sem jamais voltar a dar notícia.

O que significa toda essa história animal?

Que não há paz na natureza nem para o majestoso leão, aquele que os humanos nomearam O Rei da Selva. Até os invencíveis Mapogos um dia foram vencidos. Ou seja: os momentos de paz e tranquilidade têm de ser sorvidos até o último segundo.

Um pátio ensolarado com uma rede pendurada entre duas árvores. Uma noite de frio que você passa em frente à lareira acesa ou de chuva que você passa entre os cobertores da sua cama confortável. As gargalhadas dos amigos na mesa do bar. O sorriso da mulher amada. O beijo do filho.

Esses pequenos momentos em que não há glória nem tragédia, em que o dia escorre devagar e suavemente, em que há concordância entre os seres humanos, esses pequenos momentos devem ser bebidos como se fossem o néctar da vida. E são. Na verdade, são.

Sérios questionamentos de feriadão
31/10/2021

Por que os hotéis prendem o lençol no colchão? É muito irritante. Você vai se deitar e, para não se sentir mumificado, tem de arrancar o lençol com os pés, empurrando-o com força para cima, até que o colchão o liberte. Só que às vezes a cama tem dois colchões e os lençóis são maiores. Aí as camareiras se dão ao inexplicável trabalho de enfiar o lençol entre os dois colchões, o que torna mais difícil a tarefa de soltá-lo. Você se esfalfa tanto que perde o sono.

Todos os hotéis do mundo fazem isso. Todos. Quando estive no Japão e na Coreia, pensei: aqui, no Oriente Longínquo, esse hábito ainda não terá chegado. Qual o quê! Japoneses e coreanos também prendem o lençol no colchão.

Agora, o pior não é isso, chocado leitor. O pior é que a Marcinha prende o lençol no colchão! Dentro da minha própria casa! Ou seja: todas as noites eu sou obrigado a chutar o lençol para cima. Pergunto a ela:

– Por quê? Por quê???

Ela não sabe me responder. É mais forte do que ela, ela não consegue arrumar uma cama sem prender o lençol no colchão.

Talvez a Marcinha tenha adquirido esse costume em suas viagens. Notava que o hotel prendia o lençol no colchão e pensava: se a camareira do hotel faz isso, deve ser o correto.

Não é.

Por Deus que não é.

Aí é que está: as viagens iludem a gente. É por essa razão que, quando você quer dizer que outra pessoa está fora da realidade, você diz:

– Ih! Está viajando...

Ou seja: a ideia da viagem é essa mesmo, de tirá-lo da sua vida comezinha e colocá-lo num mundo que não é seu. Por 15 dias, você se sente morador de Paris ou Nova York, você veste sobretudos, come queijo depois da sobremesa, visita museus e bibliotecas. Você é fino. No entanto, quando as férias terminam, você se lembra que não é de Paris nem de Nova York, você é do Partenon. E não me venha você, que também é do Partenon, reclamar que seu bairro é maravilhoso. Pode ser, mas não é Paris nem Nova York (o IAPI é).

Aliás, essa história de dizer que o outro está viajando começou de fato com a expressão "viajando na maionese". Que, para mim, é indecifrável. Por que uma pessoa com ideias irreais "viaja na maionese"? Será que a maionese estava estragada, ela ficou doente e agora está tendo delírios? Ou ela escorregou na maionese derramada e foi aterrissar num lugar inóspito? Se foi isso, caberia dizer: "Não adianta chorar sobre a maionese derramada".

Enfim, estou cheio de questionamentos fulcrais, neste feriadão. Farei outros, nos dias que virão. Ajude-me, sábio leitor.

O que Einstein devia saber sobre Uruguaiana

02/11/2021

A física ensina que a velocidade da luz é constante. Em qualquer situação, será sempre de extraordinários 299 milhões 792 mil 458 metros por segundo. O espaço e o tempo, entretanto, são relativos. Einstein queimou quilos de células cinzentas para fazer essa descoberta. Não precisaria demandar tanto esforço, se tivesse alguns bons amigos. Porque a amizade derrota o espaço e o tempo. Você pode ficar longe do seu amigo durante muitos anos, mas, quando se reencontrarem, será como se ontem mesmo estivessem tomando chopes cremosos juntos.

Quando o afeto é sincero, ele não se encerra, e isso não vale apenas para os sentimentos que uma pessoa tem em relação a outra. Se você gosta de um lugar, o tempo e o espaço podem fazer mudanças, podem até, às vezes, causar decepções, mas o seu carinho por aquele pedaço de chão continuará o mesmo.

Já visitei quase todo o Estado, graças aos tempos em que trabalhava como repórter. Entre as poucas cidades importantes que não conhecia estava Uruguaiana. Admito, inclusive, que minhas referências de Uruguaiana eram mínimas. Sabia que o grande Eurico Lara tinha nascido na cidade e que dela não queria sair de jeito nenhum. Sabia que Uruguaiana sediava dois times, o Sá Viana e o Ferro Carril, sendo que esse último levou 14 a 0 do Inter em 1976. E sabia, é claro, dos empolgantes festivais da Califórnia da Canção.

Fora isso, o que me vinha, quando pensava em Uruguaiana, era a sua distância de Porto Alegre. "Mas como é longe Uruguaiana!", cantou um dia um poeta gaudério, e essa frase me ficou impressa no cérebro.

Por essas razões, quando recebi o convite para ir a um casamento em Uruguaiana, estremeci. "O que haverei de fazer nesse lugar tão remoto?", pensei.

Só que eu precisava ir ao casamento, eram a Vitória e o Gordo que se casavam, e a Vitória é sobrinha da Marcinha, e o Gordo é rapaz de quem todos gostam, e muita gente amiga iria. Logo, não havia como não encarar os 630 quilômetros que separam Porto Alegre de Uruguaiana.

Porém, como já disse, espaço e tempo são relativos. Essa distância, se você for de carro, levará 9 horas para cobri-la. Mas eu fui de avião, numa confortável e segura aeronave que fez o mesmo trajeto em uma hora e 15 minutos.

Assim, cheguei rapidamente em Uruguaiana e rapidamente me surpreendi. Porque encontrei uma cidade planejada, de ruas largas, planas, limpas e bem asfaltadas. E melhor: seguras. Há muitos prédios belos e históricos na cidade, e muitos restaurantes ótimos. Provei uma das melhores parrillas da minha vida no aconchegante "De la Deni", e olha que escreve aqui um homem que já comeu parrillas na Argentina e no Uruguai.

Fiquei entusiasmado com Uruguaiana e por pouco não volto falando com o sotaque da região, que joga o peso da frase na última sílaba da última palavra. "Então tu vais passar a fronteirááá?"

Ontem, subi até o décimo andar de um prédio e de lá avistei o Rio Uruguai e, do outro lado da margem, a Argentina. Por enquanto, devido à covid, o acesso ao nosso país irmão ainda é complicado. Mas prometi a mim mesmo que, assim que estiver liberado, voltarei a Uruguaiana, comerei uma boa parrilla no De la Deni e, depois, atravessarei a fronteira para me aventurar pela Argentina. Hoje, Uruguaiana não me parece tão longe, como diz a tradição. Porque, como eu e Einstein descobrimos, os lugares e as pessoas pelos quais a gente desenvolve afeto sempre estão próximos.

Histórias da Feira do Livro
05/11/2021

Faz quase 30 anos que lancei meu primeiro livro na Praça da Alfândega. Era *800 noites de junho*, sobre o Caso Daudt. Sentei-me atrás de uma mesinha e comecei a fazer dedicatórias para as poucas pessoas que foram lá me ver. Deviam ser umas 20 ou 30, não lembro bem. Mas lembro que, ao meu lado, numa outra mesinha, havia um autor com muito mais público. A fila dele era uma sucuri que ondulava pela praça, e ele estava cercado por tantas pessoas que eu não conseguia ver que escritor era. Foi só depois que a minha sessão de autógrafos se encerrou que identifiquei o homem: era o Sérgio Napp. Soquei a própria mão:
– Só podia!
Eu tinha uma tradição de perder para o Sérgio Napp. Havia, na época, o concurso Habitasul de Literatura. Devo ter me inscrito umas três ou quatro vezes nesse concurso e todas foram vencidas pelo Sérgio Napp. Muito irritante.
Depois, tive outras participações na Feira do Livro. Lancei mais de 20 títulos lá. Uma época, escrevia uma página inteira no caderno que a *Zero Hora* publicava durante as edições da Feira. Nesse caderno, escrevi um folhetim no qual abordava um dos maiores tormentos dos editores: os poetas.
As pessoas escrevem poesias, as reúnem e procuram os editores para que eles publiquem seus livros. É um drama, porque muitas vezes esses poetas amadores são amigos ou conhecidos dos editores. É difícil dizer não a eles.

No meu folhetim, o protagonista era um editor que vivia sendo acossado por uma senhora autora de poemas. Ela estava sempre cercando-o com seu livro e ele estava sempre tentando fugir dela. Até que, uma noite, ela o encurralou na barraquinha da editora na Praça da Alfândega, depois do fechamento da Feira naquele dia. Aborreceu-o tanto com aquele livro de poesias que o editor a matou a golpes do dicionário Aurélio na cabeça.

O folhetim seguia por aí. Ele tinha de esconder o corpo e tudo mais. Nem lembro exatamente qual foi o desfecho, para falar a verdade.

Outra função que exerci na Feira do Livro foi como funcionário da livraria e editora Sulina, no começo dos anos 80. Vi, numa daquelas feiras, o poeta Mário Quintana embevecido pela beleza de Bruna Lombardi. Ele a seguia pela feira como se estivesse hipnotizado. E, olha, entendo o Quintana: quando deparei com a Bruna Lombardi frente a frente, prendi a respiração. Ela foi um dos seres humanos mais belos que já vi. Linda, luminosa, meiga, algo fora do normal.

Em outra Feira, eu, o Sérgio Lüdtke e o dono da Livraria Sulina, o Leopoldo Boeck, saímos da praça e fomos caminhando até o Tuim, na Rua da Ladeira, a fim de tomar uns chopinhos e relaxar um pouco. Nos encostamos no balcão e pedimos três chopes e três bolinhos de bacalhau, logo servidos pelo tradicional garçom Camacho. O Camacho tinha um truque que sempre repetia: ao servir cachaça, ele erguia a garrafa bem alto, a metro e meio do copinho de bordas estreitas, e não derramava uma única gota na mesa.

Naquele tempo, mulheres não entravam no Tuim. Não que fossem proibidas, mas aquele era um bar tipicamente masculino. Numa de suas paredes havia um cartaz avisando: "Não vendemos bebidas sem álcool. Não insista". Noutra, o cartaz assegurava: "É permitido fumar".

Então, nós estávamos com os cotovelos fincados no balcão quando uma funcionária da Sulina, a Edna, entrou meio esbaforida, querendo falar com o Leopoldo. Todos os homens do bar pararam com suas conversas e ficaram olhando para ela. Uma mulher no Tuim! Que novidade! O velho garçom Camacho, ao vê-la, veio de uma das pontas do balcão, se debruçou gentilmente na direção dela e perguntou, todo formal:

– Aceitas uma groselha?

Algumas coisas só acontecem na Feira do Livro.

Por que os jovens são cruéis
18/11/2021

Lembra daquela época remota em que tudo, menos farmácias e supermercados, estava fechado em Porto Alegre? Parece que faz tanto tempo e, no entanto, foi anteontem, no ano passado. Num daqueles dias estranhos, fui levar a Marcinha a algum lugar e, enquanto ela se desincumbia do seu compromisso, estacionei o carro bem em frente à minha velha escola, o Instituto Piratini. Fiquei olhando para o prédio do outro lado da rua e percebi que, no portão de ferro, havia uma janelinha aberta.

Não resisti.

Fui até lá.

Colado ao portão, acoplei a cabeça ao espaço da janelinha e espiei para dentro. Lá estava o pátio no qual passávamos os recreios nos anos 70. Comecei a lembrar dos personagens que circulavam por ali. Da Janice, por quem desenvolvi uma furiosa paixão platônica. Ela era magra, alta, tinha cabelos crespos e longos e usava calças jeans justíssimas. Não recordo de termos tido uma única conversa de verdade, só nos cumprimentávamos e, vez em quando, travávamos diálogos breves, como:

– Me empresta a tua borracha?

– Claro. Ó.

– Obrigada.

– De nada.

Isso era o suficiente para eu passar o resto do dia pensando que poderia ter aproveitado para falar algo inteligente e rememorando a forma como nossos dedos se tocaram quando lhe entreguei a borracha. A verdade é que a considerava inatingível. Ela era mais velha e parecia segura e pouco ria. Mulheres que pouco riem são misteriosas...

Parado no portão, cheguei a ver de novo uma cena que se passou há mais de 40 anos e que até já contei, crônicas atrás: eu e meu amigo João Raul conversávamos durante o recreio, os dois de pé na escadaria que levava às quadras de esporte. De repente, a Janice veio de lá. E veio, por Deus Nosso Senhor, olhando para mim. Veio na nossa direção, me olhando fixamente, o rosto delicado e sério, e veio que veio que veio.

Enquanto ela vinha, meu coração deu um salto para o meio da garganta e lá ficou, batendo com tanta força que parecia prestes a explodir. Ela subiu os degraus com aquela sua graça maliciosa e, ao parar junto a nós, tirou os olhos de mim e os empurrou para o lado do João Raul.

– João – disse, com a voz de amêndoas e mel, e começou a falar com meu amigo.

Havia se postado tão perto de mim que lhe sentia o hálito de chocolate branco e o calor que vinha de seu corpo. Ficou falando sei lá o que com o João Raul e depois saiu, não sem antes voltar a fincar os olhos em mim e se despedir:

– Tchau, David.

Jesus Cristo amado! Que emoção! Ela falou o meu nome! Repisei aqueles poucos minutos centenas de vezes, nos dias seguintes. Tinha certeza de que ela fizera de propósito. Ou quase certeza. Queria acreditar que fosse assim.

Parado no portão do colégio nos exóticos tempos da pandemia, em 2020, revivi aquele momento de magia juvenil e sorri: como eu era bobo e como era bom.

Hoje, leio que os jovens não estão indo se vacinar e que, por isso, a contaminação de coronavírus pode crescer. É terrível que os jovens estejam procedendo assim, mas é também compreensível. "Como é perversa a juventude do meu coração, que só entende o que é cruel e o que é paixão", cantava Belchior. E eu, aqui, lembrando dos meus anos de Piratini e de como certas emoções me dominavam por completo, entendo: os jovens têm mesmo mais o que fazer.

Um espelho que me deixava bonito
19/11/2021

Tinha, lá em casa, um espelho que me deixava bonito. Ficava no meu antigo apartamento. Eu era solteiro e livre, livre, LIIIIVREEEEE...

Bem, melhor não me empolgar muito. O que importa é que, antes de sair para a noite, eu me admirava naquele espelho. Gostava do que via. Às vezes me elogiava:

– Cara bonito, esse aí.

E ia para a guerra cheio de confiança.

Nunca mais fui bonito como naquele espelho. Por onde ele andará? A gente se muda e deixa coisas importantes no caminho.

Mudei-me muitas vezes na minha vida. Já morei em umas 20 residências diferentes e sempre deixei algo para trás, como se os objetos caíssem do caminhão da mudança ou voltassem correndo para a casa velha, como gatos abandonados.

Numa dessas, perdi minha coleção de moedas antigas. Era uma coleção que eu fazia desde guri, estimulado pelo meu avô. Tinha moedas bem antigas mesmo, inclusive algumas do século XIX e até uma do século XVIII. Pois sumiram todas e nem sei exatamente quando foi. Que tristeza.

Perdi livros, livros à mancheia, estatuetas de prêmios de literatura ou de jornalismo, uma jaqueta branca de que gostava, relógios de pulso, do tempo em que usava relógio de pulso, e uma caixa com cartas, do tempo em que a gente trocava cartas.

Como lamento ter perdido as minhas cartas. Quer dizer: não eram minhas, eram cartas que outras pessoas haviam me enviado. Hoje ninguém mais sabe o que é receber uma carta, aquele sentimento de expectativa quando você abre a caixa de correspondência, a ânsia de ler logo o que está escrito. Tive namoradas em outras cidades, então fui um missivista ativo. Dava para perceber, pela maneira que ela escrevia, se ela estava mais ou menos apaixonada, se o amor florescera ou se estava, melancolicamente, sumindo. E vou dizer algo para vocês, jovens dos tempos do WhatsApp, embora já saiba que não acreditarão: uma carta bem escrita podia conquistar um coraçãozinho serelepe.

Uma vez, estava apaixonado por uma moça de Cachoeira do Sul. Pouco nos encontrávamos, eu ia a Cachoeira uma vez a cada dois ou três meses. Também não falávamos ao telefone, porque as ligações interurbanas eram caríssimas naquela época. Assim, nosso namoro era mais por correspondência mesmo. Mas eu gostava dela, ah, como gostava.

Certo fim de semana, fui a Cachoeira só para vê-la, mas, ao chegar lá, brigamos por algum motivo. Depois da discussão e antes de eu embarcar no ônibus para Porto Alegre disse a ela, a voz tremendo de indignação:

– Não me manda carta nunca mais!

E ela obedeceu!

Durante meses me frustrei abrindo aquela caixa de correspondência vazia. Ou pior: cheia de contas a pagar.

Hoje sei por que aquela moça deixou de gostar de mim, depois te termos usufruído de um amor tão belo. É porque ela não me via como se estivesse refletido pelo meu velho espelho. Se ela soubesse como tive momentos de máscula beleza na intimidade do meu banheiro, não teria me abandonado com aquela insidiosa indiferença. Espelho, espelho meu, onde andarás, espelho meu?

Confusão em Guarulhos por causa de um coelho

21/11/2021

Está circulando na internet um vídeo de uma briga no aeroporto de Guarulhos, em São Paulo, ocorrida neste fim de semana. Um casal queria embarcar com um coelho num voo para Dublin e a companhia não permitiu. O casal disse que tinha autorização judicial para levar o coelho pelos ares, mas o comandante respondeu que estava pouco se lixando para a autorização e que roedores não entrariam na sua aeronave.

Fiquei sabendo, pela notícia do jornal, de algo que desconhecia: que os coelhos não são roedores, são lagomorfos. Por Deus, nunca imaginei que um coelho fosse um lagomorfo. Eles não têm cara de lagomorfos. Isso, realmente, explica tudo.

Mas, de qualquer forma, a companhia não estava disposta a deixar que embarcassem nem roedores nem lagomorfos. O casal ficou furioso, a moça começou a gritar e uma funcionária da companhia veio interferir. A funcionária, vestida toda de azul, também parecia nervosa. O passageiro, um homem magro, usando uma camisa xadrez de mangas curtas, falava ao telefone celular. Manteve sempre o celular na orelha, mesmo enquanto discutia acerbamente com os funcionários. Foi com o celular grudado na orelha que ele, em determinado momento, correu de forma ameaçadora em direção à funcionária. Os seguranças do aeroporto acudiram, cercaram o homem. De repente, um lhe deu uma rasteira, ele caiu, mas não largou o celular e não o afastou da orelha. Levantou-se, irritadíssimo, e, com a mão livre, tentou acertar um soco na cara do segurança, que gritou, escandalizado:

– Ele me deu um soco!

Aí os seguranças foram para cima do passageiro e o empurraram e até um soco saiu de algum braço, talvez roçando o queixo do homem, que, imprensado contra a parede, gritava:

– Socorro! Socorro!

Tudo isso aconteceu, mas ele nunca, nunca, nunca soltou o celular e nunca, nunca, nunca o desgrudou da orelha. Com quem será que estava falando?

Ao prosseguir com o celular em riste ele dava a impressão de estar numa ligação muito importante, a pessoa com quem falava iria resolver a situação, era uma autoridade. Mas como ela o entenderia naquele tumulto?

De qualquer forma, ele, a mulher e o lagomorfo acabaram embarcando no dia seguinte para Dublin. Eles venceram.

Vi uma foto do coelho nos braços do homem sorridente. Trata-se de um coelho grande, do tamanho de um gato, de pelo cinzento e olhar plácido. Chama-se Alfredo.

Está provado: seres humanos podem, sim, se afeiçoar a lagomorfos e a outros tipos incomuns de animais. A minha amiga Greice Zaffari, inclusive, um dia viajou de avião com uma mulher que levava um porco no colo. Sério. Ela mandou até foto.

Nos Estados Unidos as cobras são populares como bichos de estimação, mesmo que não sejam animais muito amorosos. Eu não gostaria de viajar ao lado de uma cobra.

Eu mesmo já tive um galo de que gostava muito. Como o coelho que motivou a briga, ele também se chamava Alfredo. Era um galo branco e de crista imponente. Num domingo, não o encontrei no quintal de casa. Procurei-o, procurei-o e nada do Alfredo. Então, vi que a minha mãe cozinhava galinha com arroz e estremeci. Sim, era verdade, o Alfredo havia sido sacrificado em nome do almoço domingueiro. Acho que é por isso que até hoje não gosto muito de comer aves. Fiquei traumatizado. Os anos 70 eram outros tempos para gentes e animais.

Massagem nas mãos
23/11/2021

Quando estava em tratamento, nos Estados Unidos, tinha de ir de 15 em 15 dias ao grande hospital Dana-Farber para receber uma infusão. Eles botavam o remédio na minha veia, uma espécie de quimioterapia. Um dia, lá estava eu, sentado na poltrona, com a agulha enfiada no braço, quando uma menina chegou à porta do quarto e pediu para entrar. Era uma jovem de, sei lá, é difícil mensurar a idade das mulheres, mas parecia ter uns 19 ou 20 anos. Era negra, magra, tinha cabelos encaracolados e um olhar simpático.

– Bom dia – ela saudou. – Posso fazer massagem nas suas mãos?

Primeiro fiquei surpreso. Nunca ninguém havia me feito essa pergunta. Depois, compreendi que ela era um dos voluntários que trabalhavam no hospital. Aceitei a oferta:

– Claro. Por que não?

Ela sacou um tubo de creme da bolsa e começou a me massagear. Contou-me que era de Nova York e estava estudando numa das dezenas de universidades de Boston. Não lembro agora de outros detalhes da sua história, mas lembro de como me senti relaxado com aquela massagem. Deu-me um sono, um bem-estar... Fiquei muito agradecido a ela.

Nunca mais vi a new yorker depois daquilo, mas, em outra oportunidade, um senhor magro, de cabelos brancos e bigode grisalho, um homem já nos seus 70 anos de idade, assomou à porta do quarto e fez a mesma pergunta. Aceitei de pronto. Enquanto ele massageava minhas mãos, de novo fui acometido por aquela letargia doce, quase que uma véspera do sono.

Havia algo naquilo de massagem nas mãos que me acalmava e me comovia: a moça e o velho eram pessoas desconhecidas, nunca mais os vi. Mas, por um momento, houve entre nós uma intimidade física, um carinho que não apenas me consolou, mas me fez sentir bem. Porque era o toque humano amistoso, sem intenções subsequentes. Aquelas pessoas queriam me dar coisas boas não havendo, com isso, o menor interesse por parte delas. Eram voluntárias anônimas, não ganhavam nada com seu gesto, a não ser o prazer de ter feito o bem a outro ser humano.

Nós somos capazes disso também. Não estamos aqui só para parecer maiores ou melhores do que os nossos semelhantes. Não estamos aqui só para julgar os outros. Alguns passam uma temporada debaixo do sol para tornar a vida mais fácil. Esses são o verdadeiro sal da Terra. Um ponto a favor da Humanidade. Nem tudo está perdido.

A saia branca de Marilyn Monroe
29/11/2021

O verão mudou, de uns tempos para cá. Antes, esses finais de novembro geravam uma ansiedade de véspera de festa. Ia começar dezembro e logo tudo mudaria, tudo ficaria mais colorido e mais bonito. As famílias lotariam seus Fuscas a fim de rumar para o litoral, de onde só voltariam em março.

Nós não, é claro. Eu e meus amigos permanecíamos na mormacenta Porto Alegre, sem muita coisa para fazer, a não ser jogar bola debaixo da chuva grossa do fim de tarde. Nós não pertencíamos nem à casta inferior que ia para as piscinas dos clubes. Nós éramos os intocáveis do asfalto.

Então, aquela festa na qual não entrávamos, o verão na orla, parecia ainda mais animada, mais louca, mais proibida. *Zero Hora* transferia um pedaço da sua redação para a praia e de lá fazia cadernos diários, narrando tudo de emocionante que ocorria naquele lugar de pessoas bronzeadas e seminuas.

Como era bom aquele caderno de praia de *Zero Hora*!

Mas, aos poucos, o verão foi se transformando, foi ficando mais parecido com as outras estações do ano. Por quê? Não tenho certeza. A primeira grande diferença talvez seja a mudança de comportamento das famílias. Elas não passam mais três meses no litoral. Assim, não existe aquele fenômeno de transferência da cidade para a praia.

O interessante é que aquilo não era só um hábito gaúcho. Um dos melhores filmes de comédia de todos os tempos, *O pecado mora ao lado*, brinca exatamente com a fantasia dos homens que ficavam na cidade, enquanto a mulher e os filhos iam para a casa de praia. Só que, no filme, a cidade não é Porto Alegre, é Nova York. O marido que resta em casa na Big Apple é vivido por um ator genial chamado Tom Ewell.

Tom não fez nada mais de grande destaque, na carreira, mas, quer saber?, nem precisava. Sua atuação em *O pecado mora ao lado* é histórica. Ele é um editor que está lendo as provas de um livro sobre infidelidade conjugal. O título do livro é *A coceira dos sete anos*, título original do filme. A tese do autor é de que, depois de sete anos de casamento, o homem tem vontade de trair a esposa. O editor está, precisamente, no sétimo ano de casamento, o que ceva sua imaginação fantasiosa. E, para arrematar, muda-se para o seu prédio a loira Marilyn Monroe, que acaba se tornando amiga dele.

Todo mundo já deve ter visto esse clássico, mas, se você não viu, vou citar apenas uma cena para você entender do que falo: Marilyn Monroe segurando o vestido branco que voa, devido ao vento do respiradouro do metrô, é parte de *O pecado mora ao lado*.

Ah, aqueles verões românticos, vibrantes, excitantes... Por que não é mais assim? Será que não temos um pouco de culpa, nós, imprensa, que em vez de relatar as belezas da praia noticiamos a falta d´água, o buraco da avenida, o lixo deixado na areia? Afinal, não existe apenas uma realidade. Você escolhe o que contar, escolhe para onde olhar. Não sei, não sei, talvez estejamos olhando só para o lado sombrio e esquecendo o sol de cada verão.

O SOL NAS BANCAS DE REVISTA
03/12/2021

Eu vinha num Uber pela Avenida Teresópolis. Pouco ando pela Avenida Teresópolis e, confesso, nunca cheguei a lamentar isso. É que sou da Zona Norte, a avenida com que mais me relacionei na vida foi a cinzenta, enfumaçada e, diga-se a verdade, feia Assis Brasil.

Posso, sim, dizer que ela é feia, porque temos intimidade. Passei anos circulando pelas imediações da Assis Brasil, ia ao cinema Rey, vi o Viaduto Obirici ser construído, bebia no bar do Chico, cortava o cabelo no Salão Grenal. Tenho afeição, portanto, pela velha Assis Brasil. Mas sei que é feia. Que fazer? Paciência. Nem todos nascem com a cara da Megan Fox.

A Teresópolis, bonita não é, mas ganha da Assis Brasil. E, nesse dia em que por ela rodei, parecia até ajeitadinha. Havia inclusive algumas amenidades aqui e ali, o que me fez balançar a cabeça e reconhecer: a Teresópolis não está tão mal...

Foi aí que vi, numa esquina, algo que me comoveu: uma banca de jornais. Porque elas estão desaparecendo, é preciso que se diga. Você não encontra mais facilmente uma banca de jornal, como antes encontrava. No Centro, talvez, e em algumas outras partes da cidade em que as pessoas circulam a pé. No mais, são cada vez mais escassas.

A visão daquela banca de jornais me deu um sentimento bom de normalidade da vida. Porque uma banca de jornais significa que naquele lugar um homem exerce seu ofício na rua sem medo, significa que as pessoas se detêm para conferir as manchetes do dia ou se já chegou a revista preferida. Elas param e conversam sobre o tempo com o dono da banca, que está sentado em um banquinho, debaixo de uma boina, lendo um gibi, e então colhem uma revista colorida da prateleira e a folheiam e podem comentar acerca de uma reportagem ou de uma foto:

– Como estão fortes as pernas da Paolla, hein?

Uma vez, quando procurava emprego e não conseguia, pensei que, se nada desse certo, ia dar um jeito de montar uma banca de revistas para mim. Havia sido rejeitado pelos jornais de Cachoeira do Sul e de São Jerônimo, ninguém me queria, ninguém me amava. Por que não uma banca de revistas? Um serviço tranquilo. E o melhor: poderia passar o dia lendo no trabalho.

O sol nas bancas de revista me enche de alegria e preguiça, cantava Caetano, e eu o compreendo. Uma banca de revistas numa tarde de sol de dezembro é a própria civilidade, é um indício de que o mundo pode ser simples e bom.

Quase pedi para o motorista parar um pouco. Ia descer do carro, ia até a banca, ia comprar uma *Zero Hora* e mais, sei lá, uma revista de História, adoro revistas de História. Ia falar sobre o Grêmio e o Inter com o dono da banca, ia apontar para um pote de Sonho de Valsa que estava ao lado dele e dizer:

– Vou levar três.

Sairia, então, comendo o meu Sonho de Valsa, planejando chegar em casa e fazer um café para ler meus jornais e minhas revistas, e iria saborear aquele café, e iria saborear aquela leitura leve, e iria morder outro Sonho de Valsa, e iria pensar que tudo está em seu lugar. Sim, tudo está em seu lugar.

Chega de apertar mãos
06/12/2021

A pandemia está acabando com os apertos de mão. Até que enfim. Nunca gostei de apertar mãos. Até porque, francamente, esse é um costume superestimado. Quando era guri, os adultos davam aulas sobre como apertar bem uma mão. O "homem", diziam, precisa ter um aperto firme. Denota sua força, seu caráter íntegro, sua personalidade marcante. Uma que se estende mole para o cumprimento significa que o homem que está atrás dela é inconfiável. Afinal, ele não está cumprimentando com vontade, ele não está feliz de encontrá-lo. Ele é traiçoeiro. Cuidado com ele!

Essa crença, além de carecer de comprovação científica, fez com que homens de todas as idades se transformassem em trituradores de falanges, falanginhas e falangetas. Mas os piores são os mais velhos. Não os velhos: os mais velhos. Os maduros, digamos assim. Quando conheço um sujeito de certa idade, cheio de energia e disposição, e ele dá um bom dia vigoroso, estilo Mourão, e me apresenta aquela mão do tamanho de uma raquete de tênis, já sei: trata-se de um maldito quebrador de metacarpos.

É horrível.

Existe também uma grossa polêmica sobre o tempo em que uma mão deve ser apertada. Tem caras que capturam a sua mão e não param de balançá-la. Eles ficam balançando e falando ao mesmo tempo. Isso me angustia, porque, se eu puxar a mão, parecerá falta de educação. E, se mantiver a mão, parecerá que estou gostando daquela sacudidela sem fim.

Conheço sacudidores de mãos furiosos. São afetuosos, sei, eles sacodem a minha mão com tanto entusiasmo porque estão felizes de me ver. É bacana, mas, em certo ponto, começa a incomodar. Quando é que vai parar com aquilo? Dá vontade de gritar:

– Me larga! ME LARGA!

Claro que não farei isso. Assim como não recusarei apertar uma mão mesmo que ela esteja pingando de suor, como sói acontecer. É verão, 40 graus e o sujeito vem de lá todo suado. Você vê que ele está gotejando e sabe que ele lhe oferecerá a mão. É inevitável, ele fará isso, você o conhece. Não há como recuar, não há como sair correndo, aquela mão lustrosa, úmida e gorda já vem na sua direção e vem toda aberta, pronta para um bom apertão. Você sente uma aflição, você quer fugir, mas é tarde, a mão chegou e você a aperta. Sente o suor do outro penetrando-lhe os poros, mas continua sorrindo, impávido e lívido ao mesmo tempo.

Por delicadeza, perdi a minha vida, já dizia Rimbaud.

Não, não gosto de apertar mãos. Os americanos é que estão certos: eles apertam a mão de alguém uma única vez na vida, quando conhecem a pessoa. Depois, nunca mais, só troca de sorrisos a uma distância segura, nada de troca de germes.

Sempre pareceu antipático da minha parte, isso de não ser um apertador de mãos. Agora, a pandemia veio me redimir. O soquinho está bom. Menos pessoal, é verdade. Mas muito mais higiênico.

Foi descoberto o símbolo vivo do Brasil

07/12/2021

Uma árvore pau-brasil de 600 anos de idade foi descoberta no Sul da Bahia. Trata-se de um fato tão grandioso que o país devia parar para refletir a respeito. Os brasileiros todos elevando-se num momento de contemplação e, sobretudo, de admiração a este extraordinário ser vivo.

Porque ela, essa árvore, é uma sobrevivente, é um exemplo de força e resiliência. Imagine que, no século XVI, os índios derrubaram dois milhões de árvores pau-brasil para vendê-las aos franceses e aos portugueses. A média era de 20 mil árvores abatidas por ano, quase 50 por dia. Em seu notável livro *Náufragos, traficantes e degredados*, Eduardo Bueno, o "Peninha", reproduz um trecho de um texto de Jean de Lery, que viveu no Rio de Janeiro entre 1556 e 1557.

"Quanto ao meio de carregar essa mercadoria (pau-brasil), direi que tanto por causa da dureza, e consequente dificuldade em derrubá-la, como por não existirem animais para transportá-la, é ela arrastada por meio de muitos homens; e se os estrangeiros que por aí viajam não fossem ajudados pelos selvagens, não poderiam sequer em um ano carregar um navio de tamanho médio. Os selvagens, em troca de algumas roupas, chapéus, facas e machados, cortam, serram, racham, atoram e desbastam o pau-brasil, transportando-o nos ombros nus às vezes de duas a três léguas (de 13 a 20 Km) por sítios escabrosos, até a costa junto aos navios ancorados, onde os marinheiros os recebem".

Foi assim que o pau-brasil, árvore que deu nome a esse país continental, foi virtualmente extinto em menos de cem anos. Os europeus apreciavam tanto o pau-brasil porque dele extraíam uma tinta púrpura com a qual tingiam seus tecidos. Na época, a púrpura era a cor da realeza. Usá-la era uma distinção.

Então, os europeus chegavam à costa brasileira com seus navios e os abarrotavam de pau-brasil, levando-o aos milhares através do chamado Mar Tenebroso. Esses, aliás, foram os primeiros "brasileiros", porque assim eram chamados os homens que trabalhavam com o pau-brasil.

Pois essa árvore do Sul da Bahia resistiu a tal chacina. E ela é majestosa: normalmente, os maiores exemplares de pau-brasil elevavam-se a 30 metros de altura; essa tem 40 metros, e seu tronco, de mais de sete metros de diâmetro, não pode ser abraçado por cinco homens que se deem as mãos.

Quero ver essa árvore. Preciso vê-la. Todos os brasileiros deveriam visitá-la. O botânico que a descobriu, Ricardo Cardim, disse que, se ela fosse encontrada em outro país, "como a Alemanha, por exemplo, certamente o governo faria um parque exclusivo para preservá-la, chamando atenção para sua história".

É, realmente, uma vasta história. Essa árvore já tinha cem anos quando o almoxarife de Cabral, Diogo Dias, dançou com os índios nas areias de uma praia brasileira, essa árvore continuou impávida e magnífica no Brasil Império, na República, nos golpes de Estado e na redemocratização. Essa árvore é um ser vivo que representa toda uma nação. Sim, os brasileiros deveriam ir em peregrinação até o solo sagrado em que ela está plantada, como os muçulmanos vão à Meca, deveriam se ajoelhar sobre suas raízes e reverenciá-la. Os brasileiros deveriam eleger essa árvore como o símbolo do Brasil. Porque sua descoberta pode ser um prenúncio, uma alvíssara, uma esperança.

O homem que sabia como salvar o Brasil

10/12/2021

"Vamos proteger as criancinhas necessitadas", disse Pelé, logo depois de marcar o seu tão esperado milésimo gol, num novembro como este, em 1969.

Naquela época não havia redes sociais nem WhatsApp nem nada dessas comunicações instantâneas, mas já havia patrulha ideológica. Não com esse nome – o termo "patrulha ideológica" foi criado por Cacá Diegues dez anos depois, referindo-se sobretudo aos julgamentos morais feitos pela esquerda brasileira.

Repare você, que hoje reclama do politicamente correto, como a prática do cancelamento vem de longe (Wilson Simonal que o diga). A diferença, agora, é que não são só as esquerdas que cancelam. As direitas também o fazem com alegria e devoção. Ou seja: não há para onde correr.

Naquele tempo distante, há mais de meio século, Pelé foi criticado já no dia seguinte por sua homenagem às crianças. Chamaram-no de demagogo. Em vez de aproveitar a exposição mundial da sua façanha para denunciar a ditadura no Brasil, fez uma declaração amorfa e inofensiva. Ora, cuidar das criancinhas! Por favor! Com tantos problemas que o Brasil enfrentava...

Pois Pelé estava certo. O maior problema desse país tropical é que o Estado e a sociedade não protegem as crianças necessitadas. Vinte anos depois de Pelé, outro craque, Leonel Brizola, tentou se eleger presidente do Brasil exatamente com esse lema.

– As crianças! – exclamava Brizola com aquela sua típica fala da fronteira gaúcha. – Temos de cuidar das crianças!

Se Brizola e Pelé tivessem sido levados mais a sério, o Brasil não estaria na situação em que está. Porque nenhum governo, de 1969 até hoje, deu real importância aos meninos do Brasil. Nenhum! A educação básica e a escola pública sempre foram secundárias, nesse país.

Lembro do velho Darcy Ribeiro enfatizando:

– Esqueçam os adultos! Pensem nas crianças!

Claro, ele estava exagerando a fim de ressaltar a relevância da sua prioridade. Porque só salvando as crianças você salva uma nação. Em qualquer área.

Se você se preocupa com a segurança, preocupe-se com as crianças, porque é aquele menino abandonado, pedindo esmola na sinaleira, que vai se transformar no adulto que assaltará na sinaleira.

Se você se preocupa com o desemprego, preocupe-se com as crianças, porque só um jovem com bom nível de educação formal conseguirá um emprego digno.

Se você se preocupa com a economia, preocupe-se com as crianças, porque só alguém bem educado e bem empregado se transformará num consumidor que fará a pujança do mercado interno.

Ontem, entrevistamos no Timeline, da rádio Gaúcha, um especialista em segurança alimentar. Ele falou sobre a fome no Brasil. Perguntei se justamente a educação não seria a saída para essa infâmia. Ele tergiversou um pouco, admitiu que eu estava certo, mas não parecia conclusivo. Preferiu falar dos programas sociais do governo. Ouso dizer que ele estava equivocado ao ser evasivo. Porque também a fome você resolve na escola integral, que oferece quatro refeições por dia.

Pelé, tão desprezado pela intelectualidade brasileira, Pelé, com sua sensibilidade e sua experiência no meio do povo, Pelé sabia mais de Brasil do que todos eles. Pelé sempre esteve certo.

O Verão da Lata

12/12/2021

Você já deve ter ouvido falar no "Verão da Lata". Aconteceu entre 1987 e 1988. O capitão de um navio australiano carregado com latas cheias de maconha descobriu que seria abordado pela patrulha costeira e, para não ser preso, jogou sua carga ao mar. Foi algo em torno de 15 mil latas que desceram pelo litoral, empurradas pela correnteza, e se espalharam pelas praias, algumas chegando até o Rio Grande do Sul.

Nunca fui maconheiro, sério, mas aquela história me animou. Porque as latas australianas viraram algo precioso e proibido. As pessoas iam à praia e ficavam olhando para o mar, para tentar encontrá-las boiando nas ondas. Se as achassem, era uma festa, era como se tivessem desenterrado um tesouro. Todos falavam na qualidade excepcional da erva da lata, o termo "da lata" virou adjetivo. Se você queria dizer que uma coisa era muito boa, dizia que ela era "da lata".

Exatamente neste verão, fui a uma festa na Praia do Rincão, em Criciúma. Foi uma festa linda, ao ar livre, repleta de mulheres bonitas e bronzeadas, vestidas com aquelas roupas diáfanas das noites praianas. Todos riam e bebiam e conversavam e eu me sentia feliz. Aquele era o lugar do mundo onde queria estar.

Hoje, tento me lembrar de mais detalhes da festa, mas não consigo. Só o que ficou gravado em mim foi a sensação de felicidade pela qual fui tomado naquela noite. Forço a memória, esforço-me para buscar pedaços de lembrança, mas pouco me vem. Lembro que meu amigo Ricardo Fabris estava lá, que a música era boa e depois tudo se esfumaça. A próxima imagem da noite que me ocorre não é da noite, é da manhã seguinte: eu caminhava pelas areias da Praia do Rincão, debaixo do sol forte e de um céu de azul impecável. Vestia as roupas da festa: camiseta, bermuda e uns tênis que eram moda na época, de cano alto, como usam os jogadores de basquete. Achei ruim caminhar de tênis na areia e os tirei, mas carregá-los nas mãos também era desconfortável. Eram uns tênis grandes, brancos e pensei que quem me visse veria primeiro os tênis. As pessoas se perguntariam: "Por que ele está levando aqueles tênis?".

Foi pensar nisso e um gaiato gritou debaixo de um guarda-sol:

– E aí, David! E esses tênis?

Acenei de volta e fui em frente, com raiva dos meus tênis, mas tentando manter a compostura. Aqueles tênis na praia eram uma humilhação. Tive vontade de jogá-los fora, mas, bem, havia pagado caro por eles. Segui pela areia, tentando caminhar com alguma dignidade, até que encontrei o local onde estavam meus amigos. Estavam amontoados à sombra de uns três guarda-sóis, sentados em cadeirinhas ou em toalhas no chão. Fui sorrindo em direção a eles, torcendo para que não reparassem nos meus tênis. Aproximei-me, saudando a todos, e, antes de me instalar, a mais bela menina do grupo ciciou:

– Tênis da lata, esses teus, hein?

E todo mundo passou a elogiar os meus tênis e eu me sentei e sorri e respirei fundo aquela doce maresia e me senti da lata. Sim, naquele dia de sol, eu fui da lata.

MEDO DE CACHORRO LOUCO
16/12/2021

Eu e meus amigos sentíamos muito medo de cachorro louco. Era um dos pesadelos da nossa infância. As histórias sobre pessoas contaminadas com raiva, depois de serem mordidas por cães doentes, eram assustadoras. A hidrofobia, os delírios, as dores cruentas, a morte certa.

Claro que, na época em que eu era guri, a morte por raiva já não era mais certa. Existia a vacina. Mas o tratamento, diziam, era levar 21 injeções em volta do umbigo, um pavor. Quem quer levar 21 injeções em volta do umbigo?

Antes da vacina, porém, a pessoa que fosse mordida por um cão raivoso estava condenada a um fim inevitável e atroz. Para você ter uma ideia do que quero dizer com "inevitável e atroz", relato o seguinte: quando os cientistas estavam desenvolvendo a vacina, tinham de, obviamente, lidar com cachorros infectados. Havia, portanto, alto de risco de um deles ser atacado pelo bicho. Assim, eles trabalhavam com um revólver sobre a mesa do laboratório. Se um fosse mordido, os outros deveriam executá-lo imediatamente, para lhe poupar o sofrimento. Eis a prova de como a eutanásia é clemente...

Bem. Numa manhã de julho de 1885, o menino Joseph Meister, de nove anos, caminhava pela rua de uma pequena cidade da Alsácia e um cachorro louco pulou sobre suas pernas. Joseph foi mordido nada menos do que 14 vezes, o que por si só já seria horrível, se não fosse ainda pior: não havia dúvida de que ele fora infectado pela raiva.

A mãe de Joseph, no entanto, ouvira falar de um médico chamado Louis Pasteur, que estava desenvolvendo a vacina antirrábica em Paris. Desesperada, ela pegou o filho e tomou um trem de ferro em direção à capital. Lá chegando, só encontrou dificuldades. Pasteur tinha muitos inimigos, entre eles diversos médicos que não acreditavam na vacina. Quando a mãe aflita perguntava por ele em um hospital, as informações eram vagas e às vezes falsas. Uns diziam que Pasteur não estava na cidade, outros informavam incorretamente o endereço do seu hospital. Por fim, a mãe de Joseph caiu em prantos, até que uma alma generosa se compadeceu dela e a levou a Pasteur.

– Salve meu filho! – ela implorou.

Mas Pasteur vacilou. A vacina ainda não estava pronta. Será que deveria testá-la em humanos?

A mãe de Joseph não desistiu, suplicou, disse que já não havia mais muito tempo, pois fazia dois dias que o menino fora mordido. A nova droga era sua única chance. Pasteur cedeu. Durante duas semanas, aplicou injeções na barriga do garoto, aumentando a dose a cada dia. Ao fim do tratamento, Joseph estava curado. A vacina funcionava! O mundo entrou em grande júbilo com essa descoberta que salvou milhões de vidas. E Joseph ficou tão agradecido que, mais tarde, já adulto, foi trabalhar no Instituto Pasteur como zelador.

Pois agora, tanto tempo depois, uns e outros não querem se vacinar. Meu Deus! Por todas as mães desesperadas do mundo, por todos os pequenos Josephs, por favor, acreditem na ciência!

"Eu nunca tive sarampo!" Uma das tramas mais originais da história

19/12/2021

Dia desses, o Fábio Emerim, famoso professor de inglês da praça, me enviou um vídeo em que um jornalista da Fox americana entrevista uma mulher chamada Lora, ou coisa que o valha. Não sei a respeito do que era a entrevista, mas, no vídeo enviado pelo Emerim, o jornalista cita um trecho da série *You* em que pessoas são contaminadas por sarampo.

"You", todo mundo sabe, significa "você". Então, quando a entrevistada ouve "você", pensa que o entrevistador está se referindo a ela. E se irrita:

– Eu nunca peguei sarampo!
– Sim, eu sei – responde o jornalista. – Estou falando de "Você".
– Mas isso é estúpido! – ela reclama. – Eu nunca tive sarampo!
– Não, Lora – ele insiste. – Estou falando de *Você! Você!*
– O que é isso? O que você está dizendo?
– Estou falando da série da Netflix!
– Como se chama a série?
– *Você! Você!*
– Eu nunca tive sarampo!

O jornalista acaba desistindo da pergunta:

– Não tenho como explicar isso...

Parece uma anedota, mas é verdade. Lembrou-me de uma amiga minha que fazia um curso qualquer e, logo no primeiro dia, perguntou para uma senhora que se sentava ao lado dela:

– A senhora pode me emprestar uma caneta? A minha falhou.

– Não tem problema – respondeu a outra. – Mas me chama de tu, tá?

Da próxima vez que minha amiga foi conversar com ela, começou assim:

– Ô, Tuta, tu sabes o que...

A outra interrompeu:

– Eu não me chamo Tuta.

Minha amiga ficou constrangida. Tentou consertar:

– Certo. A senhora, por acaso, sabe o que...

A outra interrompeu de novo:

– Me chama de tu, tá?

Louca. Minha amiga teve certeza de que estava falando com uma louca.

Mas voltando à série *You*, assisti até essa parte do sarampo, que achei muito interessante e até didático.

Agora uma advertência: se você tiver medinho de spoiler, não vá adiante. Desista dessa crônica e vá ler o Peninha. Mas, se você souber enfrentar os dilemas da modernidade, sigamos juntos.

Vamos lá.

Essa série, *You*, acabou me surpreendendo. Fizeram algo que nunca foi feito antes na história da dramaturgia mundial. Sério. É uma virada espetacular na trama, mas que acontece paulatinamente, naturalmente e, o melhor, com verossimilhança. Fiquei encantado com a criatividade do autor. Mas isso não conto, senão estragará um pouco do prazer que você terá ao ver a série. O trecho do sarampo, porém, tenho de narrar.

Ocorre que o filho do casal protagonista pega sarampo. A mãe, desesperada, pergunta ao médico, no hospital:

— Mas sarampo não era uma doença extinta?

E ele:

— Sim, mas mesmo nesse tempo de covid existem pessoas contra as vacinas, por isso a doença voltou.

Em seguida, ela acaba descobrindo quem são os antivacina que contaminaram seu filho, e as consequências são graves.

Faço esse relato para reforçar que as pessoas que não tomam vacina ou não permitem que seus filhos tomem não são apenas obscurantistas; estão fazendo mal à sociedade. Venho escrevendo a respeito e sempre recebo manifestações antivacina. É espantoso. E, pior, é impossível argumentar contra essa ignorância convicta. O que me convenceu: diante de tamanha legião de cegos, é fundamental exigir o passaporte vacinal. Fundamental. A lei também serve para proteger as pessoas da sua própria estupidez.

Jesus merece ser celebrado
23/12/2021

A religião atrapalha quando você tenta dimensionar a figura de Jesus. Porque Jesus foi o homem mais importante da história ocidental, só que não pela religião, e sim pela filosofia.

As ideias de Jesus mudaram o mundo. Não a crença; as ideias.

Até o surgimento dele, a desigualdade entre os seres humanos era vista como algo natural. Platão defendia o governo aristocrático dos mais sábios e Aristóteles dizia que a escravidão era uma condição do próprio ser. Ou seja: a pessoa nascia para ser escrava e viveria melhor sendo escrava.

As primeiras considerações morais de uma religião foram feitas pelos egípcios. Eles acreditavam que, depois que a pessoa morria, ela era julgada no Tribunal de Osíris. A principal cerimônia desse julgamento era presidida pela deusa Maat, uma bela morena que tinha asas sob os braços e que enfeitava os cabelos negros com uma pena de avestruz. Essa pena Maat colocava no prato de uma balança e a apresentava ao réu, que devia acomodar o próprio coração no outro prato. Se seu coração fosse mais pesado do que a pena, significava que estava cheio de pecados que cometera em vida e ele era condenado sem direito a apelar para o STF.

Então os egípcios tentavam ser bons em vida para não serem condenados após a morte.

Gregos e romanos não incorporaram essa noção moral dos egípcios. Para seus deuses, pouco importava se os homens fossem bons ou maus, desde que lhes prestassem homenagens e lhes fizessem sacrifícios. Os deuses greco-romanos apreciavam a bajulação mais do que a decência.

Jeová, dos antigos hebreus, fazia mais exigências éticas. Começou com os Dez Mandamentos e foi se aperfeiçoando na poeira dos séculos. Por volta de 750 a.C. apareceu o terrível profeta Amós, o primeiro socialista da Humanidade, que defendia os pobres e amaldiçoava os ricos. Sua pregação era uma denúncia:

"Vendem o justo por dinheiro, o indigente por um par de sandálias, esmagam a cabeça dos fracos no pó da terra e tornam a vida dos oprimidos impossível!"

"Ai dos que vivem tranquilos em Sião! Dos que estão confiantes no Monte da Samaria! (...) Ai dos que se deitam em camas de marfim ou se esparramam em cima dos coxins, comendo cordeiros do rebanho, vitelos cevados em estábulos! (...) Acabou a festa dos boas-vidas!"

Os profetas tornaram o judaísmo uma religião asperamente moral.

Jesus bebeu dessa ética, mas foi adiante. Jesus dizia que todos somos irmãos, pregava contra a vindita e, ousadia inominável até os dias de hoje, intimava os homens a amar os próprios inimigos. Pela primeira vez na História, o amor ao próximo se transformou na maior valência do caráter humano.

O Ocidente é o que é graças a Jesus. A Declaração dos Direitos Humanos, a Revolução Francesa, o voto universal, a abolição das escravaturas, o feminismo, o antirracismo, os direitos dos homossexuais, a ideia de que todas as pessoas nascem iguais, independentemente da melanina, do gênero ou dos atributos físicos, tudo isso é fruto da filosofia de Jesus.

Jesus merece ser celebrado. Feliz Natal.

E se o mundo fosse acabar em seis meses?

26/12/2021

Muitas coisas do mundo, para existirem, dependem da crença.
O dinheiro.
O dinheiro só existe porque você acredita nele. Se não acreditasse, não passaria de um pedaço de papel. Você vai à fruteira com uma nota de cem reais para comprar, sei lá, pêssegos:
– Dou cem reais por uma dúzia de pêssegos.
O dono da fruteira ri:
– Um papel pelo meu pêssego? O que vou fazer com esse papel? Não aceito.
Você poderia argumentar que aquele papel vale 50 pêssegos. Se ele não acreditasse nisso, não faria diferença. E, se ninguém acreditasse, você ficaria com fome e com uma nota de cem reais inútil nas mãos.
Hoje em dia o dinheiro é, por ironia, ainda mais imaterial. Você não pega um saco de dinheiro e leva ao banco para abrir uma conta. Você "deposita" ali algo que o seu empregador jura que pagou pelos seus serviços. É um número. E, depois, quando você quer comprar pêssegos, você não dá ao dono da fruteira nota alguma; você apresenta um cartão que garante que você tem dinheiro na conta. Ou "faz um Pix", que é ainda mais intangível.
No Brasil, há leis que "não pegam". Por quê? Porque ninguém acredita nelas.

No Brasil, a verdade dança conforme as conveniências. A Lava-Jato provou que o governo federal comandava um esquema de poder e corrupção que roubou bilhões dos cofres públicos. Prova mais que provada: outros bilhões devolvidos, fotos, e-mails, telefonemas, testemunhos, algo exaustivo, concreto e assustador. Mas o amor dos brasileiros pelos políticos fez parte da população absolver os culpados e culpar os agentes da lei.

Ou seja: grande parcela dos brasileiros acredita incondicionalmente nos políticos e não acredita em nada que os desabone. Os políticos são seus ídolos, são deuses, são intocáveis.

O que quero dizer é que a fé é maior do que a realidade. Você pode ter todas as provas científicas, matemáticas, inquestionáveis de uma verdade. Se as pessoas não acreditarem nelas, você não tem nada.

Faço essa consideração a respeito do novo filme da Netflix *Não olhe para cima*. É uma paródia dos tempos em que vivemos. Quase uma comédia. Dois cientistas descobrem que um cometa maior do que o Chicxulub, que extinguiu os dinossauros há 66 milhões de anos, vai colidir com a Terra dentro de seis meses. O impacto será suficiente para acabar com toda a vida do planeta. Eles, então, tentam convencer o mundo a se unir para enviar foguetes que explodam o cometa no espaço. Só que muitos não acreditam neles, então a discussão se torna política: há os que acreditam na ciência e os que não acreditam. Há os que querem se precaver e os que dizem que tudo é manipulação movida por interesses.

O mundo está prestes a acabar, mas a Humanidade não para de discutir, lançar memes na internet e acusar-se mutuamente. É o retrato dos nossos negacionistas, que conseguem a façanha de boicotar a vacina contra a covid em nome de suas crenças políticas. O que fazer para salvar o mundo? Não há o que fazer. Eles creem e, como já disse, a crença é maior do que a realidade. É maior do que a inteligência.

Honra o médico

28/01/2022

Eu devia ter sido médico. O problema é que, desde pequeno, queria viver de escrever. Jamais tive dúvidas. E as certezas iam aumentando a cada vez que conquistava algum louro eventual pelo que escrevia, fossem elogios passageiros da família ou dos amigos, fossem vitórias mais concretas. Por exemplo: ganhei alguns concursos literários em nome de outras pessoas e alcancei algumas notas 10 escrevendo redações para colegas de aula. Pequenas fraudes, sei, mas nunca me envergonhei delas. Ao contrário: sentia orgulho.

Um dos concursos que venci foi do curso pré-vestibular Mauá. Com meu texto, consegui bolsa integral do cursinho para uma moça. Mas não posso revelar seu nome, porque ela, de tão honesta que é, até hoje sente vergonha pela nossa burla.

Noutra vez, escrevi um texto que ganhou o primeiro lugar de um concurso literário do CPOR. Mas eu não estava no CPOR, quem venceu foi o meu amigo Serginho Anão, hoje um senhor respeitável, que não usa diminutivos ou apelidos no nome.

Para o Serginho escrevi também uma carta que ele mandou para uma antiga namorada. É que a Lúcia, esse o nome dela, havia mandado uma carta meio estranha para ele. Ela tentou fazer bonito e incorreu num erro que é comum até para escritores veteranos: o pedantismo. Era uma carta toda rebuscada, quase incompreensível. Escrevi uma resposta igualmente rebuscada e o Serginho adorou enviá-la.

Como disse, escrever é divertido.

Então, meu caminho só podia ser esse. Fui ser escrevinhador na vida. Não me tornei médico. Pena. Uma profissão tão bonita... Porque o médico faz uma mágica formidável: ele tira a dor das outras pessoas. Existe algo mais importante do que isso?

Quando você está sentindo dor, qualquer dor, esse fato se torna o centro da sua vida. Você não consegue mais pensar direito, você não consegue mais fazer as coisas que sempre faz, você não consegue sentir prazer. Você só sente dor. Aí vem o médico, descobre o que está causando aquele sofrimento e, com algum remédio ou procedimento, o elimina. Ele conseguiu extirpar aquela maldita dor que o torturava. Você suspira de alívio. E a vida refloresce e o sol brilha como brilha nas Maldivas e os passarinhos cantam e você se sente feliz, feliz. Como dizia Schopenhauer, não canso de repetir, a felicidade é a ausência de dor.

O médico, portanto, é um produtor de felicidade. Mas, generosamente, ele produz a felicidade alheia, não a própria. Ele se preocupa com a dor que o outro está sentindo e trabalha para removê-la.

Há, no Eclesiástico, um capítulo intitulado "Honra o Médico". Diz assim:

"Honra o médico, porque ele é necessário; foi o Altíssimo quem o criou.

De Deus lhe vem a sabedoria e do rei ele recebe presentes.

A ciência do médico o faz andar de cabeça erguida, e diante dos grandes será louvado.

O Altíssimo faz sair da terra os medicamentos, e o homem sensato não os rejeita".

Note: "O homem sensato não os rejeita". E hoje, 2200 anos depois da redação do Eclesiástico, ainda tem gente que duvida da ciência, rejeita as vacinas e prorroga uma pandemia que já devia ter sido extinta.

Triste. Porque essa é uma dor que poderíamos evitar. Várias outras são incontornáveis. Todos sentimos dor, a dor é inevitável. Como dizia Jorge de Lima:

"Dor é vida. Se vivo é porque sofro e sinto.

O primeiro vagido é um hino ao sofrimento.

E o olhar do moribundo é o último lamento.

Ambos vêm do sofrer e têm o mesmo instinto".

Mas existe socorro, existe a quem recorrer: o médico. O médico não nos livrará da morte, que é certa, mas pode fazer com que nossa vida não tenha dor. Ou tenha menos dor. Como queria poder fazer esse feitiço, como queria ter o poder desse encantamento. Como queria poder, com a minha mão, tirar a sua dor.

Uma vitória da ciência graças ao amor

03/02/2022

Até meados do século XIX, a realização de uma cirurgia exigia, além de habilidade do cirurgião, força de seus auxiliares. Porque, enquanto o médico cortava a carne do paciente, vários homens o prendiam ao leito, para que ele não se debatesse muito. Afinal, não havia anestesia, que só foi inventada em meados do século, em Boston. A pessoa tinha de aguentar ser cortada, aberta, ter seus órgãos removidos e ser costurada de volta. Nem todo mundo suportava o suplício.

Um exemplo nobre:

A rainha Elizabeth era chamada de Rainha Virgem não porque nunca tivesse feito amor com ninguém, mas por outros dois motivos: o primeiro é que ela jamais se casou, apesar da insistência de seus cortesãos. O segundo, bem mais íntimo, é que a rainha sofria de hímen complacente. Isso significa que o hímen dela nunca se rompia, mesmo que houvesse firme e forte penetração. Não era algo positivo, pois, na hora sagrada do sexo, a rainha sofria. Vários médicos se ofereceram para ajudá-la, na época. Não era coisa difícil, bastava um corte pequeno e... voilà! A rainha deixava de ser virgem. Mas Elizabeth não aceitava submeter-se à cirurgia, exatamente porque não havia anestesia.

Quantos pacientes fugiram de procedimentos por essa razão? Quantos morreram por isso? E quem, ainda assim, pode recriminá-los?

Como já contei, a anestesia foi inventada no século XIX, em Boston, mas até ela ser usada rotineiramente nas salas de cirurgia houve muitas experimentações. Uma delas liderada por um famoso cirurgião de Nova York chamado William Halsted. Lendo acerca de algumas experiências de um jovem médico de Viena, Sigmund Freud, ele começou a usar a cocaína como anestésico. Deu certo, só que ele, Halsted se viciou. Esse vício quase destruiu sua carreira, ele ficou realmente mal. Teve de se internar numa clínica para se desintoxicar e só depois de um ano recebeu nova chance no John Hopkins Hospital, de Baltimore.

Aí a vida de Halsted mudou. Ele conheceu uma linda enfermeira, Caroline Hampton, e por ela se apaixonou. Halsted só queria trabalhar com ela como instrumentalista. Naquele tempo os instrumentos e as mãos dos médicos eram higienizados com ácido fênico, que matava todos os germes, mas que podia ser pernicioso para a pele. E foi, para Caroline. Ela adquiriu uma dermatite severa e avisou Halsted que teria de parar de trabalhar em cirurgias. Halsted ficou desesperado. Mas como era um homem industrioso, buscou a solução: foi até a Goodyear e pediu que eles inventassem luvas finíssimas de borracha, que funcionassem como uma segunda pele. Assim surgiram as luvas cirúrgicas, que até hoje são utilizadas em hospitais e clínicas.

Isto é: graças ao amor, a ciência evoluiu.

É assim que é: a humanidade só progride por causa da necessidade. Sem a dificuldade antes não haverá a solução brilhante depois. Penso nisso a propósito desses nossos difíceis tempos pandêmicos. O que nos trará de bom essa época de suplícios? Tem de haver um lado bom.

Aliás, Halsted casou-se com Caroline. E continuou consumidor de cocaína até o fim da vida.

Nunca as baratas foram tão ousadas

04/02/2022

Não sei se estava preparado para voltar aos trópicos. Havia esquecido do calor que faz aqui. Até porque, no ano passado, o verão foi ameno. Mas, agora, não. Agora, como se diz no futebol, o bicho pegou. Esses calores inclementes estão me amassando.

Sei que as moças vestem roupas diáfanas e mínimas nessa época do ano, e isso é bom. Sei que a estação nos leva à sensual manemolência, e isso também é bom. Mas, afora essa leveza maliciosa dos relacionamentos humanos, pouco se ganha com a canícula, principalmente porque eu sou homem casado, responsável e... velho. Sim, meu amigo, compreendo que não é por mim que as mulheres vestem roupas diáfanas e mínimas. Mas já foi por mim, ah, já foi! Uma noite, inclusive, eu estava no Lilliput e disse para uma morena que o meu sonho era que, num dia de manhã, uma bela mulher batesse à minha porta vestindo apenas botas, lingerie e, sobre tudo, um sobretudo. Bem, no dia seguinte, pela manhã, a campainha da minha casa soou e...

Mas cesse tudo que a musa antiga canta. Isso não importa. Importa é o sofrimento causado pelo calor opressor em 2022. Eu mesmo passo os dias sob o ar-condicionado, vendo séries e comendo melancia. É o que faço para me homiziar do calor lá fora. Estou, inclusive, revendo "Roma", uma das maiores séries de todos os tempos.

Você diria que estou me queixando de barriga cheia, o que, segundo o Zeca Pagodinho, é a coisa mais feia. Talvez, mas, olha, mereço sorver algum conforto, trabalhei duro para tanto. O problema é que não consigo usufruí-lo. Sabe por quê? Por causa das baratas. Nós dedetizamos a casa, mas não adianta. Nas noites quentes elas emergem dos bueiros e entram voando pelas janelas ou rastejando rapidamente por debaixo das portas, com suas antenas detectando o que está por perto e suas pernas peludas se movimentando rapidamente. Nunca vi tantas baratas nas ruas e nunca elas foram tão ousadas. Será algum sinal? A Marcinha enlouquece.

Sei que barata é um bicho repugnante, mas a Marcinha e a minha irmã Silvia exageram. Para começar, ambas têm idêntica reação à simples menção da palavra "barata": elas passam a coçar o nariz. Se eu descrever a barata, pior ainda. Agora mesmo, se contar que as baratas que invadem a casa são grandes, gordas, bem alimentadas e velozes como lagartos, se eu contar que são baratas quase que do tamanho de antigos celulares Motorola, elas vão esfregar os narizes quase que até deixá-los em carne-viva.

Então, à noite, é uma gritaria aqui em casa. Se uma barata cruza o limiar da porta, a Marcinha pedirá socorro num grito angustiado, mesmo sabendo que o bicho vai morrer por obra da dedetização. Noite dessas, ela sonhou que uma barata fazia um ataque aéreo e emitiu um urro de agonia comprido e doloroso. Foi como se estivesse sofrendo muito, ou se estivesse vendo um espírito malévolo. Dei um salto na cama:

– Que é isso, pelo amor de Deus???

– Sonhei com uma barata...

É que ela passou seis anos sem ver baratas, lá em Boston. Seis anos! Sei que há baratas nos Estados Unidos, mas, em Boston, nunca vi uma. É o frio. O frio faz cobrir os corpos das mulheres, faz a gente trabalhar até mais tarde, faz a gente dormir mais cedo e nos tira a manemolência maliciosa, mas pelo menos acaba com as baratas. Vale a pena a troca? Se você coça o nariz ao ouvir a palavra "barata", provavelmente responderá que sim.

As três reações típicas do brasileiro

07/02/2022

As três manifestações de sentimento mais comuns entre os brasileiros são o choro, o grito de fúria e o urru. O choro nunca ocorre quando o brasileiro comete um erro, nunca é por contrição; é quando ele se sente vítima de perseguição ou coisa que o valha. Aí outros brasileiros vêm, o abraçam, às vezes o beijam e juram que ele é uma pessoa maravilhosa. Então o brasileiro tristonho acredita neles, os abraça de volta e diz que os ama, e eles respondem que o amam e tudo fica lindo.

Aliás, os brasileiros amam muito por meio das redes sociais. Mulheres, principalmente. Quando uma faz aniversário, a amiga publica uma foto dela e escreve: "Hoje é o dia daquela pessoa que mudou minha vida, da pessoa mais querida, mais generosa, mais competente, mais inteligente e mais linda que já conheci". E os comentários sob a foto são: "Musa!" "Deusa!" "Perfeita!"

Você jamais imaginaria que pessoas tão amorosas pudessem gritar de raiva com outras pessoas. Mas elas gritam. Se se sentem ofendidas ou diminuídas, elas gritam bem alto de indignação, acusam a outra pessoa de algo ruim e, depois que aquela pessoa vai embora, perplexa, elas começam a chorar, aí vêm os outros brasileiros para consolá-las e o ciclo se renova.

Finalmente, tem o urru. Esse é o grito do brasileiro quando ele extravasa sua alegria. Ele grita urru, ele pula, ele festeja e, se a causa da festa for uma vitória, ele chora, aí vêm outros brasileiros para abraçá-lo e dizer como ele é maravilhoso e tudo aquilo que já sabemos.

É assim que nós somos: teatrais, grandiloquentes, emotivos. Lembro de um filme antigo: "Vestígios do Dia". Os protagonistas são os ingleses Anthony Hopkins e Emma Thompson. Eles fazem o filme inteiro em voz baixa, com gestos contidos e, no entanto, eloquentes. São atuações minimalistas, irretocáveis, que levam o espectador a sentir o que eles estão sentindo e, por essa razão, ter vontade de gritar, chorar e fazer urru, como brasileiros.

Lembro também de outra cena famosa da dramaturgia nacional: numa novela de fim de tarde, Paulo Autran e Fernanda Montenegro se atracam numa guerra de tortas. É um recurso de humor manjado e infantil, já era antigo nos anos 70, mas foi considerado hilário no Brasil. Autran e Montenegro foram elogiadíssimos por suas atuações e a cena vem sendo repetida ad eternum. Quando a vejo, me dá vontade de chorar e gritar brasileiramente.

Portanto, como já disse, nós somos esse povo de pequeno cérebro e grande coração. No entanto, nós nos vacinamos. Olhe para os Estados Unidos, que conduziram o homem à lua. Olhe para a Alemanha, terra de cientistas geniais e engenheiros precisos. Olhe para a Velha Europa e o também velho Japão. Eles têm mais dificuldades em vacinar as pessoas do que nós. Há negacionistas no Brasil? Decerto que há. Há gente mal-intencionada, equivocada ou mal-informada? Sim, a resposta é sim. Mas nós estamos melhor do que eles. Não por uma questão emocional, mas por uma questão cerebral. Nós estamos sendo mais racionais e mais inteligentes. Inacreditável, mas é a verdade. Viva o povo brasileiro.

Talvez você não seja especial
13/02/2022

Todas as pessoas se acham especiais. O que é natural: elas são, supostamente, as protagonistas da sua própria história. Naquele filme, elas são "o mocinho". Então, se algo acontece de errado ou se elas são superadas por outras pessoas durante algum tempo, certamente ocorreu uma injustiça. Quase todas as pessoas que conheço se sentem injustiçadas. Quase todas as pessoas que conheço acham que merecem aumento.

O problema é que, no último dia de 2021, o mundo alcançou o número amazônico de 7,8 bilhões de seres humanos respirando debaixo do sol. Ou seja: até o fim de 2024, nós seremos 8 bilhões.

Você entende o que isso significa?

Significa que é impossível haver 8 bilhões de protagonistas. Há 8 bilhões de histórias, certo. Mas nem todas as histórias são interessantes. Nem todas essas histórias são clássicos. Algumas são apenas subalternas, são histórias laterais, e seus personagens não são protagonistas. Em geral, são coadjuvantes da grande trama que se desenvolve enquanto eles estão vivos. E outros nem coadjuvantes são; não passam de meros figurantes.

Você já pensou que pode ser um figurante? Toda aquela ação acontecendo e você é apenas o transeunte que gruda as costas na parede quando o herói corre atrás do bandido.

O que faz de alguém protagonista?

Nem sempre é o mérito. A história do mundo está repleta de protagonistas infames. Putin é um protagonista, decerto que é, e é possível que sua crença de que ele e os russos são injustiçados arraste quase 8 bilhões de seres humanos à Terceira Guerra Mundial.

Isso pode acontecer tão somente porque ele tem certeza de que está com a razão. Milhões podem morrer só porque alguém se acha especial.

O que me leva a outro ponto: a injustiça do mundo. Há uma frase tola que as pessoas vivem repetindo: "Tudo vai dar certo no final; se ainda não deu certo é porque ainda não chegou ao final". É como se dissessem: "Você é o protagonista da história, você é o mocinho e os mocinhos sempre se dão bem". Não acredite nessa balela. A maioria das pessoas se dá mal.

Não bastassem todas as intempéries e doenças estranhas que ameaçam o homem, muitas das outras pessoas que estão partilhando o planeta com você se empenham em lhe fazer mal, de modo direto ou indireto. Então, às vezes é injusto, é errado, é até inexplicável, mas você se dá mal, sem perspectiva de que vá vencer no fim, como sempre acontece com o Jason Bourne.

Essa é a ideia do Paraíso, a de que você terá uma recompensa algum dia por todas as injustiças que se lhe acometem aqui. O problema é que esse dia é depois da sua morte.

A essa altura você está reclamando do meu amargor, está rosnando que sou pessimista. Nada disso. Estou fazendo apenas um alerta A VOCÊ, que se acha tão especial. Eu não entro nessa. Afinal, nessa história eu sou o protagonista.

A dor

27/02/2022

As pessoas superestimam o sofrimento. Alguém está lutando contra uma doença ruim e elas se compadecem: é um guerreiro, é um herói. Sei de onde vem isso: do cerne duro do Cristianismo. Segundo a interpretação da igreja, todo o sofrimento de Jesus na cruz era necessário e inadiável. Por que ele tinha de passar por aquilo? Era um sacrifício. Jesus suportou humilhações, espancamentos e tortura para nos livrar dos pecados. Morreu por nós.

Assim, o cristão sempre vê a dor como um sacrifício. O cristão adora se sacrificar. Está doendo por algum motivo. No final você vai aprender e crescer com essa experiência. Alguns que sofrem acreditam nisso. O muçulmano que se explode pensando em receber 72 virgens e toda a cerveja do mundo também acredita que o sacrifício vale a pena.

Já o soldado, se volta para casa com uma perna mutilada, digamos, se torna um homem respeitado pelo resto da vida. Ele se sacrificou em nome da pátria.

O imbecil que pega em armas para defender uma ideologia e derrubar um governo que ele acha injusto, também. Até os adversários reconhecem sua bravura.

Agora, um cara que está doente e sente dor, qual é o mérito dele?

Isso aconteceu comigo nos últimos dias. Passei um tempo com dor, mas é irrelevante, não se assuste, nem vou aborrecer o leitor com pormenores. Eu não pensava, como muitos pensam:

"Por que comigo?". Não. Essa é uma pergunta tola. Afinal, criancinhas estão chorando na Ucrânia e pais desesperados sabem que seus pequenos podem sofrer amputações terríveis que os marquem para sempre, se antes não vier a morte de todos numa explosão russa.

A pergunta que faço é: que vantagem eu tenho. Passo por tudo isso e não levo nada? Olha lá o soldado que perdeu a perna em batalha. Ele é venerado e digo que merece a veneração.

Mas a dor anônima e vulgar, como a minha? Ela não serve para nada, ela não produz nada para a sociedade. Ela só fica ali, incomodando um único indivíduo.

Aí as pessoas cometem o erro de achar que a dor do seu amigo é uma dor com propósito. "Você vai mudar", elas dizem. "Essa dor, no fim, vai ser boa, e você vai ver o mundo de outra maneira."

Não é.

Não é boa.

Não haverá evolução alguma, você voltará à convivência das pessoas como um trapo emaciado e emagrecido que terá medo de voltar a tomar cerveja. É isso. Você passou por tudo aquilo e não houve glória, não houve honra. O mundo é injusto.

Eu beijaria todos os dias a mesma mulher

01/03/2022

Ontem tive de pegar um Uber e o rádio do carro começou a tocar uma música antiga do Barão Vermelho. O cara faz as promessas mais absurdas para ficar com a moça, tipo dançar tango no teto de algum prédio, limpar os trilhos do metrô e viajar a pé do Rio a Salvador, o que dá 1,6 milhão de passos, se você considerar cada passo um metro.

É normal você fazer sacrifícios em nome da mulher amada, a paixão leva a esses gestos grandiloquentes e às vezes ridículos. Nada de novo, portanto. Mas há, na música, uma promessa intrigante. É quando ele jura:

"Eu desejaria todo dia a mesma mulher".

No início, não entendia bem a letra. Parecia-me: "Eu beijaria todo dia a mesma mulher".

Isso é factível. Você garante a ela que a beijará todos os dias das suas vidas. Perfeito. É até poético. Você pode dizer: "Lá vai a mulher que beijo todos os dias". Ou ela: "Aí vem o homem que me beija todos os dias".

Bonito.

Agora, "desejar todos os dias a mesma mulher" não faz parte da natureza humana. O ser humano, depois de conquistar o que desejava, passa de nível. Não que ele desgoste do que obteve. Ele gosta. Ele ama. Ele quer preservar. Mas, como já o possui, não o deseja mais.

Não se trata de ambição, de ganância ou de mau-caratismo. É um processo natural, schopenhauriano, quase físico. É difícil sentir desejo pelo que já se tem. Sinta amor. Sinta respeito. Sinta admiração. Mas o desejo é algo que titila e floresce em outro lugar, independente de todos os órgãos, pensamentos, planejamentos e racionalizações. O desejo às vezes se manifesta contra eles e estraga tudo o que eles estavam prontos a fazer. Simplesmente porque o desejo busca o novo, o que não foi conquistado, o que parece inatingível.

Então, o autor dessa bela música, o Frejat, deveria mudar a letra. Deveria trocar "desejaria" por "beijaria", que é igualmente romântico e muito mais realista. Frejat, ou seu personagem, dançou tango em lugares inóspitos, caminhou 1600 quilômetros até Salvador, fez as coisas mais loucas, e ela se comoveu, e eles ficaram juntos para sempre.

Agora, eles têm problemas em escolher o colégio dos filhos, em definir o local onde guardarão o papel higiênico, em ver uma série ou o BBB na TV, em contratar ou não a Nelci para fazer a faxina duas vezes por semana. Vivem uma vida normal. Sem arroubos. Mas ainda se gostam. Eventualmente um olha de forma doce para o outro, de vez em quando se amam com carinho e, o principal, ele a beija todos os dias. Não para cumprir qualquer promessa. Não por ter que fazer assim. Ele faz porque faz. Porque quer. Pelo menos um beijo. Todos os dias.

Um maravilhoso livro de dois mil anos de idade

04/03/2022

Há um livro extraordinário que havia lido muito tempo atrás, provavelmente antes de entrar na Famecos, e que, por conta de todas essas mudanças de endereço da vida, perdi. É *A Guerra das Gálias*, de Júlio César.

Esse autor, Júlio César, é mesmo quem você está pensando: o general romano que acabou mudando o destino de Roma e do mundo. César escrevia muito bem. Seu relato, às vezes, chega a deixar o leitor tenso, como se ele estivesse lendo um romance de suspense.

Noutras vezes, César faz descrições coloridas, vivas e até entusiasmadas de povos ou lugares de sua época. Vou dar o exemplo do relato que fez a respeito de um bravo povo germano que teve de enfrentar:

"O povo suevo é de longe o maior e o mais belicoso de toda a Germânia. Nenhum deles possui terras próprias, nem pode, para as cultivar, permanecer mais de um ano no mesmo local. Consomem pouco trigo e vivem em grande parte do leite e da carne dos rebanhos. São também grandes caçadores. Este gênero de vida, a sua alimentação, o exercício diário, a sua independência, que, desde a infância, não conhece nunca o jugo de nenhum dever, de nenhuma disciplina, este hábito de nada fazer contra sua vontade, tudo isso os fortalece e os torna homens de uma estrutura prodigiosa. Além disso, têm por hábito, num clima muito frio, ter apenas como roupas algumas peles (cuja exiguidade deixa destapada grande parte do seu corpo) e de tomar banho nos rios."

Note que os suevos viviam numa espécie de comunismo primitivo. Fiquei tão encantado com a descrição de César que pesquisei um pouco mais sobre esse povo e descobri que eles acabaram participando da fundação de Portugal, veja só.

Essa obra, *A Guerra das Gálias*, eu a perdi, como contei antes, e não conseguia reposição. Não existia edição em português do Brasil. Mas existe em português de Portugal, e foi essa que comprei não faz muito, graças à mágica da internet. É uma delícia.

Se nada do que digo o convence, impávido leitor, revelo que *A Guerra das Gálias* é o livro no qual se baseiam as aventuras de Asterix. É óbvio que você já leu Asterix. Se não leu, sinto inveja de você, porque vai poder ler todos os exemplares. Asterix é uma obra-prima das histórias em quadrinhos.

O curioso é que a pátria das histórias em quadrinhos, os Estados Unidos, desconhecem esse clássico. Fui a várias lojas de HQs, lojas imensas, bem fornidas e bem sortidas. Só que em nenhuma encontrei Asterix. O que faz com que sinta inveja não só de você, leitor, mas também dos americanos.

Voltando à Guerra das Gálias: fico maravilhado com o poder que Júlio César tem de nos colocar do lado dele em cada campanha.

Ele permaneceu nove anos lutando nas Gálias, completamente fora da península italiana, mas, ainda assim, consegue convencer o leitor da necessidade de cada um de seus atos. É Júlio César que é o agressor, mas ele conta a história tão bem que quase nos convence do contrário. Foi de fato um grande homem. Um ditador, um tirano, mas um grande homem.

Infelizmente, não se pode dizer o mesmo do ditador que, no século XXI, promove uma guerra de conquista nos moldes daquela de César – nos moldes, no caso, não porque alguma estratégia ou tática as iguale. Não. É porque esse tipo de conflito deveria ser coisa da Antiguidade.

Putin é um homem tosco, um bisonho. Se fosse escrever suas razões, colocaria o leitor contra ele. Putin queria ser Júlio César. Não foi o único, nestes últimos dois mil anos. Muitos outros tentaram. Nenhum conseguiu. Putin não tem nenhuma chance de conseguir.

Sofrenildo nunca mais

08/03/2022

Sabe como estou escrevendo essa crônica? Com o celular, naquele espaço do Facebook que pergunta sempre o que estou pensando. Pergunta impertinente, por sinal, sugere uma intimidade que não tenho nem quero ter com o Facebook.

Mas agora preciso dele, tenho de escrever aqui, porque caiu um temporal e, com ele, a energia elétrica. Não sei se vai dar certo esse meu estratagema, mas vou tentar.

O fato, meu amigo leitor, é que ando me sentindo o Sofrenildo, de uns tempos para cá. Só escrevo colunas de dor e sofrimento. Onde estão os chopes gelados?

É revoltante, mas eu os recuperarei. Aos chopes gelados, digo. Chega de lamúrias. Viva a morfina e o tramal.

Pois é o que quero anunciar, bravo leitor: quero avisar que, se a dor vier, não reclamarei, mas a tornarei mansa como um gato castrado, graças aos mais poderosos analgésicos de que a ciência dispõe, e depois me atirarei num barril de chope. E, se o infortúnio vier, o debelarei com golpes de alegria. Vou rir-me do revés, rir, até que ele desista. Eles não vencerão!

Não vencerão!

Assim, o que é uma queda de energia de sete horas de duração, para quem tem imaginação? O que é? Uma chance de mostrar como sou engenhoso.

Aí está o texto que você queria!

Eu venci.

Quando quis morrer
18/05/2022

Eu quis morrer. Não se trata de figura de linguagem, estou falando sério: queria não existir mais. Refiro-me a esse tempo em que passei sofrendo. Alguém me acusará de estar sendo dramático a fim de justificar para o leitor a minha ausência. Em parte é verdade, porque sei que devo explicações. Muita gente, mas muita gente mesmo, mandou e-mail e mensagens perguntando por mim, e não respondi, porque me sentia fraco demais.

Foi exatamente essa reunião da fraqueza com as dores e com o mal-estar, todos agindo de forma permanente, que me tirou a vontade de viver.

Agora chegamos a uma parte importante: não deixei de amar a vida. Amo viver, amo a vida e sempre amarei. Mas não estava sendo recíproco. Então, de que adianta estar vivo se não posso fazer nada do que gosto? Uma vida repleta de dor, incômodos e humilhações? Era isso que havia para mim? Não, não, preferia uma morte rápida e suave.

Só que eu não iria resolver esse problema com minhas próprias mãos. Não podia. Seria péssimo para a vida de pessoas que amo. Mesmo que esteja ausente, você tem responsabilidades, afinal. Assim, o que resta a fazer numa situação dessas?

Resistir.

Gemer, chorar, desesperar-se às vezes, mas resistir.

Não vou aborrecer o leitor detalhando todos os males por que passei. Conto apenas que houve um momento em que fechei a porta do quarto, me encolhi na cama e de lá não saí por dois dias e duas noites. Não comia, não tomava banho, não olhava o celular, não fazia nada além de dormir em posição fetal. No final da tarde do terceiro dia é que me levantei e tentei comer algo.

Mas agora estou melhor. Cheio de traumas de guerra, todo lanhado e escalavrado, com algumas dores ainda, mas melhor.

Um dos traumas que carrego é o medo de que tudo se repita. Nós somos prisioneiros do nosso corpo, eis a verdade. Os grandes sofrimentos, bem como os grandes prazeres, constituem uma camada extra da nossa personalidade. Estão localizados no corpo, mas afetam a mente. Ao mesmo tempo, aquele feixe de dores não me pertence, é algo separado do meu ser. Eu, neste instante, sou quem pede a Deus, a Jesus, a Nossa Senhora, a todos os santos e médicos que me tirem a dor.

E é então que surge a solidão. A nossa imensa, incontornável solidão. Porque ninguém pode ajudá-lo. O médico já receitou o remédio e é preciso esperar algumas semanas para que funcione. Sua mulher, sua irmã e seu filho o enchem de carinhos, os amigos querem estar junto, até pessoas desconhecidas rezam por você. E você? Você se lamenta porque não há como se livrar do Mal. Não há consolo. Você está sozinho, preso em um corpo que o tortura sem cessar.

Só que, no fim das contas, aquele movimento gigantesco das pessoas que o amam faz efeito. Meu amigo Glauco cozinha seus pratos deliciosos e eu começo a voltar a gostar de comida, e ganho força. O médico, André Fay, luta até nos finais de semana para achar o tratamento ideal. Minha mulher, a Marcinha, e minha irmã, a Silvia, cuidam tanto de mim que me sinto seguro. A Marta Gleich, diretora da RBS, e o Nelson Sirotsky contêm minha ansiedade em voltar a trabalhar e me garantem respaldo. O Rafael, do Espeto de Ouro, manda um churrasco para alegrar meu domingo, enquanto a Grace e o Edward enviam uma cesta repleta de guloseimas. O Potter leva meu filho ao show do Maroon 5, e leva com gosto, não por dever. A Kelly deixa aqui acepipes para o café da manhã e o Admar traz um vinho delicado como ele. E mais outros tantos, tantos, que seria impossível citá-los em uma página só. Então, talvez eu não estivesse tão sozinho... Fora da prisão do meu corpo, havia um exército a ajudar.

Isso fez bem. Estou de pé, enfim. Meio esfarrapado, mas de pé. Vamos em frente de cabeça erguida. Com um leve tremor ao pensar no futuro. Mas o futuro não é coisa para se pensar. O que existe é o presente e, se o presente pode ser sorvido integralmente, a vida passa a ser boa. E ela é. A vida é boa.

O que o sapato diz sobre quem você é

19/05/2022

Costanza Pascolato disse, outro dia, algo que me impactou. Foi o seguinte:

"Você é tão jovem quanto o seu sapato".

Costanza Pascolato, lembre-se, não é o Jerry, e sim aquela mulher requintada que já foi chamada de "papisa da moda" do Brasil. Ela sabe do que fala, portanto.

Isso me deixou apreensivo. Porque o sapato de que mais gosto é uma botina de couro marrom, de bico redondo, com cadarço. Tenho essa botina há um tempão, ela já está desgastada de tanto afundar na neve durante as tempestades de inverno e nas poças d'água durante as chuvas de verão. Uso-a nessas condições porque ela é impermeável como as cabeças dos bajuladores de políticos, mas não apenas nessas condições: uso-a com tempo bom, em dias de sol e noites estreladas, em manhãs amenas e tardes de calor. O problema é que a Marcinha odeia a minha botina. Vou me calçar para sair e ela ralha:

– Essa bota de novo?!?

Críticas. Só o que ouço são críticas. E agora a Costanza Pascolato veio com essa. Sou tão jovem quanto a minha botina, diz ela. Ou seja: não sou jovem. Não somos. Nem eu, nem a botina.

Tudo bem, assumo a idade que tenho. É preciso envelhecer com dignidade, afinal, sem essas vaidades de pintar o cabelo e outros que tais. Você haverá de entender que não tem mais aquela elasticidade e que começará a se preocupar com coisas nas quais antes nem pensava, como as articulações.

Você terá de mudar.

Dormir mais cedo. Beber menos. Comer menos também. Nas atividades físicas e também nas amorosas, nada de acrobacias. "Pensando bem", nada de acrobacias em nenhuma atividade. Esporte? O xadrez. Emoções? As literárias. O que nós queremos, nós que nos aproximamos da idade provecta, é paz e um plano de saúde confiável.

Sei que, falando assim, "tudo parece sombrio, mas há uma vantagem. Uma só. E não é essa tolice de "melhor idade". Também não é a experiência. Nada disso. É a vantagem da madureza passa por algo que citei acima: as críticas. O homem mais velho, se sorveu com sabedoria o tempo que lhe coube, pouco se importa com elas. Ele sabe que tem de ser quem é, a despeito do que querem que ele seja. Ele sabe que sempre haverá quem desaprove o que ele faz, por melhor que seja feito. Ele sabe que a opinião dos outros não vale um minuto de inquietação do seu dia.

Esse é o verdadeiro e único proveito do entardecer da existência: você gosta de ser quem é. Eu gosto. Por isso, Marcinha, não adianta resmungar: vou continuar usando a minha botina.

Meu celular está sem bateria — de novo

20/05/2022

Estou com um certo TOC com a bateria do celular. Se ela está com 50 ou 60% de carga na bateria, fico ansioso, quero botar no carregador. Onde é que está o carregador? Quem pegou o maldito carregador? Carregadores são objetos arredios, estão sempre se escondendo. Quando acho o carregador, só encontro a satisfação se chega a 100%. Ah, o celular com 100% da bateria e o tanque do carro cheio. Estou pronto para as batalhas.

Acontece que os 100% são ilusão. Nunca vi nada que dure menos do que esses 100%. É o contrário dos aplicativos de carro. Quando você chama um carro de aplicativo e ali marca que o carro chegará em dois minutos, pode esperar oito minutos. Eles mentem para a gente. Querem que pensemos: "Ah, que bom, só dois minutos", e se der atraso alegam que foi um acaso. Não é acaso, é método.

Nos Estados Unidos, se você vai a um restaurante e tem que esperar uma mesa, eles dizem: "São vinte minutos de espera". Nunca é. Sempre são 10 ou até 5 minutos. Assim, a reversão de expectativa é positiva. Você fica feliz. No Brasil é o contrário. Eles dizem que a espera será de 10 minutos e acaba sendo de 30. Você se irrita, dá vontade de ir embora, só não vai porque já esperou 20 minutos.

Os 100% da bateria são a mesma coisa. Você tira o celular da tomada e, quando olha de novo, já está em 98 ou 97%. É bastante? Eu deveria me contentar? Decerto que sim, mas não me contento. Queria os meus 100% que juram que tenho.

Na verdade, nada é assim pleno, não é? É como um time de futebol. Ele não vai jogar bem todas as partidas, ele não vai atacar o tempo inteiro, ele não vai vencer todas. Porque é impossível estar sempre atento e concentrado. Um dia você se distrai e não vê o leão que rasteja pela savana. Aquele lema dos meninos de Baden Powell, "Sempre alerta!", é impossível de ser realizado.

Mas não posso me satisfazer com o quase. Não em todos os aspectos, pelo menos. Se vou a um restaurante e provo um prato excelente, exijo aquela excelência todas as vezes que voltar lá. De certos autores espero no mínimo a boa prosa em cada texto. E, na música popular, tem os Beatles. Os Beatles alcançaram 100% de qualidade.

Por que não querer isso de certos serviços mais básicos como o carro por aplicativo?

Estou sempre em busca do melhor, donde minha ansiedade com a bateria. No entanto, o mundo é tristemente torto. Vou ali pegar meu celular com 64% e sair meio frustrado por aí. Se você ligar e eu não atender, não se preocupe; devo estar sem bateria.

Cama como trono

22/05/2022

Foi a mensagem que recebi, enviada por mim mesmo, dias atrás. Não havia ponto, não havia vírgula, nada. Mas, tudo bem, não era incomum. Às vezes faço isso para me lembrar de alguma ideia de crônica. Tive um lampejo, gostei, mas não posso anotar no momento. Então, envio-me um e-mail com algo que me lembrará do que pensei.

As ideias são assim, ariscas como onças do Pantanal. Você tem uma que achou genial, começa a falar sobre outro assunto, se distrai um minuto e, pronto. Cadê aquela ideia que agora mesmo estava aqui, brilhando? Foi se ocupar de uma lebre para o jantar.

Antes as anotava no talão de cheques, mas o talão de cheques está em extinção, como os tigres de bengala. Sobrou-me, assim, o celular. O problema é que não compreendi a mensagem. Cama como trono? Uma cama "transformada" em trono, o cara governando dali, recostado como um rei africano? Não vejo ideia nenhuma nisso. Pelo menos nenhuma boa. Cama... Trono... O que me passava pela cabeça?

Fiquei tentando me lembrar, fazendo combinações. Nada. Talvez seja algo político, algo devastador, eu quebrando todos os paradigmas e escandalizando a sociedade hipócrita. Sim! Hipócritas! Todos vocês! Deviam no mínimo demonstrar revolta com isso tudo que está aí. Ainda bem que eu, na minha famosa crônica "Cama como trono", fiz a denúncia. Ou farei.

Pena que não recordo desse escândalo. Será que algo, qualquer revelação, qualquer uma, realmente escandalizaria o Brasil hoje? Ou nada mais abala a nossa indiferença?

"Cama como trono", então, provavelmente não devia ser político. Devia ser uma crônica engraçada. Os leitores chorando de rir logo de manhã cedo graças à impagável "Cama como trono".

Só que não vejo nenhum sumo engraçado para espremer dessa junção de palavras.

Cama como trono.

Que mistério.

Se tivesse mais tempo teria escrito mais nesse recado. Um verbo, pelo menos. Gosto da ideia do verbo como definidor da vida. Como diz o Gênesis, "no princípio, Deus era o verbo e o verbo pairava acima das águas". Por que Deus era o verbo? Porque o verbo é ser. O verbo é. É o que existe.

Um verbo, portanto, pode mudar tudo. Ah, a falta que o verbo faz. O verbo que agora todo mundo conjuga é emocionar. Todo mundo quer passar por emoções. Se você proibir as pessoas de falarem qualquer coisa relacionada a emocionar, acaba a TV brasileira. É uma característica do país emotivo em que vivemos. Eu, a emoção que sinto, ao não desvendar um recado que eu mesmo me deixei, é de raiva. Incompetência. Mas, quando eu me lembrar, você vai ver: que crônica! Ainda me consagrarei graças à cama como trono.

Pulei fora

23/05/2022

Então, fiz 60 anos. Sessentão. Idoso. Mas, na minha cabeça, tenho outra idade. O corpo anda alquebrado de tanta luta, e na cabeça tenho entre 35 e 45 anos. O espelho confirma isso. Olho-me no espelho e vejo um cara bonitão, grisalho, experiente, com personalidade.

Quando me vejo em filmes ou fotos, estremeço. De onde vieram tantos cabelos brancos? E essas rugas? Credo.

Se você for escrever a biografia de alguém, qual é a foto que será publicada na capa do livro? Essa é a foto que representa a vida da pessoa, era ali que ela devia ter ficado para sempre. Por exemplo: Pelé é o da Copa de 70, Churchill, Roosevelt e Hitler são os da Segunda Guerra, Marilyn é a do filme *O pecado mora ao lado*.

Uma vez, na redação de *Zero Hora*, uma moça entrou pisando firme lá do outro lado do salão, e um estagiário comentou:

– Não sei como é que dizem que essa mulher um dia foi bonita.

Estremeci. Ele estava falando de uma de nossas antigas musas. Olhei para ele pasmo:

– Tu não a acha bonita?

Ele fez uma cara de nojo:

– Nãããão!

Como podia aquilo? Eu e os veteranos jurávamos que ela ainda vivia seus tempos de glória.

Tudo bem, você tem de se contentar. Você envelhece, vai perdendo a agilidade e a flexibilidade. É da vida. Mas não venham me dizer que é bom. Não, não é! Eu sou aquele que saía todas as noites e jogava futebol todas as semanas.

Para me contentar, e a você também, velho leitor, tem aquela história dos ciclos. Estou vivendo um novo ciclo, que também tem suas vantagens e belezas e tal. Está certo, não vou reclamar. Cheguei até aqui de livre e espontânea vontade. Mas esse ciclo está me parecendo rápido demais. Espero que minhas células e moléculas não se apressem. Calma, temos pouco tempo aqui.

Os cientistas calculam que, até hoje, mais de 100 bilhões de pessoas viveram debaixo do sol. Hoje, onde elas estão? E eu, onde estava quando Júlio César atravessou o Rubicão, quando Maomé II derrubou as muralhas de Constantinopla, quando Rasputin comeu uma caixa inteira de bombons envenenados e sobreviveu? Eu não estava vivo. Eu não vivi por milhares de anos da civilização e por milhões de anos do nomadismo. E sei que não estarei vivo depois, por outros milhares e milhões de anos. Coube-me esse pedacinho e já consumi 60 anos do meu quinhão. Oh, amigos, resta-me pouco. Então, não vou me importar com o que não tem importância. Nem mesmo com a imagem falsa das fotos e filmes de agora. Sou um ser humano existindo, "sendo", como são os bichos. Mais tarde, quando deixar de existir, vocês decidem que foto fui eu.

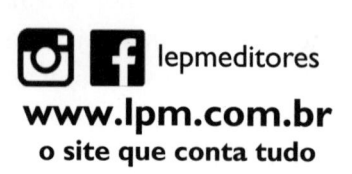

lepmeditores
www.lpm.com.br
o site que conta tudo

IMPRESSÃO:

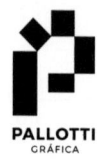

PALLOTTI
GRÁFICA

Santa Maria - RS | Fone: (55) 3220.4500
www.graficapallotti.com.br